I0029685

无头之境，解压之地
超越底线

D.E. 哈丁

作者：D. E. 哈丁
译者：王双禹
编辑：Tina Wang
出版：The Shollond Trust
87B Cazenove Road, London N166BB, UK
UK charity 1059551
headexchange@gn.apc.org
www.headless.org
ISBN: 978-1-914316-62-3

目录
CONTENTS

第四部分　实践方法

附录 王子、蝌蚪与青蛙

实验目录

前言

Dear Reader. （亲爱的读者）

这是一本极度开放的书。这本书从一开始就直截了当地表达了它的观点：即使你在第一次阅读时半途而废，你也能领会到要点，并不会错过任何重要内容。事实上，只需看封面就能了解书的主旨。

这本书就像一个游泳池，你可以在浅水区尽情玩耍，或深入到腰部游几下，或进一步深入强力游泳，甚至到深水区潜水或从最高的跳板跳入水中，而不会触底。但水的水疗效果从头到尾、从上到下都是一样的。所以，如果你一开始只在浅水区感到快乐，不要担心：在适合你的时间内留在那里，然后再深入。

你或会问：既然开篇已阐明一切，为何还要续写终章，读者又何必卒读？只因后续章节关乎如何实践并活用前文发现。本书倡导的抗压方法至简至易，绝不会出错，且其效果深入肌理，疗愈即刻开启；但持之以恒却非易事。请量力而行，须知压力生活刻印的旧习不会一夜消除。尚有功课待完成——这恰是我所知最令人愉悦之事——但却至关重要。

正因如此我必须补充：若你在阅读中途停滞——譬如读完第二部后——请勿跳过书末第四部关于日常实践的内容。遵循其中方法，你将能从容回溯并攻克第三部。。

Douglas Harding
NACTON
Suffolk
England

（道格拉斯·哈丁，于 Nacton Suffolk, 英国）

第一部分　基本原则

如果你想找到什么东西，没有什么比"看"更重要的了。

——J.R.R. 托尔金（索林在《霍比特人》中说）

（J. R. R. Tolkien (Thorin speaking, The Hobbit)）

无知者拒绝他们所见，但不拒绝他们所想。智者拒绝他们所想，但不拒绝他们所见。

——黄檗禅师（Huang-po）

像小孩子一样坐在事实面前，准备放弃每一个先入之见；谦卑地跟随自然引导你到任何深渊，否则你将一无所获。

——赫胥黎（T. H. Huxley）

事物对我们最重要的方面因为其简单和熟悉而被隐藏起来。

——路德维希·维根斯坦（Ludwig Wittgenstein）

第一章　你的角色和我的角色

很久以前，运输的秘密被证明是所有发明中最简单的——轮子。后来，数学的秘密被证明是所有想法中最简单的——零。同样地，无压力生活的秘密被证明是所有经验中最简单的——简单地指出，简单地获得，简单地分享，简单地更新。正如在接下来的几页中，你将亲自发现的那样。

你的任务是遵守三条规则：

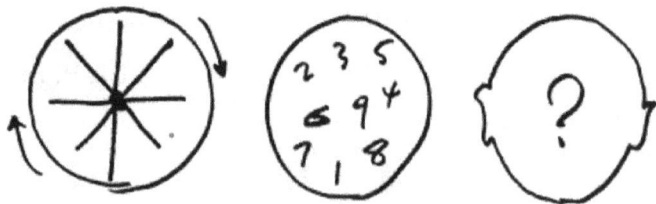

第一条是你要进行测试，我将要求你做一些简单的实验。如果你只是阅读它们，什么也不会发生，你将浪费时间。

第二条是你要根据自己的发现行事，认真对待实验结果。这意味着至少在每次测试期间，忽略你从小被灌输的信念，亲自去观察。这意味着从头开始，相信自己的发现。这意味着要准备好发现你比你曾经梦想的更幸运。我会告诉你如何进行实验。但这些实验都是关于你的，而你是自己最终的权威。只要按照我的要求去做，鼓起勇气，对自己敞开心扉，你就不会出错。

第三个规则是你要实现你的收益，并加以利用。这意味着要利用你从一开始就拥有的抗压资本。如果你们只是让它躺在银行里，不愿"开支票"，你们将继续过着贫穷的生活——而且因为内心深处知道自己的贫穷是自找的，所以压力更大。用通俗的话说，利用你的发现，对自己好一点。

请尽量遵守这三条规则。至于我，我将向你展示一种减压的方法，这种方法有五个特点：

★学习不需要时间。

★你立刻就能看到该做什么，以及如何去做。

★你不会做错。

★切换到无压力状态是瞬间的。

★之后，如果你认为自己失去了诀窍，那你错了。是它失去了你：你的注意力被转移了。

摆脱压力——多么美好的前景！但甚至在我们开始这项工作之前，这就提出了一个问题："如果没有压力的生活意味着没有问题、完全和平的存在——这是我真正想要的吗？我不会因为没有任何东西来挑战我而感到无聊（或无精打采）吗？事实上，我会不会只是把我现在麻烦生活的压力，换成了更糟糕的单调和无聊的压力？"

　　这本书解决了我们一方面渴望和平生活，另一方面又渴望兴奋和冒险之间的矛盾。除了它主要保证即时进入无压力之地外，还保证你不会错过压力之地的任何挑战、刺激和跌宕起伏。

　　这一切听起来是不是难以置信，太美好以至于不真实，至今只是模糊的概述？我同意。所以让我们马上开始正事，你就会明白我的意思。

第二章　基础

无物，无压力

压力是施加在物体上的一系列力，以及它对这些力的反应。例如，这本书到处都被大气压迫，在某些地方被你的手指压迫。它还被重力向下拉。它处于压力之下。

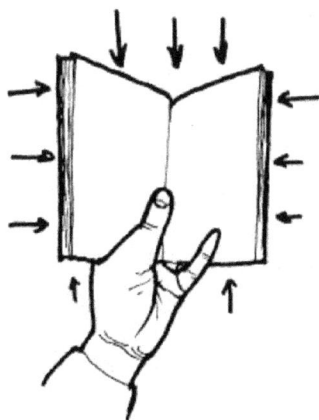

地球上的每一件事物都处于压力之下。这包括液体和气体，不亚于固体。我们呼吸的空气和我们饮用的水都承受着巨大的压力。外太空的事物也无法免除。事实是，构成宇宙的每一个物体都不断地受到每一个其他物体的影响：仿佛每个物体都以充当其他物体的陪练为生。所有这些都被困在一个巨大的蜘蛛网中，无法逃脱。

那么，你有什么希望能摆脱呢？为什么，你能够坐直阅读这本书，而不是瘫成一堆，唯一的原因是你肌肉在用力拉扯你的骨头。有两条逃脱路线向你敞开。第一条是变得如此之小，如此空虚，如此排他，以至于你没有任何东西，没有任何可以被触及的东西，没有任何可以作用或反应的东西。第二条与此相反。它是变得如此之大，如此充实，如此包容，以至于在你之外没有任何东西可以触及你，没有任何东西可以给你施加压力或影响你，完全没有任何东西让你去反应。

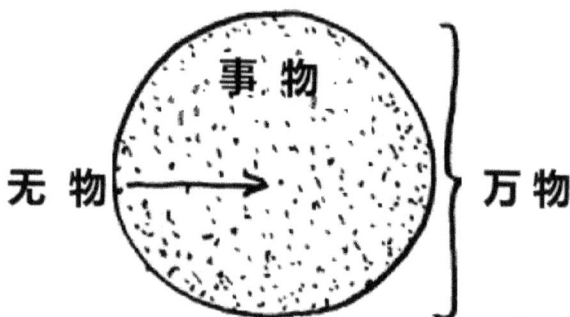

让我们换一种说法。特定的东西会受到压力。如果你是"无物"，你就将无压力。相反，如果你是"万物"，你也将再次无压力。而且，如果，出于极大的幸运，你两者兼备——如果你同时是无物和万物——那么你将双重无压力，无疑地自由。这样，你将避免成为那些不幸的中间事物——那些既不够空也不够满以至于无法摆脱压力的东西。你将避免落入完全空虚和完全充实这两者之间的两难境地，而是同时稳坐在这两张凳子上。作为无物和万物，你将安然无恙。你将既安全又舒适。你已经达到了我们的目标。你已经确立了在承诺的无压力之地，无论你需要多长时间来感到宾至如归并适应环境。

好吧，我说你已经坐得很稳了，你有这样的好运！

不：我不是要求你相信这些话中的任何一个字，只是让你对这种可能性敞开心扉，即你如此幸运。我的任务是设置测试，让你自己对这个最重要的问题做出判断。你的任务是根据这些实验向你展示的内容来行动。

距离造就了你

自从你在人类舞台上出现以来，那个舞台就一直在向你轰炸这样的信息：你是固体的、不透明的、有颜色的和有形状的：这意味着你是某物，这意味着你会受到压力。

当然，这就是人们看到你的方式。当然，他们从他们的位置来看是对的——从那边。而你也应该接受他们的观点，并利用你的想象力，"看到"他们如何看到你——比如从两米远的地方。但故事还没有结束。从更远的距离来看，比如 200 米远，你看起来完全不同：你成了风景中的一个斑点。同样，通过显微镜从更近的距离来看，比如一厘米远，你又是另一种风景中的另一种斑

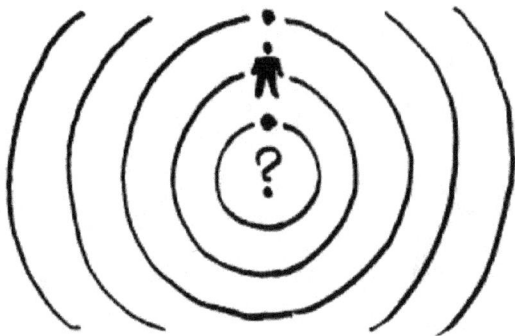

点。这些对你的看法——近、中、远——只是你的无数外观中的三种，这些外观在数量和种类上都是无限的。它们都属于你——所有这些，而不仅仅是精心挑选的一些中距离的、作为人类的你。

但有一个关于你的观点非常特别。那就是你如何看待自己，这一次不是通过想象，而是实际在零英寸的距离上，就在你所在的地方。这不是另一个从不同观察点看到的你的无数局部形象之一。它是这些形象的本质。它是产生所有这些形象的核心现实。这是你的内在故事，仅向你揭示。它不是你的外貌。它是你本身。

它独一无二，与你曾经遇到的任何事物完全不同。不要相信我的话。自己去看。

这带我们进入第一个实验。

请记住，除非你真正进行这个实验以及其他实验，否则继续下去是没有意义的。无论多么简短，都要放下记忆、想象和信念，而依据当下的证据，依据现在展现出来的东西。保持足够的谦逊去观察，并认真对待你所发现的。假定在你开始围绕着它思考、从中抽身而出的思考，或者在你给它叠加各种想法之前，所呈现出来有一些重要的东西要告诉你。

实验 1：指向

指向前方的墙壁……看看它是多么坚实和不透明……

现在慢慢地将你的手指向下，直到它指向地板……你仍然在指向某个东西，一个表面……

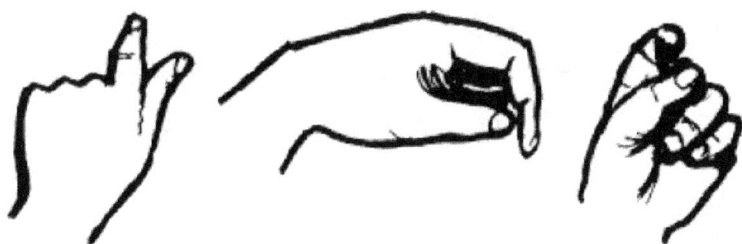

接下来，将你的手转过来，指向你的脚……你的腿……你的躯干……你的胸部……这些也都是某些东西，也都是表面……

最后，指向你胸部以上的地方……你的脖子……你的脸……你的眼睛……或者更确切地说，指向人们告诉你那些东西所在的地方……

你现在指向的不是任何表面，是完全的无物……

检查它是否没有特征……没有颜色……透明……无边无际……继续指向，凝视这片空无……看这片空无有多宽……有多深……有多高……这是你那指向内侧的手指所对应的"无物"……

然后看到，正因为它的空无一切，它也为一切而空。看到它充满了整个多彩且变化的场景——天花板、墙壁、窗户以及窗外的景色、地板、那些腿、那个躯干，还有那根指向的手指本身。看到你所是的"无物"正是所有展现出来的万物。

你曾经是除了这个"无物/万物"、这个无压力的排他性与无压力的包容性的完美结合之外的其他东西吗？此刻，你可以看到你的内在没有任何东西，在那根指向的手指的你的这一侧，你没有任何属于自己的东西可以被压迫，没有任何东西可以被触及。同样，你可以看到这个"无物"，你的这片空无，向上、向侧面、向下都没有界限，没有任何边界之外潜伏的外来者可以对你施加压力。基于这两点，你永远摆脱了压力，因为你——真正的你，那个无物／万物的你——从来都无法被压力所影响。

恭喜你！

现在，我将请你体验那些中间的、特定的东西中的压力样本，同时体验你从那种压力中解脱的自由。

实验 2：手指按压

伸出手，用力将食指压在拇指上。

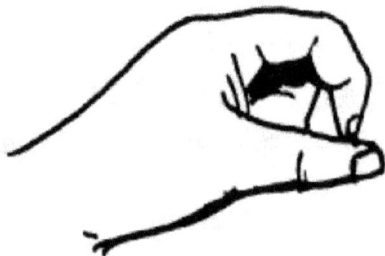

留意压力在哪里，根据当前的证据——即在那些事物中。留意没有压力的地方——即作为无物的你，接受那些事物，连同它们的形状、颜色和不透明度。注意你是如何不受手中压力的影响，就像你不受手的形状、颜色或不透明度的影响一样。作为对所有事物及其特质和压力的空无，你无法不与这一切不同。这是你的本质，保持不受影响，如同你的电视屏幕不受屏幕上肆虐的谋杀、枪击和燃烧的玷污和伤害，毫无压力。就像你的镜子，忠实而无选择地映照一切，却始终纯净无瑕。

在接下来的章节中，我们将把这一基本发现应用于生活中的问题，探索如何在那些至今仍被认为充满压力和痛苦的领域中具体运用它。我们将探讨有意识地成为"无物 / 万物"是多么重要和实际，以及仅仅成为介于这两者之间的无数事物之一是多么不切实际（也不真实）。在这个探索过程中，你已经产生的疑问和反对意见将得到回应，不是通过讨论，而是通过进一步的实验。

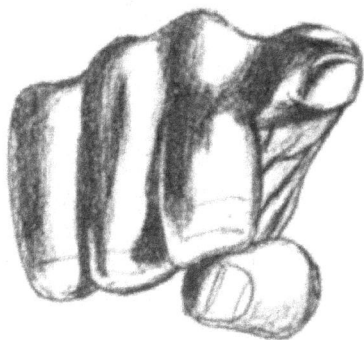

与此同时，每当你怀疑自己本质上是否能免于事物所遭受的一切痛苦时，只需留意你宇宙中那个没有占据者的地方，那个不受事物影响、因此也不受压力影响的地方。不要再忽视这个被严重忽略的点，你生命的中心点，一旦审视，它会立即扩展成整个宇宙，一切都会变得清晰。

三个案例

　　为了说明本章的发现如何在实践中应用，让我们通过三个真实的案例来结束这一章。第一个人是一位法国人，他因为太过彻底地把自己当成某种东西，紧张而笨拙，甚至到了可笑的地步：或者更糟，简直是个行走的灾难。从某种意义上说，他根本不是一个真实的人，而是一个活生生的谎言。第二个是一位加拿大女孩，她从自己的"无物"真相中生活，优雅而自在——可以说是行走的愉悦。第三个是一位美国人，他发现自己所在之处正是那不可压迫的"无物"，结果成为美国较为令人钦佩的总统之一。

　　让-保罗·萨特（Jean-Paul Sartre），这位著名的法国作家，正坐在一家咖啡馆里，着迷于观察一名服务员的行为。

　　他的动作敏捷而前倾，略显过于精准，略显过于迅速。他迈着稍快的步伐走向顾客，身体前倾得略显过于热切；他的声音、眼神，对顾客点单表现出的关注略显过于殷勤。最后，他返回时，试图在步伐中模仿某种自动机器的僵硬，同时端着托盘，带着走钢丝的人的那种勇闯劲儿……他的所有行为在我们看来都像一场游戏。他专注于让自己的动作像机械般连贯；他让自己展现出迅捷和不带情感的速度……他在扮演咖啡馆的服务员。

　　让我们继续这个故事。如果他不再扮演咖啡馆的服务员，而是看到在自己当下的体验中，他就是咖啡馆本身，包含那里发生的一切（包括他那些自行其是的四肢），那么，这个虚假而低效的服务员就会变成截然相反的人。如果他不再假装自己是某种东西，而是放下这种伪装，成为"无物"：如果他为自己做真实的自己，那么在别人眼中，他就会成为巴黎最好的服务员之一，而不是最差的。忠于自己的真实，他对任何人来说都不会显得虚假。

他会像我们的第二个案例——凯伦，一位加拿大女孩，她在九岁时写下了这首小诗：

你是否曾觉得自己什么也不是——

只是空气中的一粒微尘——

周围都是人，

而你却仿佛不在那里？

凯伦拥有纯真和勇气去相信自己的体验。她原本可能继承老一辈的传统，变成一个在满是大人的房间里紧张而害羞的小东西。幸福而幸运的凯伦！如今她已成年，我希望她并未完全失去那种至高无上的艺术：消失于无形，放松成为一个对她自己而言的"无物"，简言之，成为一个真实的人——即一个让别人去关心她外表如何，而她自己则专注于她是什么的人——那就是，对他人而言不可压迫的容器。

我们的第三个例子是伍德罗·威尔逊（Woodrow Wilson），美国第 28 任总统。他写道：

作为好看的人我并非明星——

还有远比我英俊的人——

但我的脸：我并不介意，

因为我在它后面，

前面的人才会受刺激！

并非偶然，这个写出如此智慧打油诗的人，能够如此勇敢而富有创造性地应对工作中的压力。他找到了一条通往总统形象及其紧张表象后无压力区的道路。结果对他周围的人来说（我们可以肯定），并不像他玩笑中所说的那样令人受到刺激。

第三章 应对压力的急救措施

直面问题

生活总有办法让我们动摇，让我们偏离中心，措手不及。一些意想不到且令人不安的事情发生，我们就会遭受剧烈的压力侵袭。可能是房屋维修账单高达我们预期的三倍，或是朋友不经意间说出的一句刻薄话，或是亲人的去世。但我们也可能在没有明显原因的情况下感受到压力。或许我们感到紧张、压抑、沮丧、被贬低或内心撕裂，却完全不知道为什么。这种无从解释的压力可能表现为头痛，或身体任何部位的不适。

在这些时候，我们需要急救措施。本章讨论的是此类紧急措施，需在必要时不时采取，以补充我们主要关注的持续性抗压基本方法。

如同所有急救措施一样，首要且显而易见的做法是尽可能去除问题的原因。例如，你可以质疑那张高额的房屋维修账单，与施工方详细核查，希望能"消除"那些经不起推敲的项目。再比如，与其回避那个伤害你的朋友，你可以主动接近他，或许会发现他那句伤人的话其实并无恶意。正是因为你退缩，才将小事化大。至于你那位去世的亲人，或许哀悼的时期已经过去，你已准备好意识到，尽管他短暂的人世形象已不在，他的真实本质依然触手可及。你们俩都是"无物"的这个觉知是永恒的，在看到你是这个"无物"时，你或许比以往任何时候都更靠近他。实际上，在那个丧亲之痛及其压力永远无法渗透的地方，你就是他。

我们的烦恼、压力和痛苦，在惊人的程度上，都是因为我们与之保持距离，甚至逃避它们的结果。当我们直面它们时，它们就像海市蜃楼一样消失了。这一应对压力的急救措施的初步步骤，确立了整个治疗的方向。本书贯穿始终的规则是相同的：靠近问题，深入其中。通往自由的道路是向下、向内、穿越其中，而不是向上、向外、逃离。

此刻，你可能并未遭受剧烈的压力。但你可以轻易找到一些潜伏的身体紧张感，来尝试我们的急救措施。现在请花一分钟左右，定位一个压力区域——无论多么轻微——某个感觉过于紧绷、过于明显、酸痛或实际疼痛的部位……可能在你的脖子……嘴或眼睛周围的区域……或者身体的任何地方……

好的，你已经选定了你的压力区域。请在接下来的实验中坚持关注它。最重要的是，慢慢来，仔细根据当前的证据回答每个问题，然后再进入下一个问题。要成功，你需要至少花五分钟来进行：

实验3：消失的压力

根据当前的证据，你现在在房间的哪个具体位置找到这个紧张区域……？它离地面有多高……？离天花板有多远……？离前方的那堵墙有多远……？

它是一个整体，还是分成两部分……？或者更多……？

它有多大……？试着确定它的边界……向两侧……向上……向下……

它的形状是什么……？方形……？圆形……？透镜状……？

它是什么颜色，如果有颜色的话……？粉红色……？灰色……？

它是固定的……？还是在移动……？

它在脉动……？还是完全稳定……？

如果你认真进行了这个实验，并花了几分钟时间，你可能会发现越来越难以找到任何需要关注的压力。很可能它已经完全消失了，至少在这一刻。

当然，在"消除"了这种紧张或疼痛之后，你可能会通过思考它而轻易地让它"重新出现"，这意味着你又在退避。要让问题消失，你必须与它合而为一。

事实是，身体的紧张无法承受真正近距离的审视——只要给予足够的时间和注意力。这是因为它们是你身体的属性，而身体（如同其他一切事物）在被觉察时会消失。正是距离让你和你的压力成为"某种东西"，而消除这种距离则让你和它们成为"无物"。

不要让生活一再让你措手不及、偏离中心、茫然失措。只要回归家园，只要成为你本就有的"无物"，一切都会被照料好。就像飓风中心有平静一样，在生活的风暴中心也有压力的解脱——那是你永久的居所。效仿那只通过钻进龟壳逃离饥饿乌龟的甲虫吧。直面危险的焦点就足以让它消散。

在我很小的时候，我的父亲有一种神奇的方法能"让疼痛消失"。有一个场合至今记忆犹新。我摔倒了，腿上受了伤。他拿出一枚便士（一种老式的、大的英国便士）贴在我的瘀青上。魔法生效了。我专注于让我哭泣的原因——然后失去了它。正如我父亲承诺的那样，疼痛确实从我身上消失了，因为我不再逃避它。

这一切同样适用于精神压力和负面情绪。它们也因回避、因距离而滋长。著名的压力专家汉斯·塞利（Hans Selye）博士写道："众所周知，仅仅了解伤害你的东西是什么，就具有内在的治愈价值。"你感到受伤、悲伤、愤怒或担忧？没关系，就接受这样的状态！不要回避伤害或假装它不存在。它就在那里。深入地感受它。真正去了解它是什么样的。然后发现当它不再是"那里"，而是"这里"时，会发生什么。

急救措施与长期治疗

因此，我们发现，应对压力的急救措施本质上与我们的基本和长期治疗相同（让我们再次提醒自己，长期治疗是停止忽视我们本就依存的无压力中心）。区别不在于药方的配方，而在于其应用方式。长期治疗可以（也应该）贯穿于我们的日常活动中。因此，它远不会妨碍你照料烹饪和婴儿、口述复杂的信件、安全驾驶或主持会议，反而可以帮助这些工作顺利进行。但急救措施则不然。直面并"消除"你的头痛需要时间和专注于此的注意力，这会耽误家里、办公室或其他任何地方的工作。在某些场合甚至可能是危险的。你需要根据情况酌情应用这两种压力治疗方式——一种是每天、最终全天持续进行；另一种则用于紧急情况和特定的问题点，需谨慎使用。

我必须补充一句警告：我们的压力急救措施与普通的急救不同，因为其结果难以或无法预测。其原则——我们靠近的事物就会消失——没有例外。然而，这一原则的应用，尤其是我们专注的程度和持续时间，则是另一回事。我们有充分的理由全力尝试这种治疗，但没有理由认为它是万无一失或一定能在我们期望的层面上取得效果。它可能创造奇迹，但也可能看似完全无效。

好消息是，我们的急救措施不仅仅是单纯的急救，或仅仅是应对危机的权宜之计。它还能强化长期治疗。心理学家和经验告诉我们，伴随巨大压力时刻的环境会对我们产生深刻的影响。我记得大约七岁时，有一次在镇上被一只凶猛的狗追赶。逃避麻烦当然只会招来麻烦：我本该勇敢面对。我清楚地记得那个场景，围观的人群和飞驰而过的房屋——这一切都因那一刻我极度的压力和痛苦而被终身铭记。

你可以积极利用这一原则。通过将欢迎压力事件视为返回无压力家园的紧急警告，你可以在不适与其缓解之间、在你的压力与你那不可压迫的核心之间建立有益的联系。在一切顺利时"去除物化"的自己是养成良好习惯的练习。但在一切糟糕时"去除物化"的自己则更好。那一刻的回归会留下更深刻的印象，未来的生活也因此更不容易让你措手不及或懈怠。

第二部分　原则应用于日常生活

人们离开了自己的国家、父母、家庭、亲戚和家族，从印度到信德，穿着铁靴直到磨破，只为寻找一个带有彼岸世界芬芳的人。多少人因未能遇见这样的人而悲痛而死。而你，在自己的家中已遇见这样的人，却背对他而去。

——鲁米（Rumi）

对自我的遗忘是一切痛苦的根源。

——拉玛那·马哈希（Ramana Maharshi）

我们的大多数紧张和挫折，源于强迫性地扮演一个我们并非之人的角色。

——汉斯·塞利博士，《生活的压力》

（Dr Hans Selye, The Stress of Life）

第二部分讨论的是在压力出现时对其进行的日常处理。

我们将从眼睛、面部和整个身体的压力开始，逐步扩展到与他人的关系，以及对整个世界的态度。贯穿每一层次的仍是"向下－向内－穿越"的原则，但我们会发现其应用方式变化多端，带给我们许多惊喜。

第四章　眼睛的压力

眼睛的问题

每个人都会时不时地感受到不必要的肌肉紧张。这些紧张在你的脖子和脸上尤为明显，特别是在你的眼睛周围。它们对你有害。

芝加哥大学的埃德蒙·杰克逊（Dr Edmund Jackson）博士声称，如果你能放松眼睛的肌肉，你就可以忘却所有烦恼！他估计，眼睛周围的紧张可能消耗你身体神经能量的四分之一。受到这些说法的鼓舞和警示（尽管不必完全信以为真），我们将在本章中探讨如何应对眼部紧张及其对我们生活的损害。

开启你的第三只眼

有一种古老且备受推崇的体验，在东方比西方更为人知，称为"开启第三眼"。根据东方图像学的描述，这一神秘器官位于双眼之间，略高于它们。

许多人认为，开启你的单一或第三眼只是比喻性的，与其说是一种你用以观察的改变，不如说是一种你所观察内容的改变。他们说，这意味着你因某种原因突然拥有了一种开悟的、神圣的或统一的生命观。少数人过于字面理解这一信息，甚至（信不信由你！）在他们的额头上钻了洞。但也有人宣称，从一个中央之眼看世界的体验完全不是比喻，而是真实无比的，并且它掌握着我们幸福的秘密。一位靠近东方的老师将拥有一只单一之眼与享受充满光明的身体以及进入生命联系起来；而将拥有两只眼睛与进入地狱联系起来。而"地狱"，我们可以理解为压力的国度。

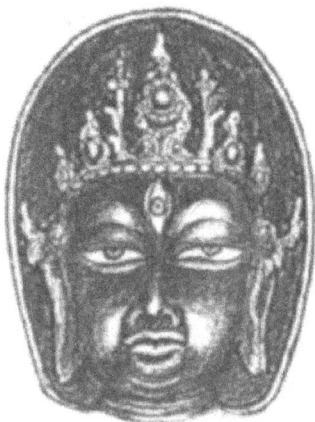

一个世纪前的著名印度圣人拉玛克里斯纳（Ramakrishna）的人生转折点，是一位游方圣人走近他，用一块玻璃碎片刺入他双眼之间的位置，并告诉他专注于那里。经过短暂的适应期后，罗摩克里希纳的生活变得异常自发、充满活力却又放松无压力，以至于他成为那个时代激励印度民族复兴的伟大人物之一。我提到他的历史贡献，是为了让你不要低估他身上发生的事情，或者轻易否定即将发生在你身上的体验。（不过别担心：我们这里进行的操作是一种更温和、不需手术的方式来开启你的"第三眼"——但效果同样显著。）

实验 4: 眼镜

根据你自己的体验，你现在是用几只眼睛在看世界？

如果你戴眼镜，请将眼镜伸直手臂拿远。如果你不戴眼镜，用你的手指模拟一副眼镜。

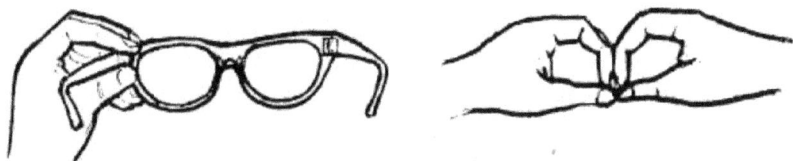

现在非常缓慢地……把它们拿过来，观察它们的变化……戴上它们，然后放下你的手。

在实验开始时，你觉得自己是从几只眼睛里看出去的？现在呢……？你体验到是从几只眼睛里看出去的？

看看那副双框眼镜在拿过来的过程中是如何完美地被重塑，变成了一只整洁的单框眼镜，适合那只单一的眼睛。

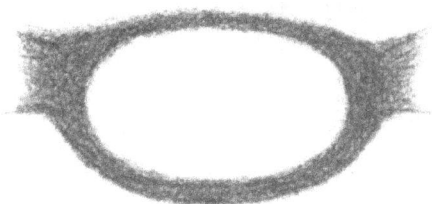

你的单一或第三眼已经完全睁开。恭喜你！你曾经从其他眼睛看出去过吗？

你可以非常轻松地检查自己眼睛睁得多么出色——你的第三

只眼有多么巨大。用你伸出的双手勾勒出它的范围和形状，双手张得那么开，几乎要消失；然后你会发现它与其说是一只眼睛，不如说是一扇敞开的窗户——一个巨大的、椭圆形的、无玻璃、无框架的、面向世界的开口，一个洞。不是某物上的洞，而只是一个洞，没有边缘，遍布整个世界。（想象那些荒谬的人试图用他们的电钻来打开这个！）这个洞是双重无压力的——显然里面没有任何东西会承受压力，外面也没有任何东西会施加压力。

不要让别人告诉你，你是从什么看出去的。他们完全没有资格说，离真相差了十万八千里。那古老而著名的第三眼体验是完全真实且显而易见的（一旦你开始去看），它有效，你随时都可以拥有它。试试它来缓解眼部疲劳。

我们所承受的压力和紧张，我们浪费的能量，试图在无法存在事物的地方建造事物！在这种情况下，试图按照别人的指示，在我们这个万物宇宙的空旷中心，设置一对用来观看的东西——这些东西只会碍事，挡住视线。甚至试图假装事物能看见任何东西。难怪动物和婴儿的脸庞，他们从不尝试这些不可能的事，总是睁着大大的眼睛，平静安详，毫无一丝皱眉。他们都通过他们的单一之眼去看，不假装有其他方式。或者说，与其说是通过它去看，不如说他们就是它。

了解幼儿如何看待他们的眼睛是很有启发性的。我想到的是那些不再是婴儿、仍无意识地以单一之眼看待世界的孩子，以及尚未成年、确信自己有双目的孩子。有些孩子画自己时画了一只眼睛。其他孩子长得很快、从周围面孔中获取线索的孩子，会画两只眼睛。两岁三个月的约翰尼却有不同的想法。他让妈妈画一幅画。妈妈画了一个圆圈作为脸，然后问：接下来画什么？约翰尼要求加上鼻子，然后是裤子、脚、手。接着他想要眼睛，于是妈妈画了两只。但他坚持要更多、更多的眼睛，直到整个脸上布满了眼睛。只有这时，他才宣布画完成了。

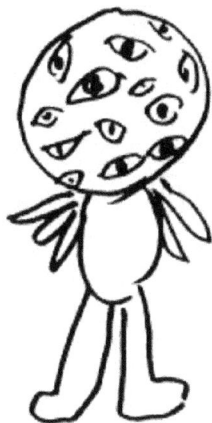

长期以来，智者们，包括我之前提到的那位靠近东方老师，一直告诉我们，最重要的经验教训要向孩子们学习。我们当然可以从年幼的约翰尼那里得到启示。本章旨在持续实践的是"全神贯注"（正如我们所说的），也就是有意识地对场景完全敞开，以至于你就是那个场景。同时注意到你在看什么和你是通过什么去看的，是如此简单、舒适和自然；活出埃克哈特（Eckhart）大师那句话——"我们无法用可见之物看到可见之物，只能用不可见之物"——是如此简单、舒适和自然。毕竟，还有什么比在你和前方的场景之间插入一对幽灵般的、错位的眼球更不自然、更没必要的呢？（那边的人——包括镜子里那个——有脸来装眼球；而在这里，你完全没有这种东西。）我不知道有什么比这种经过验证的第三眼开启更简单、更愉悦、更随时可用却又不引人注目的方式来应对压力。而笑话在于：虽然人们可能注意到你眼中新的光芒，以及眼周肌肉异常的放松，他们却完全猜不到你的秘密——那就是，在你所在的地方，你已经摆脱了那些东西！

在本章开头，我引用了杰克逊博士（Dr Jackson）的观点：只要你能放松眼部肌肉，就能忘却所有烦恼。现在，你有了一个精确的方法来验证这个宏大的说法：一个终身的实践。

与此同时，请确信这一点：要消除眼部压力，就不要通过任何眼睛去看。此时此刻，你可以看到，接受这些印刷文字的是无物，它是完全放松的。

第五章　面部压力

你的本来面目

本章讨论的是你脸部、头部和颈部区域的压力。同时也介绍了一种非常基本且有效的美容方法。

万物皆有压力。想象自己是那些事物之一，你就会承受它的压力。但当你看到自己实际上对那个事物是空的，你就会释放它的压力。让我们来看看当那个事物是你的脸时会发生什么。

实验 5：你的两张脸

如果你没有椭圆形或圆形的手镜，普通的矩形镜子也可以。举起镜子，在镜中找到你的脸，并在整个实验中保持这个姿势。

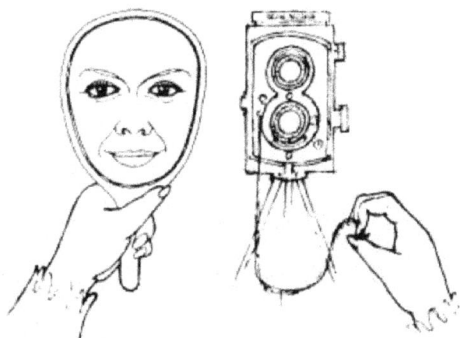

放下信念和想象，看看那张脸在哪里呈现……注意你放置它的地方——在你手臂的远端……

这也是其他人看到它的地方。他们会在这里举起相机来拍摄它。你也会在这里放置相机来拍自画像。它从未比这更靠近你，也从未比这更远离你。

而且，你现在可以看到，那个东西不在，也从未在你手臂的近端，安装在这些肩膀上……

在那儿，大约一米远的地方，是你的人类面孔，你后天获得的脸上，你的外貌。它是一物。而这里，就在这里，是你的非人类面孔，你本来面目，你的真实存在。它不是一物。现在看看它们之间的对比有多大。看看这一张的面容是多么无瑕、没有皱纹，它的表情是多么宽广、平静、多么放松：是的——多么美丽！而那边那张小小的、封闭的脸？嗯，那是周围的人需要去面对的。是他们在受到刺激。

这不是一种新奇且未经检验、不可信的治疗方法。相反，它有着悠久而受人尊敬的历史。一部有千年历史的佛教文本描述了你在镜子近侧所见之物为你的"明亮而迷人的本来面目"。如果给予足够的时间和关注，这种明亮与迷人的特质很可能会影响到镜子远侧，那个截然不同的脸。事实上，一部古老的印度文本向我们保证，这种影响确实会发生。文本讲述了一对王室夫妇的生活方式逐渐分道扬镳的故事。与王后不同，国王忙于事务（无论是国家大事还是其他，我们不得而知），没有时间去探索自我。在一起多年后，国王突然察觉到王后身上的变化。"你为何如此迷人？"他问。王后告诉他，原因在于她找到了自我：她洞悉了自己的真实本性。故事的其余部分——国王如何不安，如何将王后逐出宫殿，如何最终意识到自己也需要发现真实身份，如何退隐到森林并在那里找到了他的导师（原来是王后乔装的）——这些都非常有趣，但并非我们讨论的重点。我们这里的重点是，当王后持续看到你现在所见之物（我假设你真诚地完成了实验5）——即她那中心的、非人的脸——这种内在洞察对她外在的、人类的脸产生了无法掩饰的影响，即使对她那心不在焉、忙碌的丈夫来说也是如此。

这一切发生在很久以前的远方。它讲述的是区分你的两张脸并将它们各归其位的长期益处。现在，让我们来看一个截然不同的近期故事：这个故事既关乎急救般的即时效果，也关乎长期结果，但传递的信息却是一致的。

玛乔丽，十八岁，容貌姣好且聪慧，是在一所昂贵的精修学校就读的年轻女子之一。我应邀在那里举办了一场工作坊，期间我们进行了前面提到的大多数实验。第二天，她满怀痛苦地来找我。她说自己之前太过困扰、太过紧张，无法专心参与工作坊的活动。事实上，几个月来，她一直有自杀的念头。她说，生活没有价值，主要原因是她觉得自己"毫无吸引力"。她的脸——尤其是她的鼻子——"很可怕"。她希望我能帮助她，但对此深感怀疑。

告诉玛乔丽她的鼻子远没有她想象的那么扁平，或者她的外貌实际上高于平均水平，都无济于事。她根本不相信我。建议她去阅读众多优秀的减压手册、寻求心理治疗、进行冥想或放松练习，也没什么用。她已经绝望了，需要的是立竿见影的措施。只有一种即时的"脸的提升"才能解决问题。我只是向她展示了那个"可怕的东西"被她安置在何处。我清楚地告诉她，在那一刻，那个东西是我的责任、我的问题（或者说是我的荣幸），而不是她的问题。这就够了。足够在那一刻通过缓解她的压力，让她的脸焕然一新……后来，我得知她的老师们对她的变化感到震惊。此后，我与玛乔丽的偶尔的联系证实了这种"脸的提升"的效果持续了。她的外貌原本没有任何问题，问题只在于它的定位。

没有回头路

通常，像玛乔丽这样的困扰在我们青少年时期最为严重，因为那时我们大多数人最终接受了后天获得的"脸"，而失去了我们的"本来面目"。更早的时候，尽管我们已经给镜子里的那张脸取了名字并承认它属于自己，但我们仍然大部分时间是自由的，仍然能够且乐于与我们的世界融为一体。甚至更早的时候，镜子里的那张脸也不过是这个世界中的一个普通事物。四岁的凯特随父母来到我家，我家的客厅里有几面全身镜。凯特指着镜子里的自己问："那个小女孩也有妈妈吗？"不用说，凯特的脸放松而美丽，完美得让人无可挑剔。

这让我想起了另外两个孩子。第一个是两岁的琼，她被送到浴室去洗脏脸，却开始洗镜子里的那张脸——当然，她真正的"脸"是一尘不染的！第二个是三岁的安德鲁，他在一次车祸中受伤。他带着一面镜子去看他的朋友——为了向朋友展示他脸上的缝线！

当你还很小的时候，你看到镜子里的那张脸时，会把它看作

"宝宝"，看作另一个存在，看作远处的那个小朋友，而不是此处的你。但你学会了接管那张脸，把它（假装把它）从镜子后面的远处一直"搬"到你肩膀所在的此处，在这个过程中放大并扭转了它。于是，你用那张毫无压力的"本来面目"——因为它无形无物——换来了那张充满压力的后天的脸——因为它是一个有形之物。现在，你正在反悔那个糟糕的交易，把那个"有形之物"归还到它实际上一直所在的地方——手臂可及的距离。你正在洗净自己，停止对自己玩弄那个最为复杂的骗局。

这是真正的美容治疗。因为当你戴上了你真实的"本来面目"（真实，因为它在此处）时，你是迷人的；而当你戴上虚假的脸（虚假，因为它不在此处）时，你就变得不那么迷人，甚至毫无吸引力，或者实际上令人反感、让人退避三舍。这必然如此，因为你那真实、无遮掩的脸，自身一无所有，是一切事物和来者的开放邀请。它必须接纳它们。它像真空需要被填满一样需要每一张面孔。它像磁铁吸引铁屑一样吸引它们。相反，那个虚假的脸——你的面具——作为众多面具之一，为了被辨认出来，必须将其他面具拒之门外。就像所有物体一样，它占据了一个空间，排斥所有其他物体。

我们是如何学会这种充满压力甚至致命的伎俩，将镜子里的那张脸拆解并在此处重建的呢？嗯，通过各种各样的方式。通过牺牲我们的真实体验，去迎合那种坚持你我"面对面"的语言。通过假装你站在我的位置上，用我的眼睛看你自己，而我站在你的位置上，用你的眼睛看我自己。还有，通过与妈妈玩耍时她的游戏带来的乐趣，比如这个游戏：

　　她一边重复这首童谣的每一行，一边依次用她的手指（或宝宝的）点在他的额头、眼睛、鼻子、嘴巴等部位：

　　额头弯曲，

　　眼睛偷窥，

　　鼻子流涕，

　　嘴巴吃食，

　　下巴砍刀，

　　敲敲门，

　　拉拉铃，

　　掀开舱盖，

　　走进来……

　　我们成年人无法通过退回到所有这些游戏、诡计和教化的背后，重新找回失去的纯真，从而缓解我们的压力及其在脸上留下的明显痕迹。尽管如此，许多人还是试图通过酒精和其他药物来做到这一点。虽然这种方式代价高昂且效果短暂，但结果却可能与真实的体验惊人地相似。我的朋友威尔弗雷德·戈瑟姆告诉我，他的父亲有一次在团部晚宴后摇摇晃晃地回家，臀部口袋里揣着一瓶烈酒，却不幸摔倒，摔碎了酒瓶。第二天早上，威尔弗的母亲惊讶地发现卧室的镜子上贴着医用胶带！酒后吐真言（In vino veritas）。

　　不，你无法通过回到镜子里那张脸完全不属于你的时光来摆脱压力。你必须继续前行，承认那张脸是你的，就像你的脚底、你的房子、你的国家以及亿万其他事物都属于你一样，但它们没有一个是你——或者与你有丝毫相似之处。你的镜子曾是一个压力制造者，但现在你可以将其更好地用作压力消除器，通过凝视它来看到你不像什么！

从现在起，每次你瞥见镜子里那张脸，你都可以对它说："谢天谢地，我一点也不像你！无论你看起来多么放松、多么好看（或者并非如此），我都比你迷人无数倍！在这里，作为这个'真空'，我吸引着整个世界向我靠近！"

洞见者

我们在本章中所做的发现——它们对于我们追求的无压力生活的意义和重要性——可以通过历史的视角来评判。特别是禅宗和苏菲主义的东方修行传统的悠久历史。唐代早期的禅宗（禅）大师们将他们的体验描述为"看见本来面目"，并将禅宗生活视为从这一洞见中生活。用我们的术语来说，这意味着（过去和现在都是）将我们后天获得的人类的脸归还到它所属的地方，即镜子远侧那些充满压力的其他事物之中；同时不再忽视我们近侧的真实、非人、无特征（因此无压力的）脸。后来的禅宗发展出了许多复杂的形式，尤其是各种公案，或用于冥想的话题。然而，根据日本大师大灯国师（1281-1337 年，国立教师）的说法，禅宗全部 1700 个公案的目的在于引导我们超越概念性思维，清晰地看到我们的"本来面目"。他说："当年头放下时，本来面目即显现。"

苏菲派最伟大的大师和诗人是贾拉鲁丁·鲁米（1207–1273）。以下是他关于我们真实无形面目的众多评论中的几段：

每个人都喜欢镜子，却不知自己的脸的真正本质。毕竟，镜中的反射能留存多久？

养成凝视反射源头的习惯……

他的形体已消逝，他已成为一面镜子：除了他人的脸的影像，别无他物。

那看见自己真正的脸的人——他的光芒超越众生的光芒。即使他死去，他的洞见永存，因为他的洞见是造物主的洞见。

我本可以引用其他传统中其他著名洞见者的类似论述，但信息已经很明确了。这个信息是：在所有人中，这些看见自己真正的脸的洞见者（无论他们信仰何种宗教或无信仰）最有信心，他们已经克服了压力，抵达了幸福。

他们所见的，正是你，亲爱的读者，再次凝视这根指向的手指所指之处时，所看到的东西。

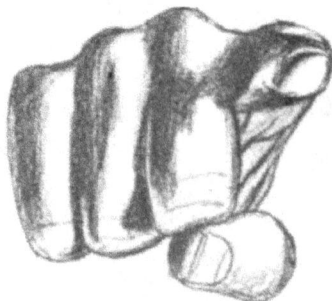

广告商

这一切（我听到你说）都过时了，不适合今天。那么，让我们来看看当代的例子。还有什么比我们精彩的消费社会及其价值观，以及致力于让它保持沸腾、狂热顶峰的广告行业更与时俱进的呢？

有理由说，这个行业的微妙和创造力被广泛讨论，尤其是通过潜意识说服，运用那些未被有意识察觉的图像。确实如此。举个例子吧。你计划向我推销商品（顺便说一句，其中很多商品会引发压力）来缓解我的压力。聪明的方法是这样的：无论产品对我有害（如香烟和伏特加），有益（如睡前的舒缓麦芽饮料），还是纯粹荒唐（如配备花哨仪表盘和更花哨车牌号的新车），都没有区别。在任何情况下，你都针对真实的我，而不是我表面上的样子。你在我完全没有察觉的情况下（或许你自己也没有清楚意识到）进行操作，到底发生了什么。在那些美化所有无法缓解我压力的商品的艺术画面下，潜藏着一个未被察觉的"真正的好东西"，它总是能缓解我的压力——如果我有智慧去接受它的话。

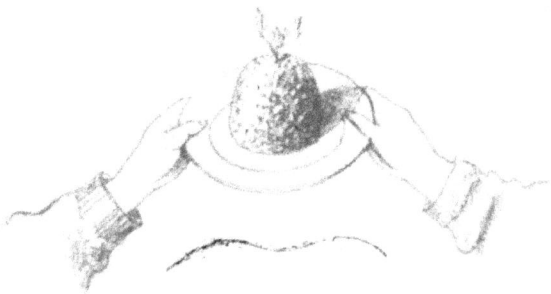

正是这两种元素的邪恶（即便不是有意为之的冷嘲）并置——公开但虚假的缓解承诺与隐藏但真实的缓解承诺——让公司的销

售曲线奇迹般地上升。广告文案确实以无与伦比的清晰度展示了我的压力解药，但却在这样的情境中，使其疗愈属性似乎从商品的感知者转移到了商品本身。哦，真是精妙！这些媒体人比我们想象的更需要密切关注！

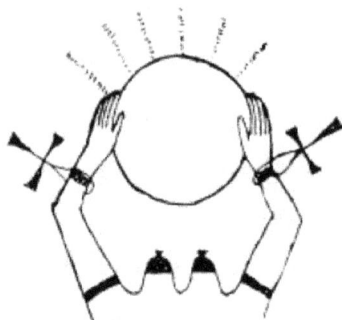

或者，如果你要推销的是一种宗教产品，你不妨从古埃及女神塞尔凯特（Selkhit）那里汲取灵感，她有时以第一人称的方式被描绘，而不是第三人称的方式。在这里，她推销太阳崇拜作为缓解压力的良方，她的销售说辞（带着你可能期待的 2500 年前商业广告的精妙）似乎针对的是市场中的女性半边。这半边市场在内心深处肯定知道，晒黑的肤色不够深层，也不够持久，而最好的美容治疗是一张毫无压力的脸——毫无压力到它根本不存在！

当然，这要归功于她那神奇但价格低得不可思议的"隐形面霜"的每日使用！

第六章　身体的压力

具身化

我们已经探讨了特定身体部位的压力——你的眼部区域，以及面部和颈部区域。现在，我们来谈谈你的整个身体，谈谈那种与拥有身体本身相关的、不那么局部化的压力，谈谈你为具身化或化身为人、成为"某人"而非"谁也不是"所付出的代价。

显然，只要你活在世上，你似乎注定要承受某种压力——至少是那种与具身化相伴的慢性、低强度的压力。看起来，只有在死亡时，才有摆脱之法，彻底从所有压力中解脱出来。好吧，让我们来看看。首先，让我们评估一下你此刻的实际处境。你的"身体状态"，可以说，是怎样的呢？

这是一个奇特的处境。在世界上无数的事物中，只有一个是特别的。它看起来并不特别，与其他事物颇为相似。它的特别之处在于，你在它里面，正如人们所说。只有你拥有关于它的内部信息。显然，你居住在其中。你发现自己被困在这个你称之为"身体"的东西里。一个简单的测试就能揭示这种状态是怎样的：

实验6：特殊的内部信息

将你周围此刻存在的事物作为世界上众多事物的一个代表性样本，其中据说有一个事物是你"身处其中"的。

环顾四周。你不在那堵墙里、那幅画里、那个桌子、那盆植物、这本书里……

但你在握着这本书的手里……

这在实际中意味着什么？

这意味着你能体验到那只手正在发生的事情，但无法体验到那盆植物或其他事物正在发生的事情。例如，用另一只手的手指去感受那只手，来回移动。结果：在那里有触感……

现在用力捏那只手。结果：那里出现另一种感觉……

现在以同样的方式对待那盆植物（或这本书），抚摸、拨弄、按压它的叶子，注意你无法感知到那里正在发生什么……

现在让我们继续，找出你拥有哪些整个身体的"内部信息"。

实验7：整体内部信息

开始时注视你的脚，然后慢慢地（我是说向下）感受你的身体，留意在这一过程中身体内部的感觉。

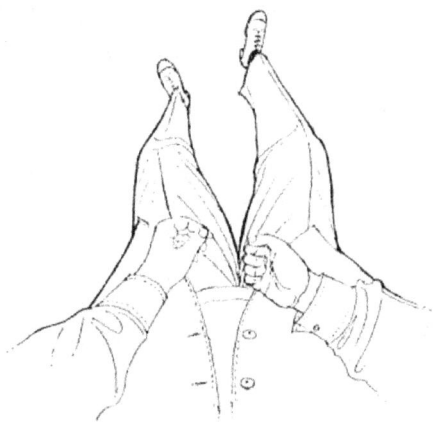

注意特定的感觉，比如疼痛，但也要关注那种不太明确的感觉——无论是否有疼痛——仅仅是驻留在你所注视的这个东西里的感觉……

当你逐渐感受到你的大腿……腹部……胸部……检查一下是否有一种逐渐增强的质量感、坚实感、密度感、具体感……一种被束缚和压缩的感觉，一种重量感，一种块状感……从这些词语中挑选适合你的，或者添加你自己的词语，以唤起你对这种稍纵即逝但根本性的体验的注意——具身化的体验，成为物质的体验……

如果你此刻正被忧虑压得喘不过气，或者感到沮丧、心头沉重或灰心丧气，你会非常清楚我在说什么。另一方面，即使现在你的身体里没有严重或持续的压力或疼痛，至少你也能感受到一些类似的感觉——各种不适、紧张、压力、温暖和瘙痒，这些感觉（尽管大多被忽视）始终存在，作为你具身化体验的恒常提醒。无论是否被承认或忽视，这些感觉共同构成了你作为一个个体、而非所有人或谁也不是的强烈存在感。这种感觉如此根深蒂固、普遍且持续，以至于我们常常将其视为理所当然，几乎察觉不到它的持续存在——即使我们正处于痛苦之中。

囚禁？

我们现在来到了一个令人震惊的事实——在西方，这个事实要么被忽视，要么被断然否认。或者我们可以称之为我们一直在审视的这枚硬币的另一面。把它翻过来，对比是彻底的。

几个世纪以来，东方大师（尤其是印度教大师）一直坚持并传承的一个最持久的教导是：认为自己是身体，或身处身体之中，就是束缚、幻象、压力，以及各种痛苦的根源——总之一句话，就是地狱。而天堂、解脱或自我实现，无非是在此生之中，从身体这座监狱中获得释放。发现自己自由无拘、无形无体，如风般自由无界——据那些声称已突破束缚的人说，这便是摆脱肉身固有的烦恼，抵达涅槃极乐的时刻。例如，在佛教《巴利文大藏经》（Pali Canon）中，清晰地区分了"生活在狭小硬壳中"的人和"生活在无垢之中"的人，并且毫不含糊地指出，谁过着天堂般的生活，谁过着地狱般的日子。

这里我们面临一个看似无解的谜团。那些最为强调我们应从身体中解脱的大师们，是最受尊崇的。他们被视为格外智慧和幸福的人。然而，在这种情况下，他们如何能在外表上与我们毫无二致（像你我一样吃饭、喝水、排便、排尿，同样可被称重、测量、拍照，并且容易生病）的情况下，否认身体内部的感受，否认他们完全身处身体之中，而不陷入自欺或干脆撒谎呢？感到自己如此自由、如此无拘无束，或许是令人愉悦的，或许是极度振奋和灵性的体验；但如果这种愉悦是偷来的，就必然伴随着代价。如果这种提升是以牺牲其物质基础为代价换来的，最终将付出高昂的代价。把自己与唯一能攀登珠穆朗玛峰的基地营割裂开来，对于登山者来说就是在积攒麻烦。至于我们自己现在，如何调和这两种看似不相容的关于我们处境的描述——既被困又自由，既被框住又跳出框外，既渺小又浩瀚，既被包含在世界的一个事物中又无法被任何事物包含？

嗯，这是可以做到的，也必须做到。更重要的是，这种调和可以而且必须在生活中实现。在本章中，我们将看到如何做到：如何在不逃避现实、不自欺的情况下逃离身体的监狱；如何拥有我们的身体而不被身体所拥有；如何兼得两个世界的最佳状态，最终因真正物质而真正灵性，因真正灵性而真正物质。是的：我们为自己设定的是一项雄心勃勃的任务。这就是为什么本章内容较长。它是我们探究的核心。

作为铺垫，让我们先简要审视他人尝试过的三四条逃脱路径，然后再确定我们自己的路径——那条对我们现在来说切实可行、且无需撒谎的路径。

逃脱路径（i）：筋疲力尽与痛苦

诺曼·F·艾利森是第一次世界大战期间在弗兰德斯（Flanders）作战的一名英国士兵。有一次，他在恶劣的条件下行军了许多英

里，筋疲力尽、浑身湿透、冻得发抖、饥肠辘辘，超出了忍耐的
极限。那是他人生中最糟糕的一夜。他在日记中写道：

> 然后，一种惊人的变化发生在我身上。我突然清晰地意识
> 到，我脱离了我的肉身。我以一种完全超然和客观的方式，看着
> 那个身着卡其色军装的身体所承受的不适……那个身体完全可能
> 属于别人。

后来，他的战友们报告说，他原本阴郁的沉默突然被机智和
幽默取代，他开始若无其事地聊天，仿佛正坐在舒适的壁炉前。

许多类似的案例都有记载。我记得读到过一个关于魔鬼岛囚
犯的故事，他被反复套上紧身衣，作为惩罚，绑带被越拉越紧。很
难想象还有比这更严苛、更具压力的身体内在体验。然而，他后
来表示，事实恰恰相反——这成了一种放松的、脱离身体的体
验。当时，他的折磨者们困惑地发现，他突然显得快乐而轻松。

逃脱路径（ii）：濒死之门

现代复苏技术催生了一种文学现象和一个缩写——NDEs，即
濒死体验（near-death experiences），关于这一主题的书籍层出不
穷。越来越多的患者被救活后讲述他们的奇特经历，这些经历常
常包括脱离身体的感觉。他们描述自己如何从上方俯视床上那个
一动不动的身体，被护士和医生照料，或者在车祸中血肉模糊地
躺在地上——仿佛在观看一部电影或戏剧。大多数人报告说，起
初他们想回到自己的身体，但不知道该如何做到。其他人则不那
么急切。他们感到异常平静、轻松，毫无恐惧，也完全不想被拖

回那个沉重、痛苦不堪的物质躯体中。

我的朋友莎拉·内格尔描述了她在一次漫长而严重的术后经历的一次濒死体验。她感觉自己漂浮在天花板附近,轻盈而自由,漠然地俯视着忙碌于那个身体的医护人员。回到身体对她来说是一场折磨。她清楚地记得,不仅仅是疼痛,还有那种"巨大的沉重感和压力"。这种死一般的重量通常因其熟悉而被忽视:但一旦像莎拉这样暂时"离开"后再返回,这种身处身体的体验是多么沉重、多么令人痛苦地受限!

逃脱路径(iii):灵性和迷幻的出路

一些人声称自己拥有"星体旅行"的天赋,能够随意脱离身体,进入太空,让身体在床上处于一种悬浮状态。我自己既不具备也不渴望这种能力,但我没有理由否认其他人(不仅仅是萨满)拥有这种能力。从古至今,各种文化中都有大量关于这类旅行的记载。如果你想发展这种超常能力,你可以向专家寻求训练,据说在西藏、印度和墨西哥等地可以找到这样的专家。所需的时间和努力代价无疑很高,而且不保证成功。然而,一旦掌握,这种脱离身体的体验无疑能提供一种从肉体存在的痛苦和压力中解脱的愉悦假期。在那里如幽灵或幻影般滑翔,与其说是像太空本身那样巨大而空旷,不如说是与下方那些坚实、匍匐的小小身体相比,感觉多么轻盈、多么自由!哈姆雷特的祈祷——"哦,愿这太过、太过坚实的肉体融化!"——能以如此奇妙的方式得到回应,必定是一种解脱,尽管不是通过摆脱身体这个载体,而是通过短期的"停车"。

迷幻药物也能提供类似的身体外旅行体验，有时确实能实现这种效果。而且，人们不必持续依赖药物也能从中获得一些益处。少量的实验就足以让许多药物使用者明白，摆脱身体牢笼是可能的，并体验到这种状态可能是怎样的，这鼓励他们去寻找更安全、更合法的途径来达到同样的目标。至少（他们指出），现在人们对自己在追求什么有了一些概念。

我们自己的路径

由于种种原因，这里提到的这些逃离身体的路径对我们来说都不可行。除非我们是根深蒂固的受虐狂或宗教狂热者，否则我们不会追求极端的痛苦和筋疲力尽，因为无法确定这些不会让我们进一步陷入身体压力的深渊，反而可能感到无法释放。我们也不愿意等到濒死之际才获得这种解脱：我们追求的是现在就能拥有的东西。至于灵性和迷幻的脱离身体牢笼的方式，它们提供的自由太过不确定且过于短暂。很快被重新"逮捕"是意料之中的，很可能随之而来的是更严密的禁锢和其他惩罚。简而言之，第一种和第二种路径的缺陷在于它们现在不可用；第三种和第四种路径的缺陷在于（在重要方面）它们与我们的目标背道而驰。它们选择逃避而非解决问题，向上向外，远远逃离。而我们的路径是向下、向内并穿越其中。

实验 8：向下、向内并穿越

这是我们第一个实验的一个变体，它仍有许多启示等待挖掘。这个实验怎么做都不嫌多。如果领会了其中的要点——又怎会错过呢？——每次都像是第一次。慢慢来。

从你身体的顶部（我指的是顶部）开始，指向你的腿，注意三重且大致对称的结构：

物体（手指）……**空隙**……**物体**（腿）

感受那些腿部的感觉……

继续向下，将你的手指转向你的大腿……

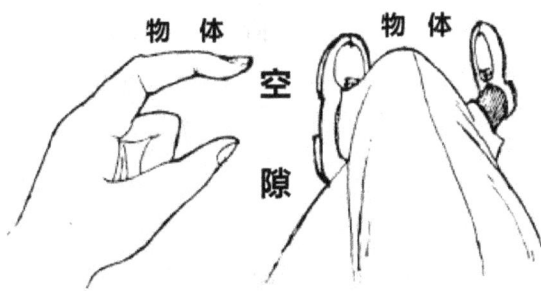

继续向下，将你的手指转向你的腹部，注意同样的三重结构……

在这里停留片刻，感受那个物体内部的重量、压缩和密度……这种感觉在你心脏区域附近逐渐增强……

当你呼气并稍稍屏住呼吸时，感受自己身处其中，被压得越来越沉、越来越沉……仿佛世界上所有的沉重都沉淀在那里，沉到了最低点……

停留片刻，直到重量和束缚的感觉完全显现……

现在抬头，直视前方，将你的手指转过来，直到它指向你胸部以下——那个最低点，你向外注视的点……

看一看这时的结构如何突然变为：

物体（手指）……**无空隙**……**无物**

凝视，凝视，凝视你向外注视的那个点……

什么点……？

看一看，在你最低的点，在你最强烈内爆的点，你突然突破了……你爆炸般地扩展，成为广阔、广阔的世界……

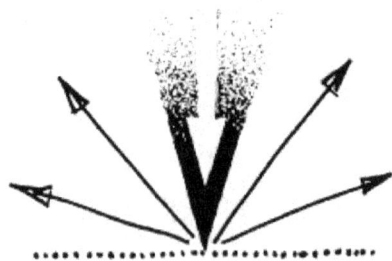

现在，注视你的浩瀚……从你的浩瀚中……

成为那浩瀚……

有什么核爆能在范围和力量上与这种无声的爆炸相比？

再次凝视，惊叹于你曾一度相信自己被关在那个被称为人体的狭小物质团块中的幻觉……

越狱

让我们暂时回到之前的状态，在我们选择向下、向内并穿越的路径之前：回到你对自己所谓的"正常"感知。

你是一个囚犯。更糟的是，你被关在惩罚区，与无数狱友一起，被自己的皮肤紧紧束缚，像穿着紧身衣，服着终身的刑期。你要么渴望自由，要么已经变得如此适应监狱生活，成了老囚犯，甚至放弃了那种渴望，切断了与曾经属于你的自由的最后联系。

你能想象比这更充满压力、更绝望的处境吗？或者一个看似更难以逃脱的处境？

在《天路历程》（Pilgrim's Progress）中，基督徒和他的旅伴希望者发现自己处于几乎相同的困境。绝望巨人在他的地牢中囚禁他们，唯一的光顾就是用他的山楂木棒殴打他们。他们躺在那里，濒临死亡，直到最后基督徒恢复了理智。

在天亮前不久，善良的基督徒仿佛半惊半醒，激昂地喊道："我真是个傻瓜！"他说，"竟然躺在这个恶臭的地牢里，而我完全可以自由行走！在我胸膛里有一把钥匙，名叫'应许'，我相信它能打开疑惑堡的任何锁。"希望者说："这可是好消息，好兄弟；把它从你胸膛里拿出来，试试看。"

于是，基督徒从胸膛里取出那把钥匙，开始尝试打开地牢的门。当他转动钥匙时，门闩应声退开，基督徒和希望者双双走了出来。

所以，囚犯们并没有强行逃出。他们是悠然走出的。要从身体的监狱以及最终（即便不是现在）的绝望中逃脱，你需要从你的胸膛（或附近）取出那把名叫"注意力"的万能钥匙，在锁中整整转动180度，然后冷静地让自己走出去。就像你刚刚做的那样。

当然，显而易见的事实是，你从未一刻被真正关在里面。要摆脱这个惊人的幻觉，你只需恢复你的理智。

很少有人能做到这一点。要了解这种幻觉是多么被视为理所当然、多么普遍，你只需保持耳朵敞开。人们说"我在身体里"，就像说"我在痛苦中"或"我在恋爱中"一样，毫不期待被反驳。他们说："我是有形体的，是血肉之躯，居住在这泥土之屋里；我是一个人（在法律和常识中，我的'人'就是我的身体，对它做的和由它做的就是对我做的和由我做的）；我是有肉身的，被包裹在这个凡胎之中……"等等。描述各异，但主旨相同。这种迷信是多么根深蒂固：仿佛在出生时，人就被神秘地判处（如同由某个无从上诉的秘密法庭判决）终身监禁，极少或从不被假释，只有到死亡时才会被释放。甚至（轮回论者让我们相信）还会被再次"逮捕"，被判另一个终身监禁，转移到另一个监狱。用一些老囚犯的话说，就像被倒进另一个罐子、瓶子或冷藏器里。鲁米（Rumi）说，社会是一种策略，旨在将国王装进一个小小的品脱壶中。而我们必须补充：还要说服他，盖子是紧紧关上的。只要反复地、大声地告诉他，他就会相信任何事——尤其是坏消息，他会更加不加批判地接受。以下实验的目的，是让这位"国王"告诉我们，当他说自己"在里面"时，到底是什么意思。

实验 9：体内体验？

（这是实验 6 的延续——本章的第一个实验，试图探索你手的内部。当然，你的手和手臂只是你"泥土之屋"的附属建筑或侧翼，我们将其作为整体的一个样本。稍后我们将继续探索这座"房屋"的其他部分。）

注视握着这本书的手，并不断回看它。依据当前的证据，依据现在展现的事物，慢慢进行。

如果你在你的身体里，那么你就在那只手里，你应该能够说出那里现在是什么感觉，并回答以下问题：

那里是黑暗的吗……？是昏暗，还是漆黑一片……？

那里狭窄吗……？像外人看来那样受限和局促吗……？（建筑物的外观往往无法完全反映其内部：我们需要"住户"的视角。）

那里黏糊糊的吗，湿漉漉、乱糟糟的吗……？

那里拥挤吗，塞得满满的，完全没有活动空间吗……？如果是这样，你的意识在哪里……？

这些问题的重点在于它们无法回答而且荒谬。当你摆脱盲目的信念和幻想，你会发现此刻你对那个手腕的"内部信息"并不比对那个手表更多。对你身体的其他部分也是如此。

这不是显而易见的吗？你既不在那个你能看到的肢体里面，也不被它塑造或束缚。我认为，当你关注那些你看不到的身体部分时，这一点更加明显：

根据现在的证据，你的血肉之躯的臀部在哪里停止，椅子的座位从哪里开始……？

你的背在哪里停止，椅背从哪里开始……？什么背……？

你能数出有多少个脚趾吗……？什么脚趾……？假设我是一个魔法师，声称我把你的脚变成了蹄子，每只蹄子只有两个巨大化的脚趾，你怎么知道我没有成功……？

现在让我们试试另一端。根据现在的证据，你有多高……？十英尺……一百英尺……一千英尺……？

你的头是什么形状，根据现有证据……？什么头……？你有什么办法能证明我没有用魔法把你变成一个长着十七个头的、丑陋不堪的怪兽……？

我想你会同意，无论你此刻所谓的身体感觉和压力是什么，它们都完全不足以将你关进一个身体监狱。它们完全不足以构成一个人的形状或任何形状……更不用说一个你可以居住其中的形状……

例如，现在选择并关注某个压力、紧张或不适的区域，所谓"在你的脖子"或"在你的肩膀"。花点时间去感受它……它的形状是什么，根据现有证据……？它是否遵循它所在区域的轮廓……？或者它仅仅是脱离了具体形态的感觉……？

最后，尽量耸起你的肩膀，收紧你的脖子和脸部……然后确认（即便如此），在那些区域，你仍然是无形的、广阔如常……好了，现在放松吧……

这一切归结为一个问题：你有多大？有一个传统说法称耶稣曾说："一个人如果只从外部看自己，而不从内在看，就会让自己变得渺小。"偏离中心，从一米左右的距离外观察自己，你确实是在贬低自己。给自己画一个边界，你就把自己物化了，你给自己施加了压力，最终你会毁了自己。

去看，去感受。现在，你的彻底内爆已经引发了你的彻底爆发的浩瀚，看看你是如何可笑地认为自己被困在某个分裂产物中，被任何物体所包含。所有事物显然都在你之中。不需要经历痛苦和筋疲力尽的折磨，不需要等到你在死亡之门前崩溃，不需要灵性或迷幻的旅行，也不需要在神秘的印度、西藏或墨西哥寻找，你现在正在享受一种完美的脱离身体的体验。更重要的是，你可以亲眼看到，你从未有过其他任何体验。你已经回归到婴儿和幼儿时期的清醒状态。

为了以自己的（成年）代价换来一场痛快的笑声，问自己这样的问题：

这个囚犯和监狱一样大吗，还是像一个小豌豆在大豆荚里，或者骰子在骰盅里那样，在里面某处晃荡？他是如此庞大——还是他的监狱如此狭窄——以至于他填满了每一寸空间，没有一丝余地：这是一起骇人听闻的过度拥挤和侵犯人权的案例？这是怎样的梦境啊：在这个茅草屋顶、四翼双窗的监狱里，硬塞进一个与监狱完全重合的囚犯？一个监狱形状的囚犯？因此承受着最可怕的压力？

你必须同意，对这种荒唐事的唯一恰当反应是大笑不止，以及对这场白日噩梦竟然持续如此之久的震惊喘息。

偏心

这种疯狂的想法是如何产生的？没有哪只野生动物会愚蠢到接受这种想法，这种只有人类才会有的伪装，认为观察者——仿佛被某种不可抗拒的魔法迷惑——被困在他所观察的微小片段之中？通过何种黑魔法，一个"成长中的"孩子几乎在一夜之间从宇宙的维度被修剪成人形的尺寸？

答案是，孩子从大人（实际上是"缩小的大人"）那里感染了一种传染病——偏心病，表现为不在自己之中、心神涣散、魂不守舍。这种病症的受害者——仿佛在某种魔鬼般的芭蕾或迪斯科舞会中，或被严重的圣维特斯舞蹈症（St Vitus' dance）折磨——不断地从自己身上跃出一米远：在半空中转身，回头看自己，然后把自己变成某种东西。这种状态在某种意义上当然是完全虚构的，但在另一种意义上又太过真实。多么完美的压力配方！难怪许多受害者似乎永远扭曲了；大多数人如此疲惫，以至于需要每晚七八小时的睡眠——从偏心回到同心的缓解期——来从今天的扭曲中恢复，并为明天的扭曲做准备。

用不同的临床术语来描述这种状态：这种偏心病疫情的一个显著症状是患者产生幻觉。他"看到"镜子里的脸被反转、放大，并被远远地转移、牢牢地种植在别处——实际上，就在他的肩膀上。他把那边的当作是这里的。他错置了事物——就好像他看到自己的脚从胸口长出来！

另一个症状是，无论患者在其他领域多么才华横溢，在这个领域却奇特地缺乏能力。无视证据，他是一个绝对主义者，而不是相对主义者。他固守这样的信念：事物是固定的，无论从哪里看，它们始终保持不变。

不言而喻的真相（其对我们的重要性怎么强调都不为过）是，事物的本质取决于观察者的距离。距离不仅仅带来魅力：它还赋予形态，当观察者靠近或远离他所注视的点时，会呈现出无数异质的形态。他称之为星星的那个可爱的小光点，当他冒险靠近时，竟变成了尼布甲尼撒（Nebuchadnezzar）的烈焰熔炉的超高温版本：为了方便，他对这两种事物都贴上"星星"的标签，这欺骗了他和我们，让我们误以为它们是"同一个东西"。你也是如此。无论是你自己还是他人，站在距离你一米（或一厘米、一公里，甚至一光年）远的地方，都无法说出你在其他距离下是什么样子——更不用说你在中心、距离自己 0 厘米时的样子。事实上，你的物质存在是你在所有距离下呈现的所有样子的集合，围绕着那个中心——那个你与自己零距离时所是的"无物"，在那个你不再偏心的地方。

我们几乎所有人，几乎在所有时间里，都生活在偏离中心的、距离中心大约一米的地方。这种"不在自己之中"的麻烦——既有分裂的意义，也有疯狂的意义——不在于它过于物质化，而在于它不够物质化。这是逃避身体，回避真相的行为。是拒绝走近、接受并保持你被赋予的真实样子。这是一种后天习得并被刻意培养的否认事实的行为，是为了追逐你的影子而刻意拒绝你的实质。这条路的走向是向上、向外、远离物质的核心，罔顾事实，路上铺满了压力。而真正的路是向下、向内、穿越直达核心的核心，拥抱事实，它引领你越过压力，抵达无压力的状态。那些"不在自己之中"的人是不自然的人，他们的状态并不好。他们不喜欢自己的身体。他们虚无缥缈。他们没有接地气。他们给彼此带来不快的冲击。

要回归自然并再次居中，你只需恢复你的感官，留在你的身体里，而不是逃离它。你只需重新连接到那个你从未离开的地面——防震且抗地震的地面。

恢复你的所有感官，无处不在

在这里，你不再是囚犯。你并不是通过翻越监狱的围栏逃脱了身体的监狱，而是搬进了监狱长的办公室。你通过最终成为真正的物质存在，完成了对物质陷阱的唯一真实且完美的逃脱，而这与成为真正的灵性存在并无不同。

但在这种情况下，你作为囚犯所感受到的那些束缚和沉重的感觉怎么样了？它们消失了吗，永远不再回来？

乍看之下，似乎要么你仍然感受到这些感觉，它们威胁着将你重新拉回囚禁之中；要么你压抑它们，终究成为一个自欺的逃避者。然而，实际上还有第三条路，这条路合情合理、诚实且行之有效。它并不否认你的感觉，而是将它们安置在合适的位置。它将这些感觉置于它们的语境中，从而纠正它们。本章的其余部分将解释具体如何做到这一点。

你在中心内爆后引发的巨大爆炸，并不是将物质转化为非物质。恰恰相反，它是你向你需要成为且真正是的物质存在的爆炸，进入属于所有层面的你那真实的、遍及世界的"体魄"。它是你那些不可或缺的低于人类和超人类的"器官"的恢复，而这些器官在你的想象中被截肢，以将你缩减到人类的维度。

这是你扩展到你唯一真实的"身体"——宇宙的过程。任何比这更小的东西，你都不完整、不可存活，只是一个片段。

你这真实的"身体"通过各种感官呈现给你。在这里，距离不仅决定了形态，还决定了这种形态如何被呈现。因此，你的天堂化身（例如，星系、恒星和行星）是通过视觉感知的；你的地球化身（例如，人、动物和机器）是通过听觉和视觉感知的；你更近的地球化身（例如，可食用的东西）是通过触觉、嗅觉和味觉感知的；而你更亲密的化身（例如，器官和组织）则是以各种方式被感觉到的——例如，被感知为我们在本章早先探讨的坚实感和重量。

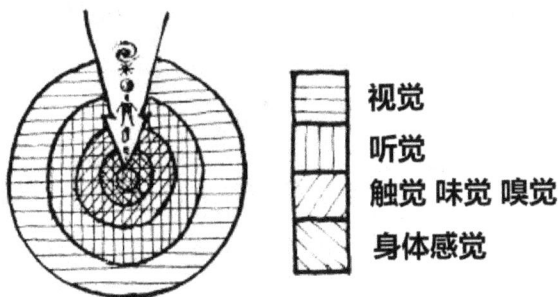

视觉
听觉
触觉 味觉 嗅觉
身体感觉

所有这一切——你的各种感官以及它们揭示的遍及世界的"体魄"——都应如其所是地接受，因为这是当你停止割裂自身必需部分，并接纳成为你所需的一切时，你的存在方式。我们这里的问题是：这种接纳可以是无压力的吗？这种新的、爆发的生命比旧的、部分内爆的生命有所改善吗？获释的囚犯如何避免带着监狱生活的负面态度和感受离开？

对所有这些问题的回答分为三个部分：

(i) 作为你不是之物——一个有限的物体，仅是人类，而非其他——你仍然充满压力。这种压力是你的其余部分的巨大推拉力，无形地试图恢复你作为部分与你作为整体、器官与有机体之间的每一环节。

(ii) 作为你所是之物——同时是那个整体及其空无的中心——你完全没有压力。原因在于：整体之外没有任何东西可以施加压力，而中心之内没有任何东西可以接受压力。

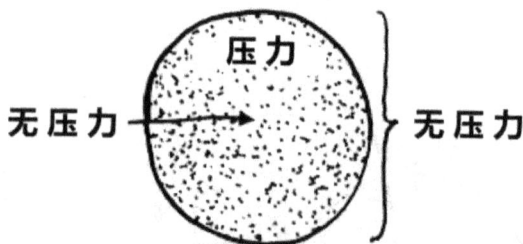

内爆－爆发让你同时处于事物的中心与外围，这是你对抗中间事物所承受压力的绝对保障。

(iii) 然而，当然，你感知并包含了这些中间的、有限的事物，以及使它们成为其所是的压力。你无法完全摆脱这些，也无法挑三拣四，这是你的组成部分，你的内容。从下方那个黑暗沉重的身体到上方的星辰，所有这些都是由压力构建并由压力维持的，因此你不可避免地充满了压力。实际上，现在比以往任何时候都更是如此，因为你已经接纳了世界上的所有事物，每一个都以其独立性存在，不遗漏一丝一毫。

改变一切、挽救局面、确保（超越一切、在一切之下、尽管如此）你幸福的关键，归结为一个词：不对称。

现在去看，去感受。正如为了呈现握着这本书的手的形状，你必须没有形状；为了呈现它的颜色，你必须无色；为了呈现它的不透明，你必须透明；为了呈现它的复杂性，你必须完全简单和清晰——同样，为了呈现它的压力（当它通过对书的相反压力握住书时），你必须没有压力。这适用于你整个"身体"的每一部分，从最低到最高。所有这些都是由充满压力的东西构成的，你既是这些东西，又从中解脱。你超越一切，同时又植根于一切之中。

要了解这种感觉在生活中如何体现和运作，你必须去活出它，去见证。以下是一个提示，告诉你如果你带着真诚和兴趣去实践，可能会得到怎样的结果：

根据《多马福音》（Gospel of Thomas），"光人（Lightman）之内有光，它照亮整个世界。"这不是一根微弱短暂的蜡烛，在烛台上摇摇晃晃，而更像是埃迪斯通灯塔（Eddystone Lighthouse）。想象这座建筑要履行其功能所需的一切：从顶部明亮、清晰、轻如羽毛的光束，到基座的黑暗、坚实、重量和压力，这些构成了基础和它所建基的岩石；再加上介于两者之间的所有工程设计。每一个层面、每一个部分，所有这些内置的对比，都是整体运作所必需的。当你将本章关于身体压力的发现（你完全从中解脱又完全参与其中）付诸实践时，你会发现自己就像那座灯塔。你的觉知之光越明亮、越稳定、越深远，其物质基础就会感觉越深厚、越实质，也必须如此。你已经充分拥有这两种珍宝和生命中对立的需求——光与岩石——并且清楚地知道它们如何契合，如何共同克服你的压力，而不否认它的丝毫。你需要做的只是越来越成为真正的自己。

为了激励自己，你可以反思：在这里，你与世界传统智慧是一致的。日本的达摩不倒翁（Daruma doll），底部加重以始终能自我恢复平衡，代表了开悟的禅者——用我们的话说，就是懂得如何应对压力的人。印度教的《奥义书》（Upanishads）特别强调将灵性之光与坚不可摧的岩石结合在一起。并非无缘无故，在大主教威廉·坦普尔（Archbishop William Temple）称为最物质化或物理化的大宗教——基督教中，那照亮每一个来到世上的人的光，正是永恒的磐石（Rock of Ages）。

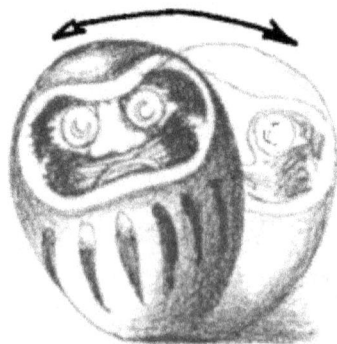

第七章　人际与社会关系的压力

在开始讨论人际与社会关系中的压力之前，让我们先确保我们真正了解它们是什么。我们以为自己知道，但真的是这样吗？一个实验很快就会告诉我们：

实验 10：在袋子里

你需要一个朋友，最好是两个朋友，来帮助你获得最佳效果。如果暂时找不到人，你可以用一张尽可能接近真人大小的脸部照片来代替。你还需要一个纸袋，大约 30 厘米 × 30 厘米（12 英寸 × 12 英寸），底部被剪掉，形成一个管状物。这个装置的目的是，当你和你的朋友通过这个管子对视时，它能消除外部干扰，帮助你专注于实际呈现的事物。更重要的是，这是一个非常高效的去条件反射工具，也是我知道的治疗幻觉的最佳方法。当你在这样一个陌生的环境中看到熟悉的事物时，它们肯定会给你完全不同的感受。父母、老师——甚至语言本身——从未告诉你，当你置身于一个购物袋里时应该看到什么。他们让你自由地去看你所看到的东西，所以准备好迎接惊喜吧。

你（A）和朋友 B 将脸贴近纸袋的两端，而朋友 C 向你们提问。（如果没有朋友 B，你需要一张某人的照片，代替他放在那里；

如果没有朋友 C，你需要不时从纸袋里出来阅读问题，然后再回去寻找答案。）

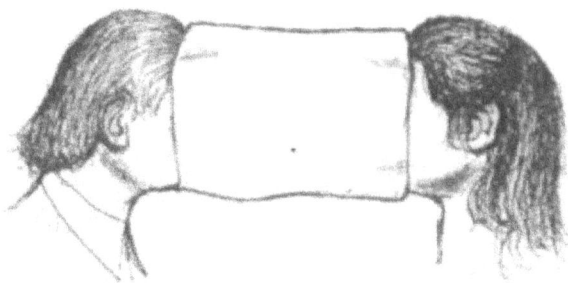

以下是问题，不需要大声回答：

根据现在的证据，放下信念和想象，袋子里有多少张脸……？

你们在里面是面对面，还是脸对空间……？

观察对面那张脸的人类特征……那些使其在众多面孔中独一无二的轮廓和形状……将这些与你自己完全没有人类特征——更不用说独特特征——的情况进行比较……

观察那张脸的颜色……它的各种质感……它的不透明性……它的复杂性……

将这些与你自己的无色……光滑且毫无瑕疵……完全透明……整体一致性进行比较……

任何可比性吗……？

出来后，与 B 一起重复实验，由 B 读出问题，而你和 C 一起在袋子里……最后，你读出问题，而 B 和 C 在袋子里……

对峙

这个实验的目的是展示，你实际上从未有过充满压力的人际或社会关系——原因很简单，你从未有过普通意义上的"关系"。你怎么可能有呢？去看，去感受。在"交易"的近端和第一人称端，总是"无物"，而"无物"是无压力的。对你来说，没有交易，没有对称，没有对峙。

另一方面，去看，去感受，其他人——比如 B 和 C——总是彼此面对、彼此对峙。所有第二人称和第三人称的关系都像汽车靠汽油运行一样靠对峙运行。而对峙靠压力运转，每一方对另一方施加作用并做出反应。试图通过削弱这些对立力量来改革或安抚 B 和 C，就像让他们用低级燃料来驱动汽车。试图消除这些力量，就像试图让他们完全不用燃料来驱动汽车。只要有对称，就有压力。而正是压力让世界运转。

而在没有对称的地方，就没有压力。在那个充满压力的世界的核心，存在着一个无压力的枢纽。那就是你在纸袋近端时所是的东西，以及你所在的地方。这也是你现在的所是和所在。不再是在纸袋的近端，但仍然在你自己的近端，去看、去成为你的本来面目——你不可避免的样子，无论你是否认可或理解它。

压力不是用来对抗的，而是用来定位的。通过允许压力在它存在的地方（那边）出现，在它不存在的地方（你所在之处）缺席来应对它。看到作为第一人称的你（你还能是什么？）已经摆脱了它。试着有意识地按照你实际生活的方式生活——从这里到那里，也就是从无压力的状态进入有压力的状态。你的压力解药、你的准则、你高扬的旗帜，始终是不对称和非对峙。"front"
这个词意为"前额"（forehead），而"confrontation"（对峙）
意为"前额对前额"（forehead opposed to forehead）。同时，"front"
也指"敌对的前线，敌人交锋的地方"。你的平静在于看到你并
非为战争而生。或者（如果你更喜欢这样说），你的平静在于看
到你已经是胜者，你绝对无懈可击，你的防御完美无缺，因为你
无需防御任何东西。

由此产生的日常实践是简单的现实主义，对你所谓的人际和
社会关系的简单真诚。它是在你与人的所有"对峙"中注意到，它
们根本不是对峙或类似的东西。没有人能与你发生碰撞，因为根
本没有东西可以碰撞。继续看到这一点，迟早（也许比你想的更
快），你会发现自己自然而然地、毫不费力地从真相中生活。你
身上将不再有任何虚假。

并非你所有的朋友和亲人都喜欢这样。任何拒绝参与人们所
玩游戏的人，都容易被视为对游戏玩家的挑战、责备——或者至
少是尴尬。以狄更斯（Dickens）笔下的多瑞特先生（Mr Dorrit）
为例，他自私自怜、爱炫耀且自命不凡。而他的女儿艾米（Amy）
则恰恰相反，是一个透明真诚、开放的灵魂。她根本不知道如何
与人"对峙"。这让她的父亲极为担忧，以至于他为女儿雇了一
位名叫"女将军"的陪伴者，专门来解决这个问题。这位老战斧
向他保证："如果艾米·多瑞特小姐能接受我微薄的帮助，并专
注于形成一个'外层'，多瑞特先生就无需再焦虑了。"幸运的是，这
个计划失败了。我们如何确保无数针对我们天生开阔性的阴谋和
次要阴谋——无论来自家庭内部还是外部——都会失败？方法是
关注此处的空无，注意这里没有任何东西需要封闭、没有任何东

西可以形成"外层"、没有任何东西可以用来与那些人"对峙"。

生活中的三个片段

现在我们来看一些实际的例子，以说明我们的发现是多么实用，与现实生活多么相关。在众多可用的例子中，我选择了自己的经历，因为它是我所知的最引人注目的例子之一，而且也是我唯一能完全自信地讲述的例子。具体的主题是恐惧——我对人的恐惧，以及我从恐惧中解脱的过程——通过我生命中的三个短暂片段来展示。

（i）大约五岁时，我发现自己和父母一起坐在一个宗教聚会上，面对一小群人。他们让我着迷。我清晰地记得一位女士，我立刻觉得她像一只坐着的大型雄鸡。她的及踝长裙是赤褐色的，带有白色斑点，质地柔软如羽绒；她的帽子华丽而尖锐，装饰着棕色羽毛；她的眼睛小而明亮，宛如鸟儿。她的目光锁定在我身上，但这对我毫无意义。没有一个感到被审视、需要自觉的小男孩，只有那位令人惊叹的女士……就在聚会开始前，我收集了一些看似死去的蜗牛。它们在我口袋的温暖中苏醒，开始爬下椅腿，爬到地板上，朝那位雄鸡女士的方向前进。想象她的惊恐！我的蜗牛和我成了整个聚会的焦点，所有的虔诚都被抛诸脑后……但我在意吗？我尴尬吗？一点也不比我的蜗牛在意。原因在于：五岁的我，对那位女士、对我的蜗牛、对震惊的聚会是空的。空无欢迎这类事物，欢迎一切事物。

（ii）第二个片段发生在二十多年后。我将要为大约十五人的一次聚会讲授逻辑学（确实如此），这由一位教育组织者安排———位对我来说完全陌生的女士。我们通过电话约定了在镇上的会面地点，在聚会之前。我们见面了。没有任何明显原因（这绝不是我作为讲者的首次亮相），我却吓得僵硬、呆若木鸡、浑身僵直、哑口无言。这对我来说是可怕的半小时，对她来说也不愉快；随后的聚会也好不到哪里去。很难想象还有比这更荒谬、更屈辱的表现。我在做什么？刚才我用的那些形容词暴露了真相：僵硬、呆板、石化、冻结、完全垮掉——这是"物性"的语言。我没有给那位女士留任何空间。我对她完全不感兴趣；我忙于成为（或者更确切地说，在想象中不合逻辑地构建）那个她凝视的可怜对象，以至于我几乎没看到她；后来，也几乎没怎么留意那些渴望学习逻辑的听众。

这是我记忆中最糟糕的这类事件之一，但还有其他几乎同样令人痛苦的经历。还有许多较小的插曲，比如我一次又一次地穿过马路，只为避开迎面走来的熟人。我讨厌被那些我觉得比自己优越的人注视，同时我也讨厌不被注视——讨厌被同样这些人忽视或彻底无视！也许我是在遵循一种家族模式，被放大到了病态的程度。我的父亲，以及他的父亲，多少也有点这样。特别是我的父亲，极少能让自己正视他正在交谈的人……总之，你现在可以理解为什么多年来我一直关注如何终结人际和社会关系中的压力。我的"病"如此严重，我不得不找到治愈的方法。

(iii) 我确实找到了治愈的方法。第三个事件是最近发生的，是许多类似事件的典型。我清楚地记得站在科罗拉多州丹佛一个大厅的后方，带着比平常更大的兴趣观察涌入会场的人群。我印象深刻。那些男人看起来比我高出三英尺，肌肉是我的两倍，活力四射，行动和交谈都轻松自如。或许最让我震撼的是他们看起来多么自信，以及他们似乎不太可能从这次活动中有所收获：这是一场关于——嗯，不是直接关于压力，而是关于其真正原因和治愈方法的研讨会。但我在意什么呢？当大约3000个座位逐渐被填满时，一个朋友走过来和我聊起了我们的第一次会面。我立刻忘记了所有那些人：他和我们之前会面的主题完全占据了我的注意力，排除了其他一切……然后到了我走下中央过道、登上讲台、与那些人交谈并进行实验（包括我们刚刚做的纸袋实验）的时候，整整三个小时，我都像之前在会场后方与朋友交谈时一样冷静。我不紧张的原因正是这种"缺失"：在我站在那个讲台上的地方，根本不存在紧张的情绪。什么紧张？我为自己是"缺席"的，取而代之的是那群观众。小时候，我不紧张却不自知；年轻时，我背叛了自己，成了一团紧张的神经；年纪大了，我再次忠于自己。空无、无物、虚空是不会焦虑的。在我站在那个讲台上的地方，真的什么都没有，没有东西会怯场，没有那个会感到羞耻的脸。

为了说明问题，我从人际和社会关系压力的广阔领域中，选择了其中一种压力——病态的自我意识和害羞，这种我最为痛苦的恐惧。当然，还有许多其他压力，涉及恋爱和性关系、家庭生活、与上司、下属和同事的共事、与邻居的相处等等。或许对你来说，此刻正有一些独特的、与众不同的压力困扰的关系。疾病有无数种形式，但缓解只有一种方式。对你特定压力的唯一根本治疗方法，是有意识地停留在你本就所在的地方，那个对所有压力免疫的地方。问题不在于压力的存在，而在于它的位置。观察一下，在正确的地方——在外部的那里，有身体的地方——观察到压力是正确的，那是它们的构成。想象一下，在错误的地方——在这里，没有身体的地方，在你世界的中心点——压力是错误的，是误解，是荒谬。因此，无论你的问题以何种形式出现，解决之道在于看清谁有这个问题，谁没有这个问题。

让你的关系运作的方法，是注意到它们根本不是所谓的"关系"。虽然这在理论上听起来可能奇怪，但在实践中却非常简单且合理。以本章中出现的两位女士为例。第一位——那位雌鸡女士——我对她的印象如此深刻，以至于至今仍能看见她。那是因为在她面前，我这里什么都没有阻碍她。第二位——那位教育组织者——我几乎完全没有记住她。那是因为我在她面前放置了一团凝固的压力。第一种关系如此完整，以至于等同于与那位女士的合一；第二种关系如此不完整，以至于等于完全没有关系。

另一种方式

我已经描述了我如何应对自己所谓的关系问题：即通过间接方法，先搁置所有改善这些关系的努力，直到我确定涉及的各方到底是谁：先事实，后应对。这是我唯一有资格倡导的方式，因为这是我的方式——我知道它有效，因为我多年来一直在测试它。当然，这并不是说没有其他方法。事实上，我能听到有人以毫不含糊的声音对我说：

年轻时的你，道格拉斯·哈丁，麻烦在于你把自己塑造成了一个消极、恐惧、不足的"某人"：出于某种原因，你培养了一个自卑的自我形象。如果当时你有幸或有智慧，构建了一个积极、勇敢、优越的自我版本，一个足够的自我形象，那么通过练习，你的社交表现肯定会稳步提升……嗯，看来最后一切都对你来说都好起来了。你找到了自己的迂回方式，在与个人或群体的交往中建立了自信，从而大大减少了焦虑和压力。但这并不是一个对其他人肯定有效的方法，也绝不是他们唯一的选择。有比为了他人而"消失"更直接、更少悖论和极端的方法来结交朋友和影响他人。事实上，恰恰相反的策略——众所周知且经过验证的、在此处有意构建一个"人格"而非摧毁它的方法，打造一个值得重视的"某人"而非瓦解成"不是谁"——对我们大多数人来说肯定是更明智的选择。"来吧，振作起来，看在上帝的份上，让自己成为点什么！"那些成功的人对尚未成功的人说。谁能说他们错了？想象一下，告诉一个懒散无精打采的青少年，他现在的想法是对的，应该继续成为一个彻头彻尾的"无名小卒"！

这是一个非常严肃且看似合理的反对意见。让我们仔细探讨这种"相反策略"，即用一个积极的"东西"来填补我们此处的"无物"状态，以给他人留下深刻印象，并在我们的世界上产生适当的影响。

这种策略有着悠久且受人尊敬的历史，甚至可以说是鼓舞人心的。例如，以莎士比亚（Shakespeare）笔下的亨利国王（King Henry）在战斗前对军队的演讲为例：

那么，效仿猛虎的行动；

绷紧筋骨，激起热血……

咬紧牙关，鼻孔张大；

屏住呼吸，鼓起每一分精神

达到最高的高度……

　　你能想到比本章和本书的主张更相反的激励，比这个命令更具体、更具说服力地坚持"物化"而非"去物化"自我吗？换句话说，还有什么比这更刻意制造压力的？

　　风格完全不同，且旨在应用于整个生活而不仅仅是某些紧张时刻的，是过去一个多世纪以来无数流行书籍和培训体系，关于"积极思考的力量"。然而，它们的目标与亨利国王的激励并无太大差别。它们解释（我引用）"如何通过视觉化和自我暗示创造奇迹"，"如何通过意志力和专注让人们做你想要的事"，以及"如何通过心理魔法实现自己的抱负"。以下是拉尔夫·沃尔多·崔尼（R. W. Trine）（这种生活设计中较为不令人反感的建筑师之一）所说的话：

　　想象自己处于一种繁荣的状态。平静而安静地确认它，但要坚定而自信地相信它，绝对地相信它。期待它，持续用期待滋养它。这样，你就把自己变成了一个磁铁，吸引你渴望的事物。不要害怕去暗示、去确认这些东西，因为通过这样做，你将树立一个理想，它会开始以物质形式呈现。这样，你就在利用宇宙中最微妙、最强大的力量。

　　（我要补充的是）通过这种方式，你正在成为一个在与人和事物打交道时熟练的奇迹创造者或魔术师。

　　这些"积极思考者"的方法是劝说你忽视或无视自己的"无脸性"状态，转而在它的位置上培养你的"脸"——一个精心设计但并非完全固定的外表（根据场合需要，可以是充满爱意、迷人、有力、支配性的，最重要的是成功的），用来与人"对峙"。换句话说，在你的人际关系中实现一种运作的对称性。而这种魔法确实会生效——至少在一定程度上。你很可能会得到许多你心之所向的东西，包括一个足以与其他个性抗衡的强大人格。毕竟，这种积极方法有什么令人惊讶或特别（更不用说可疑）的地方呢？它不正是从青春期的羞怯成长为成年人的自尊的正常且合乎常识的方法吗？——只是被系统化了，并且在极端情况下被提升为一种信仰？

好吧。但仍需解决的问题是：哪种方式更实际，更可能在不付出过高代价的情况下成功——是培养你的"无脸性"状态还是你的"脸面"，是你与他人的不对称还是对称？哪一种真正能应对你的压力？从长远来看，哪一种更具活力、更令人满足：特别是，哪一种能促成健康且持久的人际关系？是那种试图在你作为"屏幕"的本质上强加设计的自我形象构建方式吗？还是那种自我形象摧毁的方式，它认识到这种强加是不可能的，"屏幕"根本无法接受——就像你的电视屏幕或镜子无法承载它们所映现的事物一样？最终，我认为你会发现，整个策略不过是人们玩的一种制造压力的游戏——实际上是所有其他游戏和伪装的源头——这个游戏是将"无物"物化，将"主体"物化的游戏，是对峙的游戏，及其所涉及的所有幻觉。

以下是一些进一步的考虑，帮助你决定选择哪条路——自我发现还是自我推销，觉知还是权力，顺应自然还是扭曲自然。众所周知，魔法会反噬，魔术师迟早会受伤。如果必须使用它（哪个成年人没有在这上面花费大量时间和精力？），就得小心。那些专注于不惜一切代价获胜、从不丢脸的杰出人物的传记，读来并不令人振奋。事实上，这些所谓魔法力量的问题不在于它们过于强大，而在于它们远不够强大。它们之所以微弱，是因为归根结底它们是虚幻的；而真正的力量，那赋予一切力量的力量，正是你的真实本性，你那真正的、无形无相且不可能失去的脸，也就是你在那个不起眼的纸袋一端所发现的。大约 2000 年前在中国，它被称为"道"，又名"常在"、"无物"、单纯的"空"，如水般无味无色，看似如此脆弱，总是寻求最低之处。

然而，拥有"道"就意味着拥有一切的空间，依靠"道"就是依靠唯一真正存在的力量，依靠那匹"黑马"。这匹黑马看似毫无起跑的希望，却最终成为赢家。我的建议是：押注于它，把你的全部赌注押在它身上。它从不失败，从不让你失望。正如道家所说：汲取这口井的水，它永不干涸。我对你说，一如既往，不要被动地相信这些话。去测试这种力量。你就是它，它是你的本性，你的"无物"状态，你的"第一人称"身份，不需要远求。试着让它旋转：或者更确切地说，让自己被它旋转。

当然，这需要你花一些时间。与此同时，你认为哪一种才是真正的积极思考？你愿意投资于哪一种：是那种幻觉能力，在你所在之处仅仅幻化出一个小小的"某人"，还是那种洞察力，在此发现所有人，为整个世界留有余地？

莎士比亚本人（与亨利国王及他笔下的大多数角色不同）不仅知道答案，而且有他自己直接进入中国人所谓"道"的方式：例如，通过《雅典的泰门》（Timon of Athens）中体验到"无"（Nothing），它带来一切事物。以及作为晶莹剔透的本质，忽视它，我们肯定会在关系中堕落为愤怒的猿猴：

但人，骄傲的人！

披着一时短暂的权威，

对他最确信的东西——他的晶莹本质——最为无知，

像愤怒的猿猴，

在高高的天堂前玩弄如此荒诞的把戏，

令天使为之泣涕。

当然，这对猿猴不公平，但我们明白了其中的要点：你面临一个直接的选择。你可以模仿（亨利国王和他的士兵），以第三人称他们为模板，塑造第一人称的自己，紧张地努力成为他们外在的样子，从而发现自己与他们对立、冲突。或者，你可以（同意爱默生（Emerson）的观点：模仿即自杀）做你本来的样子，即那伟大的、无压力的存在，一切生物皆从中而来，从而与它们和平共处，因为在本质上你就是它们。与其模仿任何人或任何事物，不如试着成为莎士比亚《雅典的泰门》中所说的"谁也不是"（Nobody）或"无物"(No-ting)，看看是否存在任何场合、任何危机（甚至血腥的战斗）—— 真诚会失效，做真实的你会让你变成懦夫，你的"晶莹本质"会让你失望，而扮演愤怒的猿猴却不会。特别是，看看是否曾经有必要，或者是否明智，去忽视或否认这个显而易见的事实：在每一场"交易"的你这一端，始终存在着这个奇妙的本质——"道"，觉知本身。为什么呢？即使是那位心理魔法的使徒，崔尼先生（Mr Trine），在某种程度上软化了态度，（以令人惊讶但值得称赞的不一致性）继续大力赞美我们纯净的源头，赞美我们背后支撑的无限及其令人敬畏的智慧，并敦促我们顺从并信任它的神秘运作。

好吧，我已经阐述了基于禅宗所谓"本来面目"（完全的无脸）而非后天塑造的虚假面孔来建立关系的理由。不要认为我已经证明了这一点。去测试这两种截然相反的处理社交和人际关系的方式——一种是试图成为他人外在样子的、制造压力的方式；另一种是做真实的自己、消除压力的方式。两者都试试。亲自找出哪一种更实际，哪一种适合你，哪一种才是真正的你。

这是生活中对你提出的最重大的问题，它要求从你出发，给出一个明确的答案。在做充满压力的"某物"和做无压力的"无物 / 万物"之间没有渐进的过渡，没有妥协。两者的差异是不容商量的。

光靠思考是得不出答案的。你必须去看，去感受。你可以（像艾略特（Eliot）笔下的 J·阿尔弗雷德·普鲁弗洛克那样）继续试图"准备一张脸去面对你遇到的脸"——或者，你可以去看，去发现这个任务是多么不可能。被语言麻醉（那种最强大、最普遍却未被察觉的致幻剂），你可以让你的说话方式决定你的存在方式——例如，谈论当人们攻击你时要摆出一张勇敢的脸，谈论当他们不注意时对他们做鬼脸，谈论当不宜表露情感时要整理你的脸，谈论面对某些事物要勇敢而对其他事物要冷脸反对，谈论即使与你的爱人也是脸对脸——直到最后，你被"脸"堆积得如此之多，压力大得令人难以置信。

或者，你可以戒掉这个习惯。你可以现在就看透那令人麻木的语言烟幕，抵达真相，获得一直属于你的完美自由与清晰。相应地，你可以通过双倍地成为他们，与所有来者建立一种全新的关系。现在，你可以对每个人说：

我拥有你的外貌，我是你的本质。

这就是亲密！

第八章　现代生活的压力与节奏

四处奔忙

我住在距离伦敦市中心八十英里的地方——伦敦并非世界上最大、最狂躁的城市，但在榜单上名列前茅。开车进城时，我感觉路上经过的人们身体越发僵硬，步伐越来越快、越来越机械，从乡村到郊区，再从郊区到大都市本身。在这里，人们似乎急着赶往某个地方，但他们紧绷的面孔似乎在说，他们并没有更接近目的地。问题不仅在于城市生活的速度本身，还有挫败感和速度的缺失。被困在交通堵塞、人行横道、长长的队伍中，等待迟迟不来的公交、地铁或出租车，以及与时间赛跑中的其他各种阻碍，这些至少和赛跑本身一样令人疲惫和充满压力。

我们都充满了矛盾。在城市里，生活的快节奏让我们渴望乡村的宁静与安逸。而在乡村度假时，乡间的平静又让我们渴望再次动起来。最终，很难说哪种更糟——被迫停滞的压力，还是被迫躁动的压力。无休止的运动确实是一种惩罚，但丁（Dante）对此有所强调，他在《神曲》中将有罪的恋人保罗和弗兰切斯卡置于地狱第二圈，那里他们永远被狂风抛掷。然而，诗人并未暗示相反的惩罚——在一个一切皆完美平静的天堂里，永恒的单调无聊，那里的晴雨表永远停在"晴朗"，没有一丝狂风吹过。

当然，针对过度活跃及其相反状态，存在一些缓解措施或部分解决办法。例如，我们可以定居在一个不太与世隔绝的乡村小镇，那里的生活节奏缓慢（但不过分缓慢），并减少去城市的次数。有些人可以选择更安静、要求不那么高的工作，并选择像钓鱼或观鸟这样宁静的爱好，取代冲浪、轮滑或迪斯科舞蹈。当然，还有药物可以让我们放慢或加速节奏。

一些减速是我们无需外力就能做到的。毕竟，我们大部分的躁动并非现代生活从外部强加于我们，而是我们从内心自我施加的。我们四处奔忙是因为我们想要，而不是因为我们需要。至少在年轻时，我们往往更喜欢不安甚至狂热生活的压力，而非无聊带来的压抑压力。然而，随着年龄增长，我们大多数人寻求在过度成就的压力与不足成就的压力之间找到某种可行的折中。但这种中间道路很难找到，更难坚持。更糟的是，它往往成了一种逃避，一种在两个极端之间的摇摆，一种因为无法承受生活的磨损而胆怯地拒绝全力以赴生活的态度。

这里的真相是，中间道路永远在"维修中"，无法通行。缓解措施和妥协无论看起来多么合理，都行不通。它们不稳定，也无法治愈压力。那是因为它们没有触及问题的核心——我们对自己本性及其运作的无知。本章的任务就是要驱散这种无知。

两难困境

让我们先来仔细看看我们想要什么。

我们是疯狂的生物，渴望互不相容的东西。无论我们的欲望是交替出现、相互抵消，还是将我们撕裂，它们都是不稳定（甚至可能爆炸）的混合物。我们想要从狂热生活的压力中得到休息治疗，同时我们也想要（至少我们需要）从过于平静生活的压力中得到不安的治疗。（我向那些觉得生活过于平淡和可预测的读者推荐萨基（Saki）的搞笑故事《不安治疗》（The Unrest Cure）。）我们想要悠闲地休息，双脚翘起，坐在噼啪作响的壁炉前，旁边放着一杯舒缓的饮料，脚边有一只忠诚的狗；同时我们也想要在狂风中攀登艾格峰的北壁。我们全心全意祈祷在这个时代获得和平，哦，主啊，但我们却把时间花在玩战争游戏和观看战争电影上——越是恐怖逼真越好。如此等等，在我们生活的许多领域中都是如此。

这一切毫无意义吗？我们这个物种疯了吗？还是说这种与生俱来的矛盾在教我们关于我们真正是什么的功课？我们的本性会不会在某种程度上调和了所有这些截然不同的对立面？我们手中是否握有治疗这种奇怪疾病的药方，我们自己是否就是这药方？如果发现我们真正的本性不仅能修补人类给自己造成的深层伤口，而且我们的本性中就隐藏了我们健康的秘密，那将是多么幸运，多么大的恩赐！不可能吗？前几章已经从我们的词汇中抹去了这个词；并且做了很多工作，表明"荒谬"和"荒诞"这样的词远没有我们想象的那样致命。我们不是一直在发现，我们的社会化生活是一场巨大的假装游戏，一场《爱丽丝漫游仙境》中的茶会，一切都上下颠倒、内外翻转吗？

要真正应对我们的压力，我们必须重新开始，质疑我们自童年以来视为理所当然的基本假设和信念。这敢于体验我们的体验，敢于做自己，敢于从我们所在之处——这里——而不是从我们不在之处——那边——来看待生活，敢于不再偏离中心。这是去探究我们被告知要看到的东西背后，我们实际看到的东西。并且继续发现，我们的压力中有多么大的比例是由于我们放弃了直接体验，转而追求社会认可的公式：或者更直白地说，是由于我们惊人的轻信，我们愿意——甚至急于——被蒙蔽。

不被蒙蔽

不被蒙蔽——这正是本章的主题，无论是在隐喻意义上还是字面意义上。运用彻底怀疑的方法——我们的重新开始技巧——来探讨我们的主题，你需要问自己的问题是：四处奔忙、放慢速度、停下来，真正的体验是什么？你的实际经验是什么？我无法告诉你答案。没有人能。只有你能进入那个答案完全清晰的地方。

一种找出答案的方法是放下这本书，走出去，开始沿着街道狂奔。或者，如果你的体力或精力不足，可以开车穿过城镇，越快越好。或者，如果附近有机场，可以从那里飞往某处。然而，有一种更便宜、更快捷、更安全（而且可能更方便）的方法让你体验高速运动。而且，这种方法非常适合我们现在的目的，因为它不常见。很可能你已经多年没有以这种方式让自己动起来了：也许这对你来说完全是全新的。那么，再一次，从一个新的角度或新的情境看待熟悉的事物，很可能会成为一个奇妙的"开眼"机会，突破真相的屏障，穿过那层隐藏我们真实面貌的浓密习俗帷幕，而我们却从未怀疑它的存在。

实验11：什么在动？

如果有一个朋友在你进行实验时读出下面的指令和问题，会很有帮助。否则，你需要先通读这些内容并记住它们——不一定是确切的措辞，但要记住大意。

站起来。伸出一只手臂，直直地指向前方。

开始原地旋转……一圈又一圈……

这确实是运动……

但根据现在的证据，什么在动……？是你，还是房间……？

你说是房间……？

好吧，那么加速——快到足以让你也动起来……？

什么？你做不到……？是墙壁、天花板和家具在加速……而你却完全静止……？

（如果你持续关注你伸出的手臂近端的事物……关注这里 A 处的静止……你就不会感到眩晕。这里没有"人"会遭受眩晕……）

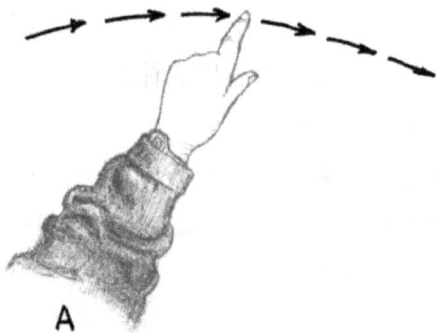

A

好的，那么，让房间慢下来……逐渐地……逐渐地……

通过这个实验（一如既往，亲自做实验至关重要，仅仅阅读毫无用处），你会发现，与你所被告知和认为的一切相反，无论你多么渴望，你永远、永远无法移动分毫。既然如此，为什么还要担心放慢生活的节奏，或在与时间和其他竞争者的赛跑中停下来呢？反正你从未离开起跑线。不管你喜欢与否，你永远处于静止状态。"安息"现在就属于你，而不是某天刻在你的墓碑上。你能想象比这更奇特、更滑稽、更重要的事实吗？几乎所有人类（你现在是少数例外之一）一生都生活在错误的印象中，以为自己在一个稳定的世界中跳舞，而事实上，世界——比汹涌的大海或风吹云涌的天空更不稳定——是在他们之中跳舞？

你从未移动分毫，也永远不会。（当然，我指的是真实的你，而不是你的外表：是你在中心的样子，而不是我们眼中你偏离中心时的样子。）这就是你刚刚通过这个最短暂、最便宜、最可重复的实验室实验所做出的、字面意义上震撼世界的科学（再次强调，科学）发现。但自然地，为了满足你对科学证明的标准，你需要更多证据来支持你的发现并确认你的结论。

更多关于你不动的证据

首先，这个结论真的那么奇怪吗？它不正是你可能预料到的吗？早在之前，你就发现你的本质是"觉知的无物"、纯粹的"容量"或"空"，谁听说过这些东西会移动？想象"空"在追逐自己的尾巴，或者四处奔忙模仿它所包含的事物！事实上，我们又发现了一个例证，证明了那条法则：你不受你所体验的事物束缚，你的本性恰恰是你当前所关注事物的对立面。抬头向前看，注视前方的墙壁。

正如你现在为那个物体的形状而空无，片刻之前，你也为它的运动而静止。正如你现在是无色的，以容纳那墙纸的颜色；是简单的，以容纳那复杂的花卉图案；是透明的，以容纳那不透明性；是寂静的，以容纳你现在听到的任何声音；同样，你是静止的，以容纳一切运动的事物。你始终是这种对立面的理想结合。因此，事实上，我们的实验之前就能预测到你的绝对不动。

再者，如果我怀疑你所说的作为第一人称的你是静止的，而我却能看到你在快速奔跑，我只需要给你拍照就能消除我的疑惑。我可能像路西法（Lucifer）一样撒谎，但我的相机不会。为了拍出一张完全清晰的你的照片，我需要跟随并模仿你看似所有的运动，直到你完全没有运动为止。同样的道理，你一定注意到，在赛马的影片中，马匹的进展多么微小，而赛马场本身才是真正"跑动"的东西。

为了进一步确认你的静止，你只需转向你的日常生活，你所过的生活。每次你想确认你中心的宁静时，绝不需要模仿旋转的苦行僧，让房间、街道、超市或机场绕着你旋转。还有许多其他不那么显眼的方式来检查你的静止。

例如，尽管你说今天早上要去办公室——你可以继续观察实际发生了什么。开车（正如你所说）去火车站时，注意沿途的树木、电线杆和建筑物的行为——它们如何向你靠近，快速变大、加速，然后在两侧消失于你的静止之中。注意那条路如何为你而拓宽，它的表面像一条沥青之河，流入你称为"自己"的神秘洞穴。注意方向盘上的双手并非在转动汽车，而是在让整个街道转动和扭曲。到达车站停车场时，注意实际上是停车场"来到"了你。你上了火车，据说它将带你去城市终点站。但一句也别信。你的火车完全静止不动。是其他的火车、车站、信号箱、桥梁飞快地从你身边掠过。显而易见的事实，耀眼的真相，不是你前往城市，而是城市向你走来。

（真相时不时会显露出来。我的一位威尔士朋友听到一名列车员非常认真地宣布："下一站是卡迪夫，将在十分钟内到达！"我记得一架飞机的飞行员通过对讲机对我们乘客说，新泽西的纽瓦克正在"从我们的左翼下方经过"。我看了看，确实如此，移动得非常缓慢。对飞行中的人来说，"飞行"意味着什么？对旅行者来说，著名的"航空旅行的速度"又意味着什么？他可以诚实地报告，这纯粹是迷信，现实是他比任何红隼或雀鹰更加一动不动地悬停在一个缓慢移动的景观之上。）

最后，到达办公室，你沿着走廊走向你的房间——享受着你根本没有在做这件事的事实。是走廊在移动，像一朵为蜜蜂绽放的巨大花朵为你展开，融入你之中……是的：除了将你的运动卸载到世界上等同于卸载你的压力这一事实外，你还额外获得了永不褪色的乐趣。你拥有一个秘密，一个宝贵的秘密。

有时候，你几乎无法对正在发生的事情保持无意识——机场接管了你以为属于你的运动，在你"起飞"时加速和倾斜；不停靠的火车站如此迅疾且压缩，以至于你无法读出它的名字；路边的车祸场景（正如你所说）以每小时六十英里的速度"闪过"。这样的真相时刻是正常的，如果是你身处事故中（"路冲上来撞了我"），或者你喝醉了（伯蒂·伍斯特摇摇晃晃地沿林荫大道走，"瞄准一个路过的路灯柱踢了一脚"），或者你非常年幼（维尼熊没有从树上掉进金雀花丛：是花丛冲上来撞了他，痛得很）。世界有各种方式，愉快的和不愉快的，坚持让你——在它包含的无数事物中的"无物"——成为它的枢纽。停止抗拒你的独特性。为什么？因为你对自己撒的谎越少，你承受的压力就越少。

自我中心

你没有理由抗拒这个好消息，因为它会助长你的自负和自我中心，而这些（有些人会说）已经过分了。事实上，它恰恰相反：这是唯一真正的治愈之道。它驱散了那种自负，那种依附于镜子里那个本质上流动且偏心的人，试图一次又一次让那个人成为宇宙中心的自负。徒劳的希望！这种不可能的任务——试图将边缘中心化——所带来的压力是巨大的。你无法通过稍微缓和那种虚假的自我中心，或将自己稍稍推离那个自我中心、稍稍偏离那个自我来减轻这种压力。不！唯一的解药是真正的自我中心，它让你一跃回到你从未真正离开的那个点，那个你无论搜寻多远、多久都将找到的唯一真正的枢纽或静止。

一个简单的测试将使这种描述变得生动起来。再次强调，关键在于实践，而非阅读。

实验12：第三人称围绕第一人称的轨道运行

拿一面手镜，找到并保持你的脸在镜中，将镜子伸到手臂的长度。

慢慢挥动你的手臂，让那张脸进入轨道，沿着左侧墙壁向上，穿过天花板，沿着右侧墙壁向下，回到起始的位置……

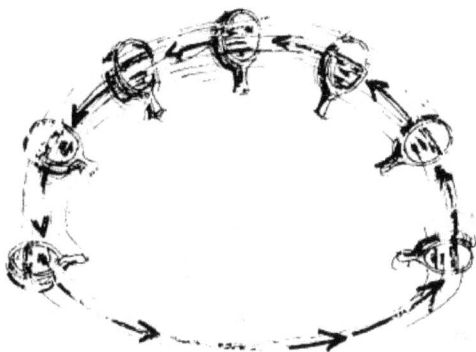

完成几次轨道循环，随意改变轨道的形状和速度……

那张人脸，那个人，是你的太阳的行星。

现在看看你能否移动那颗太阳——那张"明亮而迷人的本来面目"——它在镜子的你这一侧，在那挥动的手臂的近端……试着带它到房间的另一边走一小段路……

然后发现你无法将它移动分毫，是房间在做所有的移动……

运动的世界

事物在移动，即使是最稳定的东西也是如此。大金字塔，若说有什么是固定的，它当之无愧，但（他们告诉我们）它每天绕着地球的轴心旋转，地球每年绕着太阳旋转，太阳则绕着银河系的中心旋转。把这些运动加起来，你会看到金字塔在疯狂地四处奔跑，表现得相当狂热。这与你有多么不同啊，你作为一切运动的"容量"，是绝对静止的！这是你的"无物"状态的自然结果，是你躁动和自我中心的解药，也是直接体验的事实。否认你是世界的静止枢纽，那是教条主义和虚假的谦虚。在证据面前的谦逊意味着你接受它——并且，为了激励自己，你会注意到科学本身在宇宙中找不到一个客观的枢纽或中心的中心：它让你自由地将任何一点视为中心，因为宇宙会像一群蜜蜂围绕它们的蜂后一样，殷勤地围绕那一点自我排列。这意味着你完全有权利（或者说与其说是权利，不如说是必要性和义务）将那个你永远不会偏离的点，那个你占据却完全不占据的点视为中心。如果认为一丝震颤——更不用说生活的压力、它的狂热奔忙、它的磨损——能在这里影响到你，那都纯粹是幻想。

事物在移动，它们的构成本身就是运动。相比之下，作为这些事物的纯粹"容器"，你既没有外部运动，也没有内部运动：可以说，你是静止，并由静止构成的。另一个小实验将展示你作为无运动的"事物容器"与那些由运动构成的事物之间的区别。

实验 13: 运动构建

快速抖动你的手……

继续快速抖动，让它构建成一个物体，虽然看起来不像那只手那么坚实，但体积大了好几倍……

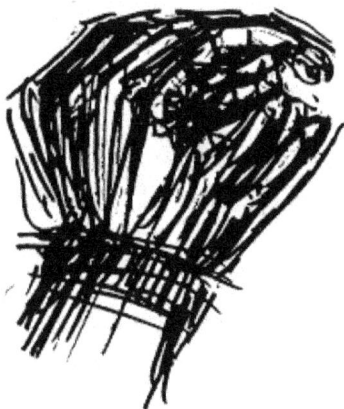

一个原子通过其像行星一样迅速旋转的电子而成形并具象化。若让它们停止旋转，原子便会坍缩、内爆。原子上演着一种属于它自己的游戏，正如我们小时候在黑暗中玩的一个游戏——点燃绳子的末端，并飞快地旋转它，使那发光的点变成一个光圈。要让那个光圈重新变回一个点，我们只需停止旋转。停止世界，世界便消失了。时间、运动和周期性构成了万物本身。换句话说，万物是凝结的压力。静止的生命即是死亡。因此，减少任何事物的紧张程度，在某种程度上就是在消解它。这意味着，那些仅仅通过减少负荷、放慢节奏、轻松应对来降低我们个人压力的权宜之计，实际上是在回避问题而非真正解决问题。因为只要它们减少了压力，也就在同样程度上削弱了生命力。

很有可能的是，在你消除掉压力之后，你会以更加有活力、甚至可能更加充满张力的方式生活。你的"静止"之中的内容——那些构成你生命、体现你生气勃勃的事物——很可能会变得更加活跃。试图安抚它们是毫无意义的！事实上，情况往往正好相反：它们越是躁动不安，反而越能凸显出你内在的平静。正如你的"无物之境"并不会因为其中来来去去的事物和人物而被遮蔽，反而因他们而更加鲜明可见，你的"静止"也是因外界的运动而愈加突显。这样的对比非常有力。因此你可能会发现（就像我发现的那样），繁忙的城市街道、球赛、烟火表演、游乐场——任何由移动物体组成的复杂景象，都不仅不会打扰你的静止，反而很可能让它更加显明。

有一次，我发现自己躺在地板上，身边是两百个尖叫、呐喊、呻吟、挣扎、狂乱的人群。在那种狂热之中（我没有像活动组织者所鼓励的那样，变成那股狂热的一部分），我体验到一种格外深沉的平静感。我至今难以忘怀那种平静与周围——更准确地说，是平静之内——肆虐的风暴之间的巨大反差。问题不仅在于"内在的安静"和"外在的喧嚣"之间没有矛盾，更在于它们是互为补充的。这也许意味着，你根本无需离开城市去乡村，也不必改为钓鱼、编织这类轻松的爱好。说不定，你还可以去参加一级方程式赛车呢！

那么，这种对速度的热情，在各种形式中的狂热，背后到底是什么呢？对有些人来说，是骑马、飞车、快艇、风帆冲浪、特技飞行或者骑摩托车；对另一些人来说，则是游乐场里的过山车和摩天轮。它们之所以如此吸引人，很大程度上是因为，表面上加速了你的行动，从而确认了你表面上作为"一个实体"的存在。仿佛在说："我在移动，因此我存在。"静坐不动、无处可去时，我感觉自己像个无名之辈，半死不活；而当我起身四处活动，速度越快越好，我就感到自己是"某个存在"，更加真实、更加有生命力——即便为此要付出极大的压力与劳累，也是值得的。

不过，有一个重要而令人振奋的事实，那就是这种实体化或凝固自身的努力是有极限的。当速度达到某一点时，这一过程会突然逆转。比如说，在每小时一百英里的速度下，我还能轻松地告诉自己，是我以这样的速度穿越乡村。但当速度上升到一百五十甚至两百英里每小时时，事实就变得越来越难以忽视：我更可能感知到自己是那片静止不动的存在，而乡村则在我之中飞驰而过。在极高速下，人几乎不可能不把运动归因于周围环境，而不是自身。我怀疑，这正是赛车运动对赛车手产生强烈吸引力的原因，也是他自己未曾察觉的、对这份工作的迷恋背后的深层动机。如果你把某种精神性或神秘主义的意图归因于他，他大概会感到惊讶。然而，事实上，他的加速过程确实让他经历了一种逐渐加剧的实体感，一直到达某个极限或屏障——在那之后，便是他"无物之境"的静止。类似的体验，长跑运动员也有

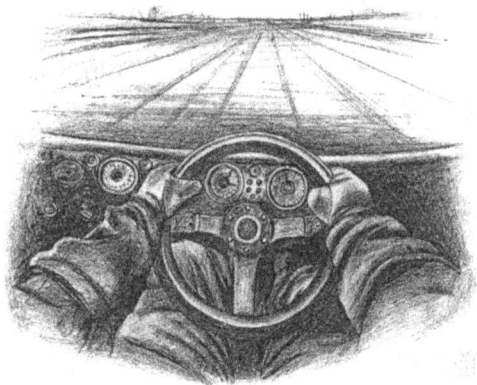

过记载：在经历了一段漫长而艰难的征途后，他会到达一个极限的关口，在那之后，突然间发现自己松弛下来，安然自若，周围的景象也仿佛在身边轻柔地飘过。

我们这里所关心的，是日常生活和日常实践。我们并不需要做任何特别、危险、耗竭或困难的事情，以抵达那不可被压力撼动的静止。步行、驾车或乘车，以正常速度行进，使用公共交通工具——这一切都为观察现实本貌、观察什么在运动、什么没有运动，提供了绝佳的机会。

安全驾驶

我可以想象，这里可能会有一个很严重的反对意见：

当放松地坐在车上当乘客时，保持静止、让世界流动过去当然很好，但当我是驾驶员或飞行员时，我是有任务在身的。必须有一个负责任的身体坐在驾驶位上，做出正确的判断和动作。如果仅仅成为交通流动中一块"静止"的空间，那无疑只会导致交通大乱！

我以一个问题来回应：无论做什么事情，当我对现实情况保持警觉时，我的表现会变差吗？而当我忽视或否认现实时，表现会变好吗？还是恰恰相反——实事求是、不自欺，哪怕在开车时，也总是更有益的？大家都知道，在路上心不在焉、神游天外、急于赶路，尤其是处于压力之下，是事故发生的温床。那么，如果我在这种朴素的常识基础上更进一步，彻底对自己讲出全部的实情——承认眼前的状况，承认自己坐在驾驶座上的状态：这里，其实只是一片空的静止，用来接纳飞速迎面而来的道路景象。如果我这样做，并观察这种觉察对我的路感和驾驶表现有何影响，会怎么样呢？

我对这种驾驶方式有着切身的体会——可以说，我的命就是靠它保下来的。我的朋友弗吉尼亚·帕赛尔（Virginia Parsell）开车，载着另一位朋友理查德·朗（Richard Lang）和我，沿着南加州通往棕榈泉的一条狭窄的双车道山路行驶。我们的左边是陡峭的山坡，右边则是悬崖。我们正驶向一个左转弯。突然，一辆高大的卡车从弯道处迎面冲来，它因为转弯速度过快，正在侧倾，即将横倒在路面上，完全堵住道路。令人惊讶的是，弗吉尼亚并没有像常人那样本能地猛踩刹车。如果她那样做了，我现在就不会在这里讲这个故事了。她不是那样反应的——她在一瞬间不仅看清了那辆冲过来的卡车，还看清了整个局面，于是加速冲向理查德和我眼中的"必死之地"，在最后关头成功闪过。原来，她一眼就看到了我们两位乘客没有注意到的一块小小的、建在悬崖边缘上的未铺砌地带，并猛打方向盘冲了进去。我们与那辆倒下的卡车擦肩而过，近得几乎可以触到，实际上还有一些货物撒到了我们身上。

将弗吉尼亚的冷静归因于她的"身体缺席"，以及她那种经过良好训练的、时刻警觉的"能力"，似乎很有诱惑力，她能够应对一切发生的事情。事实上，她也承认，多年来，看到自己真正坐在驾驶座上的习惯极大地提高了她的驾驶表现，也无疑是那次关键时刻救了我们三条命的主要原因。

另一方面，我们每个人都有能力在自发的"奇迹"中，许多人甚至在生死关头的紧急时刻，实际上也曾"自动"完成过这些奇迹。它们为我们提供了另一个突破真相壁垒的途径——这次不是因为陌生的环境、疲劳、醉酒或极高的速度，而是因为危险。越过这个壁垒，我们突然发现自己从那种坚不可摧、不可被压力动摇的"无物之境"中生活，而不是从充满压力的"有物之境"中活着。但是，为什么非得等到绝望的时刻，真相才能显现呢？让我们在一切平静、安宁的"静止"状态下做功课，在这种情况下，我们几乎不可能被推向永恒。

这个建议特别适用于那些急于在高速公路上试验我们真相技术的驾驶者。记住，长期的习惯不容易打破。那个新的观念（与顿悟、看到的真相不同）——即没有任何运动的身体占据你的驾驶座——可能比旧有的观念（即有一个运动的身体占据座位）更危险。慢慢来，在那些风险最小的时刻和地方尝试你的静止／缺席，然后在接下来的几个月和几年中，去发现，做回自己、保持安宁是多么高效、安全、愉悦。让一切事物按照它们自己的方式和动荡自如地存在。这样，每次开车时，你都在练习无压力的状态，而你也会成为一个更熟练的驾驶员，因为你学会了让运动归属于运动的温柔艺术。

观察鸟类

在我住的地方，夏天常常可以看到很多燕子和紫燕，它们飞行时速度极快，翅膀一展就变成了拖长的光影。冬天时，天空偶尔会密布着星鸦。然而，我从未看到过一次险些相撞的情况，更不用说实际发生碰撞了——即使这些鸟是不同种类的。它们这些无与伦比的飞行者根本不遵守任何交通规则，也没有左右、上下的优先顺序。它们的秘诀是什么呢？是什么让它们的表现远远超越那些易出事故的人类飞行员呢？答案就是：没有一只燕子是"属于它自己"的燕子（就像你曾经也不是"属于你自己的"婴儿），它是其他燕子、其他种类的鸟，当然还有苍蝇、树木、它的巢、它的蛋——所有这一切的容纳者，它让这些事物进出其间。它唯一不可能成为的，是一台装备精良、操作娴熟、控制自己飞行的高效飞行器。不是的！它依靠着那种"自动"驾驶，这种技术很快就会带着它，使这只才破壳几周的小鸟，从我在英国的花园一直飞到它父母早已为其选好的非洲某地。

那只鸟的资源、秘密和内在故事所依赖的静止，正是你自己的资源、秘密和内在故事。它在你身上展现的技艺，丝毫不逊色于那只年轻的燕子。为什么不从它出发，意识到它，活出它呢？或许还能带着自然界那种张扬的风采和独特的魅力。

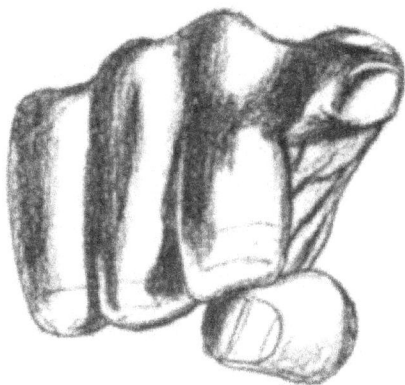

那么，再一次，我们的方法和原则——这本书的核心——依然有效。让我们回顾一下它是什么：完美——并不断进步！或

者，更详细地说，提高你作为一个人的表现的最佳方式，就是去除不必要的压力；而去除压力的最佳方式，就是从那个没有人类存在、没有任何事物可以施加压力的点出发；而做到这一点的最佳方式，就是看你所看到的，而不是别人告诉你应该看到的。就本章而言：有效地在这个世界上行动，就要在"家"中保持静止。你有你的门钥匙——那根指向的手指。不要让自己被迷惑！

第九章　无压力致富

赚大钱

很多人会告诉你，他们并不想致富，非常感谢。他们给出了各种看似合理的理由，解释为什么宁愿保持贫穷。例如，获取财富的压力和紧张，以及随后守住财富的努力，不值得那些回报；或者，富有在某种程度上是不体面或道德上错误的；或者，他们不够狡猾、无情和执着，无法在追逐肮脏金钱的激烈竞争中胜出——谢天谢地！让那些不介意肮脏和气味的人去成为臭气熏天的富豪吧！

这一切都是酸葡萄心理。要么这些人对自己不诚实，要么他们有些虚弱——如果不是真的病了。所有健康且真正充满活力的人，无论男女老少，内心深处都渴望致富，深深地感到自己理应致富，某种程度上确信自己终有一天会致富，而现在的贫穷只是暂时的不适。

这种直觉——巨大的财富是你应得的——并非白日梦。它值得认真对待和尊重，而不是为此感到内疚。本章的目的是展示这种感觉是多么有根据，并邀请你毫不压力、毫不紧张、毫不延迟地去创造你的财富。又一个夸大的承诺？当然！仅仅是空话和鼓舞人心的话语，不太可能落实到实际增加你的银行存款，或让你从赤字转为盈余的层面？当然不是，我们很快就会看到。

什么是富有？就是拥有你想要的东西。拥有你想要的东西，意味着在你想要的时间、地点，以你想要的方式拥有它们；同时，当你不想要它们时，能够摆脱它们。是要确保它们安全。是要确保只有你有权拥有它们，不会被他人夺走。这正是真正富有的含义，缺一不可。此外，你还必须考虑这一切在压力方面的成本。如果你的财富让你比周围那些所谓的穷人压力更大，你就不是一个幸运的人，而是一个极其不幸的人。

是否存在一种通向巨大财富的道路，不仅不增加压力，反而能减少和消除我们的压力？

确实存在，而且这种方式提供的财富是真正的财富，拥有它们是真正的拥有。一个分为两部分的实验将清楚地展示这是什么，以及如何让它成为你的道路。

实验 14：手中的现金

将一枚硬币放在你张开的手掌上。

(i) 去看，去感受：这只手拥有这枚硬币吗……？

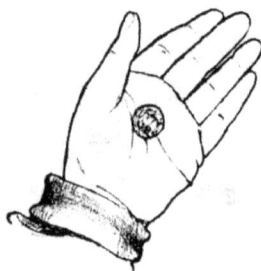

谁能说不是硬币拥有了这只手……?

注意，事实上，两者都不是，根本不是拥有，而是简单地接触，是事物彼此贴近……

注意手和硬币是两个物体，每个都占据自己的空间，将对方排除在外……它们各自如何坚持自己和自己的独立性……没有任何它们融合、相互拥有或接管对方的危险……

(ii) 在继续注视手臂远端的手和硬币时，注意手臂近端是什么在接纳这两者……

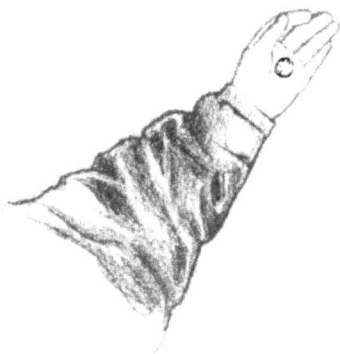

看见自己是这里的空无，被那枚硬币、那只手、那条手臂所充满……

看见自己是那个不存在于这三样东西之中的无物……不是在它们之外添加了第四样东西……不是与它们分开的……

看见自己实际上就是这些东西，当下就是……

这就是拥有。

拥有与持有

事物永远无法拥有其他事物。它们相互排斥，相互挤压，彼此对立。它们坚持自我，仅是自我。但觉知的无物之态（Aware No-thingness）却不坚持任何东西，不抗拒任何东西，因此包容并成为它所持有的一切——假以时日，便是一切。而你何时何地能找到这觉知的无物之态？就在你所在之处，就在此刻。唯有它才是富有的——天生富有，无需努力或意图。其中的人（作为人，作为第二、第三人称）不过是稻草人，未清偿的破产者，连身上的衣服都不属于自己。至于其中的事物，它们被剥得赤裸，是一贫如洗的典范。但你作为第一人称（也就是真实的你）只需明白，正如特拉赫恩（Traherne）所说，"你的本质是容器"，一瞬间你的财富便成：你不仅"披上天空，冠以星辰"——你本身就是星辰，你本身就是天堂。此刻提供给你的一切，都是你真正的财产。为什么？因为你生来如此，因为你以无法割舍的方式拥有整个世界。

但等一下。你怎能正当拥有这些散布宇宙各处的事物？这些你永远无法占有的庞大财富有何用处、有何意义？一千平方英里的月球表面，附带全部采矿权，或是你挑选的一千颗星星，在你能触及之前，连一枚铜板都不值。

确实如此。但假设能安排将这些遥远的财产完好无损地送到你家门口，距离不再是问题，那你将真正富有。它们将全属于你，安全地存放在家中，没有任何距离将你与你的所有物隔开。像是一次不太可能的宇宙运输壮举？

如果在你睡梦中，这一切早已送达呢？好吧，让我们来看看。让我们测量你与你的财产之间的差距。为此，你需要一根标有英寸或厘米的测量棒——我想没人会质疑这科学仪器的可靠性。一把学校用的尺子就行，或者任何类似的东西。

实验 15: 距离不是问题

(i) 从你坐的地方，读出任何物体与在场任何人之间的距离。如果你是独自一人，则读出任意两个物体之间的距离……

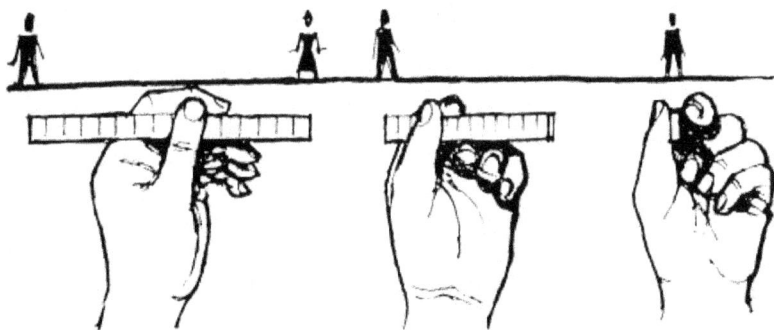

(ii) 慢慢地将尺子转向你，观察那些英寸逐渐缩短……

(iii) 将尺子转到与你端对端……读出你与物体之间的"无距离"，英寸已缩为零……

在你（A）与"最远"的物体（B）之间拉紧的一条线，对你来说根本不是一条线：它是一个点。当然，你可以尝试通过想象跳到 C 点，从那里读出 A–B 的距离，从而与 B 保持距离。

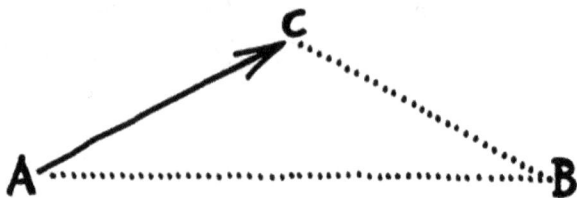

但是，假设你成功了，你（现在在 C 点）与 B 之间的距离仍然是零。事实是，无论你多么努力，你永远无法回避或放弃你那无限的遗产。说你"生来就含着银汤匙"简直是史上最大的轻描淡写。你已经垄断了所有的银汤匙。

倾听摄影师、生理学家、儿童和艺术家

毕竟，这不正是明智的常识吗？每一位业余和专业摄影师都知道，他所拍摄的人、山或星空并非远在数码、数英里或光年之外，也不是过去的历史片段，而是现在就在他的相机中呈现，甚至在他自身中呈现。无论是他还是他的相机，都无法捕捉到别处或别时的事物。每一位业余和专业生理学家也知道，他所感知的——他所感觉、闻到、尝到、听到和看到的——都在他所在之处，而无关物体被认为在何处。

小孩子们以他们自己的方式，同样是明智而诚实的。他们抓向月亮，或将星星握在手中，是在接受给予的东西，在证据面前保持谦卑。当然，他们必须继续学习假装的艺术，假装事物——如人、房子和树木——保持同样的大小；假装它们不是一直在膨

胀和缩小，而只是变得更近或更远。但是，当他们越来越全心全意地参与这些成人的严肃游戏，将事物的距离视为绝对真理而非仅仅约定俗成时，他们便失去了与生俱来的无限宝藏。结果：压力与更多的压力——这些压力和痛苦源于他们被剥夺了与生俱来的遗产。难怪需要漫长而痛苦的成长岁月（实际上是削减的过程），我们才会接受这种强加的贫穷。即使如此，在内心深处，我们仍然对社会如此残酷地欺骗我们感到愤怒。直到我们重新发现并 夺回真正的财富，我们所有人——不仅是吝啬鬼、职业窃贼和诈骗犯——都会一生都在尽力夺回属于自己的东西。

你现在正在重新主张你的权利，并且（以最好的方式）最终夺回属于你的东西。你正在打开属于你自己的阿拉丁洞穴，那正是整个世界，以最佳状态送到你的门前。它们被最美妙地缩小到合适的尺寸，既不拥挤，也不会让你的家过于拥挤。不仅被缩小，还被放慢、冷却、加热，或根据需要进行其他调整：这样你就不会被催促、被炙烤、被冻结或被电击，诸如此类。

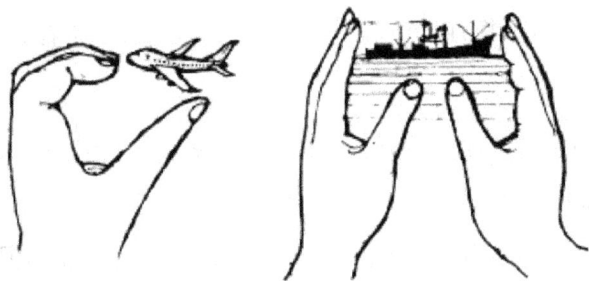

是小孩子们看清了正在发生的事情。一位小朋友兴奋地告诉我，他看到了一架小小的飞机（是的，他确信里面装着更小的人），它移动得非常非常慢。另一位小朋友在和她父亲沿着附近的河口散步后回到我家，告诉我她刚看到了一艘小船——她说着，用双手比划出六英寸的距离，说它有那么大。当然，孩子们是对的。为了让一个人的财富在这里舒适地适应，它需要被适当地小型化。（事实上，这还不够。飞机、船只和人都是弹性的，它们的大小都是真实的。一个事物并没有真正的尺寸，就像它没有真正的重量、颜色或形状一样。一切都取决于视角。）

然后是艺术。在国家美术馆漫步时，你的享受不会因为想到这些杰作缺乏深度而减弱：它们是试图表现三维世界的二维尝试。恰恰相反，它们的平面性不是缺陷，而是一种美德，一种启示。杰出的画家马克斯·贝克曼（Max Beckmann）说，将高度、宽度和深度转化为二维对他来说是"充满魔法的体验"，使他得以瞥见他整个存在所追求的维度。画家们在让你直面真实且呈现的世界，在你耳边低语：这个场景和每一个场景都是你的场景，它与你占据同一个平面，对你而言没有远近之分，它的特征就是你的特征。多么惊艳的战妆，多么即刻而华丽的妆容，你现在却找不到一张脸来妆点，因为所有表面都是你的表面！将国家美术馆或泰特美术馆当作你的美容院——这才是真正的奢华生活，这是真正的享受！

还有音乐。聆听莫扎特时，声音并非填满你，而是取代了你。你并非为那些旋律而激动，而是你自己成为了旋律。你不是具有音乐性，而是成为了音乐本身：如此美妙的音乐，足以让你泪流满面。

成果——以金钱衡量

到目前为止，你可能会说，我们的发现虽然有趣、温馨且能减轻压力，但似乎不太可能让我们的钱包鼓起来或银行账户增加。好吧，让我们来看看。现在是时候审视重新发现"世界是我们的宝箱"这一事实对我们的财务状况和偿付能力的可能影响了。至少有五个理由让我们期待好的结果：

（i）我们花了多少时间、金钱和压力去跟琼斯一家攀比？为了匹配——我们希望能超越——琼斯先生的新游艇、乡村别墅、泳池、汽车、温室；加上琼斯太太的最新款窗帘、超现代化厨房设备、梦幻浴室，更别提她为自己和狗狗频繁更换的晚礼服和发型；还有小琼斯在与小罗宾逊家的军备竞赛中，为生日和圣诞节添置的、已然可怕的太空武器？没人能赢得这场极具压力的游戏。为什么要玩这个游戏呢？有什么地位象征能配得上你作为星星之主的身份？谁能与你作为罗马、珠穆朗玛峰、你所珍视的每一幅大师名作的辉煌相提并论？做你自己，拥有无与伦比的富足与壮丽，停止与琼斯一家玩那些不值得、贬低自我且无法获胜的游戏，然后数一数你省下的真金白银。你会惊讶地发现，有多少东西是你不需要的反而更好。为什么呢？因为你可能会发现，迄今为止你的大部分开支都用来取悦他人——却让自己感到压抑：用那些反过来占有你的财物来压抑和负担自己。但是，退出这场悲惨而荒谬的游戏，愉快地向琼斯一家、史密斯一家和罗宾逊一家认输，开始为了表达自我而生活，而不是为了给别人留下印象。你将在许多方面获得成功。作为额外的回报，你很可能会赢得他们的尊重。你无法永远隐藏一个事实：你已经找到了嫉妒的唯一真正解药（即拥有一切），以及社交攀比的解药（即成为所有人）。

(ii) 其次，是你在镇静剂（包括化学的和非化学的）上的省钱。那些镇静剂会消耗你的活力；你在各种消遣上的花费，那些消遣最终变得跟你想要逃避的日常一样无趣；还有那些度假，往往让你度完假还需要另一次假期来恢复；以及你想从"物性"的牢笼中逃脱的各种尝试——但总是以被重新俘获而告终。所有这些针对压力的"补救措施"，不过是在治疗症状的同时加剧了病因——那就是假装自己是你并非的那个"东西"。

(iii) 还有，人们开始喜欢你了。他们很可能变得更加慷慨和乐于助人，因为他们感受到你不再与他们对立，而是接纳他们，与他们合一。他们在不知不觉中感受到：你对他们完全敞开，真正地看见、听见并欣赏他们的本来面目。这也促使他们以同样的方式回应你。你不需要把你的秘密告诉他们——这个秘密就是，你无法不这样做，因为你作为这个无限容纳一切的"无物"，天然地对他们敞开，心胸宽广。如果你把这种状态归功于个人的修为，或者滥用它来讨好他人、从他们那里谋取好处，那么结果只会适得其反：那样你就会退回到一种尤其令人遗憾的"物性"状态之中，随之而来的，是相应的压力。"无物"（No-thing）对任何人没有任何要求，本身已经拥有一切，本身就是一切。只要停留在这个状态中，看看它是否不会在恰当的时刻，自然而然地带来你所需要的东西——其中很可能包括那些你越来越不感兴趣的钱——以至于你都想不明白为什么你的银行账户余额总是能稳稳地维持在盈余状态。

(v) 这也引出了最后一点——也是最深层的原因——为什么有

意识地从你那绝对的财富出发生活，很可能会改善你在相对层面的财富状况。事物（things）是靠不住的。它们带来问题，它们会变化，它们终将消逝。而这个觉知的无物（Aware Nothing）却不会。它是唯一可以真正依靠的存在。它不断带来各种事物——当然，这些并不是你想象中你想要的那些，而是真正、真正符合你内心深处需求的那些。这有什么好奇怪的吗？毕竟，所有的万物——这座不可思议的宇宙——本来就是从这个无以言表、神秘莫测的无物之中诞生出来的，且无缘无故地诞生（为什么不能呢？）。整个从夸克到星系的浩瀚工程，如此井然有序，如此运作自如，这并不是一项小小的成就！而这，正是你当下的无物所成就的事业。如果支撑着这个无限责任公司、这个"事业中的事业"的那股力量和智慧都靠不住的话，那么世上还有什么可以依赖的呢？如果它偶尔让你的账户出现赤字（这种情况是可能发生的），请相信管理层（指背后的智慧）自有其用意。如果在它的引领下，你有时在某些方面稍感匮乏（很可能会如此），你也不会因此感到压力。因为你有着强大的支持。

之所以至少应该暂时把部分信任投向它，继而逐步把自己完全托付给它，有三个理由。首先，许多现今备受推崇的人类成员曾经声称，尽管表面上看似动荡，但他们发现这一资源绝对可靠，并且极力劝告每个人亲自去体验。第二，当你回顾自己生命中的危机时刻，可能会记起自己曾经从比平时更深的内在层面汲取力量，并取得了令人印象深刻的成果。第三，也是最重要的，这个我们所推荐的资源，正是你出发的地方，是你的真正自我、你的源头、你真正的本性——如果连它都靠不住，那么你确实处境堪忧。这个完全是你自身、比你还更是你自己的存在，同时又蕴藏着超越你的不可抗拒的力量——你的心、你的直觉（更不用说你的理性）难道不会呼喊着："我将自己交托给这存在，交托给我自己，承担由此而来的所有后果！"吗？

你不会后悔的。

一种新的记账方式

信任是对抗压力的一剂强大解药。它的伙伴——感恩、对自己不可言喻财富的感激——也是如此。我这里说的，并不是那种模糊温暖的情绪，而是一种非常鲜明而具体的态度转变，甚至可以说是一种全新的记账方式。我称之为第一人称记账法。一个平常的例子可以向你展示它与普通记账方式有多么不同。

你正沿着高速公路行驶，离最近的小镇还有好几英里，感到疲惫，需要休息和补充能量。你来到一个偏僻的路边咖啡馆，买了一壶咖啡，靠在椅背上，感到满足……你付了一英镑……当你离开时，你思考了一下：这一英镑中，有多少便士是利润，有多少是用来支付店铺开销的，又有多少是实际的原料成本——咖啡、牛奶和糖。你总结说，自己花的钱还算值，或多或少。你既不觉得感激，也不觉得被坑了。你继续上路……

这种实用的经济学方式，以及它理所当然的成本核算方法，当然是有用的，不必舍弃。但让我们正视它的局限性：它是匮乏、稀缺、吝啬和忘恩负义的经济学。很明显，它是不完整的、具有误导性的，并且与事实不符。还有一种更加真实的记账方式，它更多地依据你作为"无物"的现实，而不是你作为"有物"的表象。这种方式符合丰盛、感恩、慷慨和压力放松的经济学。回到我们之前的例子，新的记账方式是这样运作的：

你像之前一样点了咖啡、喝了咖啡、支付了一英镑，然后开始计算，在那样一个偏远的地点、恰好在那样的时刻，为满足你的需求而提供那壶热咖啡、那张干净的桌子和那把舒适的椅子的实际成本。你的估算包括了：服务员的工资、店主的生活开支、咖啡馆土地、建筑和设备的投入及其后续运营费用，再加上供应牛奶的牧场的设立和运营成本，还有从巴西进口咖啡所需的海运和陆运费用，以及维持航运线路和公路网络的成本……此时，你放弃了估算，并得出一个正确的结论：那一壶咖啡的代价是整个地球，甚至超过了地球。整个宇宙的结构与历史，都为了在你需要的时候、在你需要的地方，生产出那一壶咖啡。当然，这种情形适用于你所享受的每一项服务。为你点单并端上咖啡的那位服务员，是一位女神，本身正是宇宙本身的深度伪装。那壶不起眼的咖啡，本质上正是宇宙存在的最终产物与存在的理由。

不过，也许你对这种非常规的记账方式并不是完全满意。也许你仍然觉得，用传统的方式来计算那壶咖啡的价格——即把所有成本平均分摊到所有顾客头上——才是合理的方法。毕竟（你可能会说），在所有顾客中，有什么特别之处，让整个设置和所有投入的钱，都是为了其中一个人——就是你自己——而存在的呢？

那么，让我们同意通过参考事实来解决这个问题——通过关注在那家咖啡馆中真正发生着的事情——并且把那些能够反映事实的记账方式，视为正确的记账。

那么，事实是什么呢？如果我们暂停幻想，真正去观察，会发现什么？首先，让我们看看当其他顾客喝东西时发生了什么。各种饮料消失在他们面部上由嘴唇围成的缝隙中，而你无法分辨他们喝的是水还是白葡萄酒，是浓茶还是咖啡，是热汤还是冷汤。而当你喝东西时情况就不同了。各种饮料被吸入一个无唇、无面、无任何边框的深渊中，而且你能够立刻分辨出白葡萄酒和水、浓茶和咖啡、热汤和冷汤的不同。如果你在那家咖啡馆里呆上好几年，你也不会遇到另一个像你一样的吃客或饮客。事实上，你是唯一真正的顾客，唯一一个得到了自己点的东西并真正因此得到滋养的人。而且，只有你离开咖啡馆时，不会带走一张仍然写满疲惫和压力痕迹的面孔。

由此可以推断，把你视为独一无二的人、认为整个设立都是为了你而存在的那种记账方式，才是真正符合现实的；而把你算作成千上万个彼此无异的普通一员的那种记账方式，则是不符合现实的。当然，常规会计法无视你的第一人称独特性，这并不是对它的指责。它的职责就是忽略你的独一无二，而你的职责是去享受它。世上没有另一个你。那杯在公路边端到你面前的咖啡，是由无限者为无限者准备的，代价是无限的。

在本章开头我们提到过，富有不仅是指你拥有你想要的东西，并且能在你想要的时间和地点拥有它们，还包括在你不需要它们的时候能轻松摆脱它们。这才使你成为那个咖啡馆真正的拥有者：你只在想要的时候拥有它，不想要的时候便毫无负担地离开。而那位名义上的店主可就不是了，他整天忙于经营，背负着运营的各种压力，还不得不困在那块荒凉之地，他是那家店的奴隶。同样的道理，航空公司为了在你想要飞的那天，把你从世界的一端送到你选择的城市，早已准备就绪。如果你干脆买下整家航空公司而不是只买一张机票，它就会更"属于"你吗？相反，它会变得不那么属于你。它会立即增加你现在的压力。再想象一下，假设上帝非常喜欢你，给了你星星作为他对你的欣赏的象征——但他以一种让它们成了麻烦且持续负担的方式给你。然而，他给你的方式使得这些星星成为完美的礼物。你会把这些星星珠宝安全地存放在哪里（而且偶尔展示一下呢）？你会把它们存放在天际的保险箱中。你能想出一种比现在更令人满意的享受这种美妙礼物的方式吗？你想要一份法律文件来证明你的所有权吗？那不过是一张所有权的记录证明吧？

几年前，我观看了一次已故的保罗·盖蒂的电视采访，他是世界上最富有的人之一。采访者评论说，盖蒂先生（可怜的盖蒂先生）脸上显得紧张而不快乐，并表示惊讶他的财富没有让他高兴起来。他本不该感到惊讶。盖蒂先生值得称赞的是，他并没有假装自己是个快乐的人。实际上，像所有人一样，他非常贫穷：因为他把自己看作是外界的某个个体，而没有从内心看作是整个世界的一部分，因此他有理由感到痛苦。

作为你真正的自我，你摆脱了虚假的所有权所带来的压力，这种虚假所有权让一个事物宣称拥有其他事物，从而失去了一切；你获得了真正所有权的放松，真正的所有权是无物，不索取任何东西，却能获得一切。你不再为自己没有得到物有所值或被欺骗而烦恼，你享受宇宙无论付出多少都愿意为你提供服务的喜悦。认同自己所不是的——一个身体，一个人格，一个事业，一家跨国公司，一个帝国——是在欺骗自己，破坏自己，以极大的压力为代价。这是不现实的。而认同你真正的自我，认同那种没有遗漏任何东西的无物，你将得到历史上最好的交易。

中头奖

　　一个有头的人是贫民，而贫民是有压力的。是什么让一个人一生都像在狂风中紧抓着帽子一样抓住他的头？是什么让另一个人，戴上它经历了十几年压力后，能快乐地让上帝的风吹走它？或者，更幸福的是，把它投入生命的游戏中，失去它——然后赢得头奖？是压在肩上的异常沉重的痛苦吗？还是堆积如山的屈辱？还是贫困如此压迫，以至于最终将头部抛光？还是更像是运气的安排？如果我们幸运，几乎任何事物——身体或心理的疲惫，个人危机，性放纵，甚至几杯酒或一根烟——都能松动或卸下这个怪物。它能（尽管可能只有片刻）让我们失去一个肉球，却让我们获得一个宇宙。

　　有一个日本传说在这里非常贴切。一个贫穷的寡妇临终时，留给她年幼的女儿的唯一遗产是一只黑色漆面的沉重木碗，条件是女儿必须把它戴在头上。这东西不像是坚硬的帽子或头盔，更像是一个专属的灭烛罩，而更糟的是，母亲还坚持说，女儿自己是绝对无法将它摘下来的。小女孩出于孝顺，照做了——结果过上了一个凄惨、贫困、彻底不幸的生活。不过，最终她在一家农舍的厨房里找到了一份粗活。没过多久，农家的儿子回家探亲，偶然注意到了这位厨房女仆，爱上了她，并决心娶她为妻。尽管有她那副头饰，尽管父母极力反对，也尽管女孩自己也颇为犹豫，婚事还是安排下来了。在婚礼上，在按照惯例喝了清酒之后，那只头饰突然炸裂成碎片，一串串璀璨的珠宝和金银币倾泻到她的怀里。无论有意还是无意，她的母亲早已安排好，让女儿的苦难在既不太早也不太晚的时候迎来圆满的结局；而且她还因此得到了一个不被表象迷惑的理想丈夫，外加一笔足以建造一座华丽新宅邸的财富。

我们不知道这对夫妇是否从此幸福地生活在一起。我觉得更有可能的是，旧习难改，那位主妇——面对那么多种奇形怪状的锅碗瓢盆——忍不住一个接一个地试戴，看看自己戴上去是什么样子。有时候，其中某些器皿会卡在头上很久，导致家用钱短缺，家庭纠纷不断。不过，我更愿意相信，她从未忘记，这些东西其实随时可以轻松取下。最终，她甘愿彻底摘掉所有头饰，赤裸着头——而因此，因为她披戴着整个苍穹、头顶着群星——她才是真正富足无比的。

第十章　如何得到你心之所愿

得到你想要的东西

终结压力、获得幸福的方法，就是得到你想要的东西。

我年幼的时候，有一张著名的海报，画着一个婴儿正奋力去抓一块梨牌（Pears）香皂。海报上的文字写着："在拿到它之前，他不会快乐。"这句话一语道破了——不仅道出了那个婴儿在浴缸里的状态，也道出了他未来的一生，以及你我的一生，无论各自身处何种境遇。不过，或者说，几乎道尽了一切：只是没提到，当他真的拿到香皂后，那些笑容和咯咯的欢叫会持续多久。很可能就在下一刻，他看见了姐姐的塑料小鸭子，一切又如常地重新开始，一样充满压力。所以，其实并不是那块可爱滑溜的香皂、也不是那只漂亮闪亮的弹跳小鸭子（或是稍后那套令人兴奋的化学实验套装，或是又添了更多档位和花哨装置的梦幻新自行车，或是那个令人心动的女友，或是最新款的跑车，或是更高薪的工作，或是位于更好社区的更好住宅，或是终于能完善投资组合的那笔生意）——他真正想要的，并不是这些东西：否则，一旦得到这些东西，他理应安于现状、放下压力、放松身心、享受生活。

当我们最终得到自己追寻的目标时，我们的喜悦确实非常短暂。然而，那一刻是真正的喜悦。它唯一的缺陷就是太短暂了。很快，这种喜悦就会转变成，若不是明显的幻灭和失望，至少也是一种冷漠。追逐那个特定猎物的动力、压力和紧张感已经结束，而下一个目标又迟迟没有出现。与此同时，越来越强烈的无聊感、在项目之间失去方向的压力开始上升。所有那些努力、挫折和成就之后，我们实际上离真正的目标——持久的满足感——并没有接近一寸。我们仍然需要去发现，自己真正渴望的是什么，那种真正的成功，只能用我们自己对持续内在幸福的标准来衡量，而不是用世俗表面的标准。

我们自然而然地会以为，这种似乎无法满足的渴望，如果能够占有世上所有的香皂或塑料鸭子（或其他任何东西），或者设法攀登并抓牢自己行业的巅峰，或者最终获得持久的声誉和人气，或者掌握无可挑战的权力，就能得到治愈。但事实却恰恰相反。亚历山大大帝（Alexander the Great）在成为已知世界的统治者之后，是否终于满足了？他在发现没有更多国家可以征服时痛哭。很少有政治家能像温斯顿·丘吉尔（Winston Churchill）那样赢得如此多的钦佩，但他生命的最后几年却因感到国家对他的抛弃而变得痛苦。还有哪位作曲家比柴可夫斯基（Tchaikovsky）更辉煌、更受赞誉？然而在事业巅峰时，他试图自杀。托尼·汉考克（Tony Hancock）则在被公认为英国当时最优秀的喜剧演员之一、几乎无法再进一步时，选择了自我了结。有多少辉煌的成功故事，从内部真正重要的地方来看，其实是辉煌的悲剧呢？

你也许还记得，在《镜中奇遇记》（Through the Looking-Glass）中，白皇后给爱丽丝提供了一份非常不令人满意的工作，每周两便士的工资，还有某种形式的果酱："规矩是，明天有果酱，昨天也有果酱，但今天绝对没有果酱。"真正的成功，即摆脱压力、获得当下且持久的喜悦，似乎就像那果酱一样难以捉摸。我们今天能尝到的所有果酱，最多也只是路过时指尖的一点点滋味。很少能有一整勺，更别提整个果酱罐了。

果酱本身没有问题。这不是要发现一种新的、更高品质的快乐（旧的、稍纵即逝的快乐已经足够好），而是要延续那种普通的快乐，延长我们一生中那种至今只在胜利时刻品尝到的满足感。遗憾的是，随着年龄增长，这些时刻变得越来越稀疏。婴儿在抓住刚看上的玩具时的喜悦，与他后来在经过数十年努力后获得梦寐以求的地位、财产或名声时的喜悦，根源上是相同的；但婴儿一天能体验多次这样的快乐。随着我们长大，快乐变得越来越少，却并不更持久，而且越来越容易出现在悲伤和压力的背景之下。

获得我们真正想要的

是什么能让我们永久拥有那难以捉摸的快乐？换句话说，在我们内心深处，我们如此渴望得到什么，以至于一旦拥有，我们就不再追寻？在本章中，我们将找到答案。到目前为止，我们发现我们以为自己想要的东西——从浴缸玩具到统治世界——结果都远远不足以满足我们。存在某种别的东西，某种不仅能满足我们而且能持续满足、永不逃离的东西。我们有理由相信它存在，原因有二：首先，因为我们有种直觉，一种与生俱来的信念，确信它的存在。我们追寻的持久性和强烈程度，那永不长久熄灭、不断涌现的希望，表明我们无数的失望是我们寻找真正宝藏的漫长而曲折道路上的里程碑。其次，因为过去和现在都有人找到了那个宝藏，那些人每一天都是美好的一天，他们享受持久的满足和没有压力的幸福。我们稍后将看看一些例子。与此同时，让我们进一步探讨我们表面的欲望与更深层欲望之间的区别。

心理学家们长期以来一直在强调这种差异。以下是他们指出的几种典型例子。在餐桌上，你的丈夫——带着明显的诚意——向你保证他爱你，并想弥补你们最近的争吵，但他的身体语言却诉说着不同的故事：他小心翼翼地避免直视你，呼吸急促，双手忙着把一块面包皮撕碎。在办公室，一位同事真诚地向你保证，他为你的晋升感到高兴，并且如果是他被提供这个职位，他会拒绝；然而，他坐在巨大的办公桌后，肩膀蜷缩，脸上带着不悦的表情——这些都与他口中慷慨的言辞相矛盾。在你的运动俱乐部，你遇到一个热衷于加入你组织的冲浪活动的人。但在最后一刻，他突然因严重的（且完全真实的）背痛而无法参加，终究没能成行。他对此感到非常沮丧，但——你知道的，医生的嘱咐。真相是，他巧妙地（尽管是无意识地）安排好了这一切，确保自己永远不会靠近那些他害怕却不自知的可怕巨浪。这样，他既确保了安全又保住了面子，避免向任何人——尤其是他自己——承认他的恐惧。

我们的隐藏动机未必比表面动机低劣。圣人多姆·约翰·查普曼（Dom John Chapman）说，圣人们确信自己是卑微的，但他们的行为却诉说着不同的故事。或许大多数英雄和女英雄认为自己想要一种安全、舒适和为己的生活。然而，他们在紧急情况下的表现——无限的勇气和能量——揭示了他们真正想要的，即在那个时刻完全奉献自己。

无疑，你可能会想到其他类似的"双重思维"或"双重感觉"的例子，或许有些来自你自己的生活。这是我们人类的常态，内心不同层次之间存在冲突。我们的压力源于我们以为自己想要的东西与我们真正想要的东西之间的差异，源于我们表面渴望与内心深处渴望之间的差距。这种差异越大，威胁要撕裂我们的紧张感就越严重。本章的任务是以某种方式将这些分离（甚至敌对）的意愿区域整合起来，找到一种方法，将我们的全部意愿——有意识的与较无意识的、个人的与超越个人的、自私的与无私的——统一成一个和谐的整体。

然后，我们就可以继续过一种整合的生活，不再被撕裂，也不再被压力困扰。

意愿的三个领域

因此，我们回到了你生命中最大的问题：你的意愿是什么，你真正想要的是什么？我们已经看到，这不仅仅是你有意识想要的东西。你的朋友有意识地想要去冲浪，但被他更强烈的留在安全家中的意图所覆盖：可以肯定，你自己的生活中也有很多类似的例子。事实上，我们可以将意图或意愿分为三个领域：（ⅰ）你以为你想要的，（ⅱ）你真正想要的，以及（ⅲ）所有其余的，你所面对的，宇宙想要的。

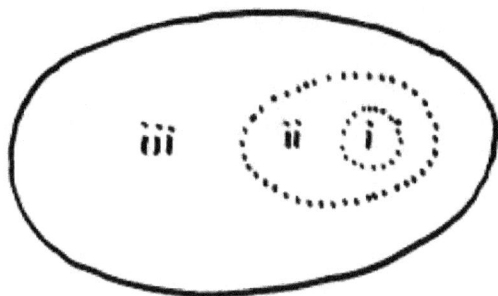

现在，如果这个第三个、极其广阔的领域，恰好是你真正、真正想要的，而且你不仅包含了这个世界，还意图这个世界，你想要这一切——（i）、（ii）和（iii）——都如其所是，那么你将会非常幸福。如果你全心全意地选择这一切，你所有的压力都将被平息。

但遗憾的是，宇宙是一个艰难、危险、令人沮丧、痛苦且常常极其残酷的存在。你如何能真诚地容忍这一切，更不用说赞同这一切，甚至主动计划这一切呢？你的无压力快乐难道不会以牺牲你的诚实、你的同情心、你对世界可怕不公的自然反感为代价，从而成为一种虚假的快乐，类似鸵鸟式的逃避主义吗？这样获得的快乐真的会是无压力的吗？鸵鸟（我猜）的紧张并不比老鹰少。

与其进一步推测，不如让我们来看看两个以截然不同方式处理意愿问题并在现实生活中真正解决它的人。

我的第一个例子几乎再低调和平凡不过了。他是一个年近中年的普通士兵，行动笨拙、头脑简单，在战争期间曾短暂担任过我的勤务兵。他腿脚不便只是他诸多困扰中最小的一个。他因战伤持续忍受疼痛，而他的妻子正身患癌症垂危。然而，他是我遇过的最安静、开朗、放松却又高效的人之一，也是最不自怜的人。他的秘诀是什么？嗯，我确信他根本没意识到自己有什么秘诀。我同样确信，更多是天性而非后天培养，他属于那群幸运的人，他们不知不觉中掌握了人生中最宝贵的技能——对降临在他们身上的事物说"是！"的习惯。

我的第二个例子与第一个的唯一相似之处在于同样说"是！"在其他方面，差别不会更大。

理查德·沃姆布兰德作为异见人士，在罗马尼亚的监狱中度过了十四年。他遭受了殴打、酷刑和药物迫害。有两年时间，他被关在所谓的"死亡室"中，这个地方之所以得名，是因为没有其他人生还离开过。尽管如此，他尽可能地利用时间安慰和照顾狱中的同伴。他通过敲击牢房墙壁，向一位狱友传递了他支撑自己度过所有磨难的领悟："当你接受发生的一切时，发生的事情就只是你所接受的。放下是通往平静的道路。"对他来说，这条路也带来了喜悦。获释后，他写道："监狱的岁月对我来说并不漫长，因为我发现了……一种深沉而非凡的幸福极乐，这种幸福在这个世界上无与伦比。当我走出监狱时，我就像一个从山顶下来的人，在那里他看到了周围数英里的乡村的和平与美丽……"

用我们的术语来说，我的勤务兵和那位罗马尼亚异见人士所做的，是将他们的意图的三个领域全部提升到意识层面：不仅是（i）已经是有意识的意愿，也不只是（ii）偶尔可以被察觉的更深层的无意识意愿，还有（iii）其余的一切，那是最深、最广、最隐秘的意愿领域。实际上，他们将这一至关重要的领悟推向了极致：他们真正、真正想要的，就是发生在他们身上的事物；而这个事物就是一切事物（因为万物皆相互关联），是所有的存在，是宇宙本身。

用我们的说法，我的勤务兵和那位罗马尼亚持不同政见者所做的事情，是把他们意图的三个层面全部带入了意识：不仅是（i）已经是有意识的意愿，也不仅是（ii）有时可以觉察到的、更深层的无意识意愿，还包括（iii）其他所有部分——意愿中最深远、最广阔、最隐秘的区域。实际上，他们把那至关重要的领悟推到了极致：他们真正、真正想要的，正是发生在他们身上的事情；而那件事情，就是一切（因为万事万物都是相互关联的），就是所有存在——也就是整个宇宙。加诸于他们身上的，不是某个外在代理人在做，而是"整体组织"、是"真正的代理者"在做，是他们自己真正、真正的存在本身在做。因此，尽管表面看来似乎是个人悲剧和可怕的境遇，他们依然得到了自己的心愿。他们活出了压力问题的真正解答。

我们能做什么？

对于你我这样并非被封圣的圣人或英雄的人来说，学会对生活说"是！"并立即开始实践，是否遥不可及？

完全不是。我不是说这项任务轻松，而是说它简单。也不像我们担心的那么困难——只要我们把它分解成当下的具体部分。当然，这些时刻累积起来是一生的工程，或许比赚到你的第一个百万英镑需要更长的时间，也肯定是一项更苛刻的工作。但你会希望它不是这样吗？你想错过这场冒险，错过在所谓"现实"——有时可怕，有时平淡，有时美好——中发现和重新发现那非凡、不可预见且完全无法描述的完美的起伏吗？理查德·沃姆布兰德和其他许多人向我们保证，这种完美是存在的，他们的生活证明它是可获得的。你会希望这场至高无上的事业，在你第一次窥见"你是谁"时就彻底结束吗？你想删减、淡化或净化这个故事，直到几乎没有故事可言吗？真相难道不是，你真正、真正想要的——在你意愿的第三个、最深的领域中——是你通向这个领域的胜利是一场真正的挑战，绝非自动达成：它是你生命和活力的终极考验？而且，作为"你是谁"的你，难道你没有早已决定，让通向"你是谁"的道路既充满阻力（却又完全敞开），既艰难（却又如此简单自然），既是喜悦与痛苦的混合？我无法想象你会反悔那个原始的决定。

无论如何，看看你现在的选择。是对幕后的力量咒骂和挥拳，还是对它加诸于你的东西抱怨和呻吟，或者压抑你的怨恨和痛苦——抑或接受这一切，包括那些负面情绪？你从前三种选择中能得到什么？或者从第四种选择中会失去什么？来吧，让我们理智一点，给"是"一个机会，让它与"否"一较高下。

为了鼓励你，有一个事实是你可以立即开始实践。这不仅在于提醒自己本章得出的结论，而是一遍又一遍地测试它们，直到它们融入你的生活。我的意思不是咬紧牙关，强装一个可怕的微笑，不管发生什么都出于义务和纪律地说"是！"。那样可能会导致有害的情感压抑和自欺——将你个人的垃圾，以及世界的垃圾，扫到一个并不存在的地毯下。不：要看清事物的本来面目，正如它们在你的空性中呈现的那样——在这种显然没有偏见、没有抗拒或怨恨、没有好坏清单、没有美丑或可接受与不可接受分类的开放性中。看看关注你本来的状态会带来什么。看看你多么完美地被塑造来完成这件意愿所是的工作。看看这对你来说是多么恰当和自然。然后，仅仅允许（不要强迫）喜悦升起，允许那因无须抱怨而来的平静出现。只要给它半点机会，它肯定会的，或许比你想象的要快得多。无论如何，让我们现在就开始：

实验 16：选择你的"所是"

请至少花五分钟时间进行这个实验 – 记住，这里牵涉重要事项。想象你当前的主要困扰，眼前的痛苦和怨恨 ...

准确地命名它 ... 与它同在 ... 反复审视它的显著特征，直到你能倒背如流，如数家珍 ... 看看它可能的起源和结果 ...

现在把自己看作是空无一物的，如那无瑕的镜子，其中一切都在映照；如那无损的屏幕，那个悲伤故事在上面展开，而不会损伤屏幕本身，也不会玷污镜子 ...

也就是说，从没有痛苦的地方，看待那种困扰，就像你现在从没有文字的地方看待这些印刷文字一样，从没有任何阻碍的地方看待它们 ...

请注意，你无法拒绝让当前的困扰进入，就像你无法拒绝让这一页的印刷进入一样 ... 然而，你自己并不处于被困扰的危险中，就像你并不处于被印刷的危险中一样。

接下来，问问你自己：这一切是如何发生的……？你所谓的困扰是从哪里来的……？ 这部悲剧电影，是不是由某个潜伏在电影院外面的邪恶放映员投射到你的屏幕上的……？

外面……？ 哪有什么外面……？ 因为对你而言，作为那个你真正、真正的"所是"，一个目睹着、无限无边的存在——

一切都在里面，一切都是你自己的，一切就是你。

不，这一切都从你之中生起，由你所是的支撑，并终归于你所是……看看，确认这确实如此……

还有什么发现比人类发现自己的"无意识"更具启发性？ 正是通过这个发现，人震惊地意识到：他最渴望的，竟可能是他以为自己最不想要的。但事情并不止步于此，也不止于心理医生的沙发上。

他的个人无意识（ii），成为他从有意识层面（i）迈向普遍无意识（iii）的一个极为重要的踏脚石。用传统语言来说，他的意愿曾与上帝的意愿对立，而要调和两者，是件极为艰难的事。然而现在，这个中介层（ii）已向他揭示了他对自身意愿的无知，调和虽然依旧艰难，却已变得可行。如今，他再也没有理由否认：普遍无意识（iii）中那些不可接受的层面，正如个人无意识（ii）中的那些一样，其实不过是他意愿的伪装而已。

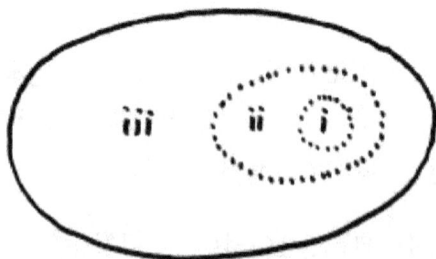

不是以你的人类身份，而是以你无限的身份，作为那个人类的源头与真实，你最终为这一切承担责任，包括（i）、（ii）和（iii）三个领域。承担（i）你知道自己想要的，（ii）你不知道自己想要的，以及（iii）无论如何你必须面对的，其中很多是你确信自己不想要的。最终，这三个领域都被证明是你真正、真正想要的。

因此，你得到了满足，你知道了什么是深刻喜悦和无压力的状态。

这是选择拥抱生活，而非逃避生活

我能想象你在这里提出的最后一个疑问：当我终于将自己的意图与我的源头、起源或真实本性（或我选择称之为的任何名称）对齐，接受一切发生的事情时，我作为一个正常、负责、健康的人的生活会怎样？这是否意味着我的决策能力终结？我是否会失去对一直以来设定的普通目标的兴趣，那些我为之努力并大体上实现的目标？我会否放弃所有想要的东西——想要乡下的房子、更好的汽车、更重要的工作、激动人心的假期、网球或高尔夫比赛胜利的乐趣？看起来我有变成一个令人钦佩的无压力"植物"的危险。

表面上似乎如此，直到不幸——或生活与日俱增的压力、幸运的机缘或恩典——带来一种更清醒的状态，你开始将你的三个领域的需求提升到意识层面并整合：即你想要的，你真正想要的，以及你真正、真正想要的。那些做到这一点的人报告说，效果是——是的——你得到了你想要的，因为你想要你所得到的：

然而，这很可能意味着不是更低，而是更高的效率，在日常职责和努力中取得更多成功，在工作和娱乐中获得更多乐趣，并且肯定能从琼斯一家和罗宾逊一家为你设定的那些无法实现的目标中解脱出来。但这种全方位的改善毕竟是意料之中的。当你与电梯同向而行时，你会以更少的努力走得更远，当你停止在上帝的潮流中逆向游泳或迎着他的风航行时，你会更轻松。而且，你还消除了旅途中的压力和紧张。

当你有意识地根据你真正、真正之所是和你真正、真正想要的去行动，而不是根据别人告诉你你是谁和你想要什么去行动时，你做的每一件小事和大事——从洗碗到规划你美丽的家（天哪，这有什么不对？）——都会比以前做得更好。这是因为行动的"你"不是镜子中那个渺小的你，也不是在厨房水槽、绘图板或音乐会钢琴前忙碌的那双手，而是比它们更近的，比一切都更近的那个你。这个无形无相的你就在这里，激活着那双手以及其他一切——它必然比你在那边的任何东西都要熟练。去实验吧，验证这是真的。

还有另一个令人愉快的发现等待着你。你发现自己做的每一件事都带上了另一种品质。不是你故意重新评估它，而是它自己重新评估了自己。你所有的环境和任务都将逐渐变得同样令人愉悦、同样无压力；而且从头到尾都同样令人愉悦，不仅仅是在成功完成的那一刻。因此，生活不再是推迟。今天就有果酱。即使是等待迟到的朋友，甚至是填写税务申报表，也不再那么令人不快，不再与朋友终于到来或收到税务局通知说他们欠你钱的感觉有太大差别。我预测，你会发现，没有哪件琐事对你来说过于卑微或不值得你的才华；相反，也没有哪项崇高的事业特别高尚或特别重要。你是谁，将这一切都轻松应对。这种均匀性、这种神秘的相同性的原因，显然不在于操作的远端或业务端——比如在水槽、绘图板或演出舞台上忙碌的双手及其工作——而在于近端，在你的这一端，你曾以为自己的头脑里塞满了关于你应该做什么的考量和偏见。从这里有意识地去做，即使是最无聊和重复的工作，也会变得更像玩耍。不是因为它是什么，而是因为是谁在做它。

为什么不立即开始验证这些大胆的主张呢？没有比厨房水槽更好的起点了。你很可能会发现，工作完成得更快，盘子摔碎的更少，一切都变得整洁，焕然一新。抗拒你必须做的事情所带来的压力是如此笨拙和令人感到无能，而想要去做它的放松感带来如此的灵巧。

无限的获取

本章承诺了很多——但有条件——需要付出代价，这个代价是你能负担的，但必须付出。金额、货币和支付方式都必须正确。换句话说，你的技术会带来天壤之别。

如果你对任何事业都认真对待，如果你追求结果而不仅仅是玩票，你就会深入研究它的技术。你会弄清楚该做什么，如何做，以及按照什么顺序。你要做得正确。要从取款机中取出你想要的现金，你必须一丝不苟地遵循指示。要从生活中——从它的快乐分配器中——获得你想要的快乐，你必须同样认真和精确。

你可能随身携带至少一张普通的信用卡。你很清楚如何使用它，它时不时会派上用场。但你肯定还携带着一张主信用卡，只要你确切知道如何使用，它简直是奇迹般的存在。随时随地都如此。这张卡上的名字是"无限获取"，它旨在为你持续提供快乐，以及其他好东西。但你必须严格遵守使用说明。全部九条或十条，小心翼翼地执行。

（1）找到正确的分配器。它在这里，就在你所在的地方，不在其他任何地方。

（2）检查它是否正常运作。它现在有效，其他时间无效。

（3）选择正确的卡。上面有你的肖像的那张——实际上是你的身份卡。

（4）找到插入卡的正确插槽。这是机器上唯一的缝隙。

（5）将你的主信用卡，头部朝前，插入那个空的插槽。

（6）输入你的秘密四位数密码。你的密码是0000。

（7）输入请求查询你的信用余额。我现在可以告诉你，它是无限的，所以这一步你可以跳过。

（8）输入你想要的。真正想要的。

（9）等待。

（10）领取。

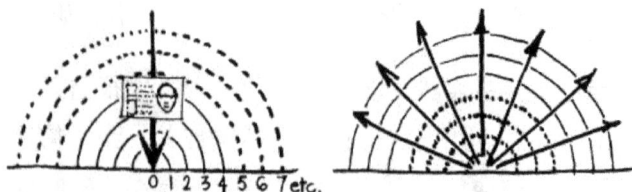

我理解你对"无限获取"及其背后银行应对你需求的能力的怀疑。你只能尝试一下，看看结果。或者更好的是，先看清，然后尝试。与此同时，为了鼓励你，这里是银行发言人发布的一些声明摘录：

求，你就会得到；寻，你就会找到；敲，门就会为你打开。

只要你真正想要，你就能得到你想要的。

当下这一刻包含了你所能渴望的一切。

只要停止伪装。做真实的自己，你需要的东西就会出现。不是你表面想要的，而是你全心全意、毫无保留地深层渴望的。

毕竟，你只是得到了你所祈求的。

如果在试用你的这张主信用卡后，你仍然对结果不满意，可能有以下三个原因。可能是"无限获取"及我们刚刚摘录的保证是欺诈的。或者卡账户已经破产。或者是你未能遵循某一条使用说明。你认为哪一种可能性最大？

也许你没有从众多可选卡中挑出正确的卡，那张带有你自己的脸的卡。或者，即使你选对了，也许在最后一刻你紧紧抓着它，没有确认好那张脸消失在空的插槽中。也许你输入了错误的个人密码：比如输入了1，而不是零。也许，你没有输入你真正想要的东西，所以自然会感到失望。也许你忘记了自己输入了什么，所以唯一的方法是看看你得到了什么。也许你太不耐烦，没有给系统足够的时间来交付。最后，或许你还得清点正在发生的。

简而言之，在责怪这个工具之前，先确保你正确地使用了它。

总结与结论

让我们以回顾本章的发现来结束。

要终结压力，就要"赢"。然而，我们发现，实现眼前目标所带来的喜悦很快就会消失，这说明那并不是我们真正想要的。（我们以为自己想要的，往往与我们内心深处真正渴望的恰恰相反。）因此，我们的任务是延续"赢"的喜悦，也就是找到并获得我们真正、真正想要的东西。这（是我们人生中最大也最美好的惊喜）竟然就是：事情的发生本身、"所是之事"，那些曾经是我们潜意识的意愿、而显意识中却视为困扰和障碍的处境。我们将这个"第三层次的意愿"提升到意识之光的程度，就是我们享受生活的程度。这意味着，我们终于知道了成功的甘甜滋味，得到了持久的快乐，从根本上无压力，面对灾难也不再畏惧。而且，作为额外收获，我们在日常事务上也变得更高效了——因为这些事现在是从"这里"，从我们真实本性出发来做的，自然会带有它的光辉。

第十一章 压力与人类困境

迫在眉睫的灾难之压

让自己愿意接受发生在自己身上的一切，显然是摆脱自身压力所必须做的事。但当涉及到他人身上所发生的一切时，要怎样做到"愿意"？甚至是否应该这么做，都远非显而易见。面对那些威胁整个人类的可怕灾难——那些我们眼睁睁看着逼近的，甚至已经降临的灾难——我们所感受到的压力，似乎是完全有根据的，无法避免的。

难道除了消除其根源之外，还有其他解法吗？这些根源包括：战争和核战争的潜因、污染、人口过剩、饥荒，等等。若要现实一点地问：我们有多大的可能性真的能消除这些根源？

对我们越来越多的人来说，那种最深层、最有意识、也最严重的焦虑与压力，正是来自这种宏观图景——整个人类的困境。我们很难无视这些严峻的现实（媒体确保我们不会忘记），但即便我们设法暂时忽略它们，也不会因此减轻压力。相反，把这种压力压抑起来，反而更糟。大多数人都清楚那些人为灾难正悬在人类头顶，但我们不知道该怎么办；或者，即使有些想法，我们也总是因为各种看似合理的理由而迟迟没有行动——比如："反正我一个人也改变不了什么。" 这并不是一种快乐的生活，但至少我们的焦虑与痛苦是显露出来的。还有另一类人——而你很可能正是这种人——真心想减轻对人类的威胁以及由此带来的压力。你渴望采取行动。你认为，阻止世界范围内压力继续恶化，是一种同时减轻自己内在压力的好方法，因为你和你的世界是不可分割的问题在于：面对这样庞大的任务，你该如何着手？

当然，眼前有许多"答案"争夺你的注意力，有些确实言之有理，有些则反倒是在助长它们本该扑灭的火焰。你有很多选择。本章提出的答案，并不贬低——更不会排除——任何有望产生实际效用的方法。

直达问题根源

我们先达成共识：减轻由于人为制造的危险所带来的压力，最好的方式就是减少这种危险本身；而要做到这一点，最有效的办法就是直达其根本原因。这些根源是：恐惧、仇恨，以及贪婪或欲望——虽然这些词听上去已经耳熟能详，甚至有些陈词滥调，但它们的重要性丝毫不减。显而易见，如果战争和备战不再受到恐惧与仇恨的滋养，它们就会逐渐枯萎；若人类不再受贪婪以及被欲望驱使，对地球上人力、生物资源与矿产资源的无节制浪费也会随之终止。任何所谓的"解决方案"，若没有正面回应这三个根本性的恶源，都不太可能对拯救这个濒危的人类物种起到多少帮助——更别说真正将它从危险中解救出来了。

就我们而言，有一点至关重要：要认识到恐惧、仇恨和贪婪最终是一体的。它们是我们疏离的三个面向——我们与自己、与他人、与万物的分离。我所恐惧的、憎恨的、嫉妒的、计划摧毁的，总是"他者"。如果你能让我真正明白，在某个层面上，我就是你，你就是我——那么，我们彼此间的疏离就终结了，恐惧、仇恨与贪婪也不复存在。但若否认这个事实，那么无论我们以"和平""善意""人类幸福"的名义做些什么，从长远来看，都是适得其反。我们并没有让这个世界更安全，反而削弱了它的安全性。

因此，我们别无选择，只能从自己开始——从问题的根源开始。（对每个人而言，这既是一段令人振奋的个人冒险旅程，也是一项对受苦人类所负的责任。）首先，让我们找到治疗自身疏离的办法，解决我们对人和事的抗拒与分离感；然后，治疗恐惧、仇恨与贪婪，以及解除它们所制造的压力的方法会随之而来。只有那时，我们才能真正着手处理这些大规模的问题，为让世界成为一个更安全的居所做出实际贡献。我们无法引导他人走向一个自己尚未抵达的安全之地。

实验 17：试戴安全帽，第一部分

本实验的完整标题是："试戴那顶能保护你免于一切意外的安全帽 —— 无论你是否骑摩托车。" 现在请你准备好，我们将开始这个象征性的、深具意义的练习。你想继续这个实验吗？

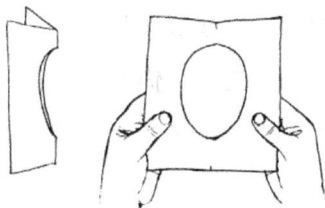

在一张纸或卡纸上剪一个大致呈头部形状、与头部大小相当的洞。你可以将纸对折，然后剪或撕出一个椭圆形——形状可以相当粗糙。

将这张纸举到与你眼睛齐平的高度，手臂伸直，观察那个洞。那就是你的安全帽……

看看它是多么没有丝毫障碍……是多么完美地空无一物、透明无瑕……是多么不会受到任何形式的伤害……

现在，假如你能一直戴着它，你将对所有灾难免疫——无论是否人为……好吧，那就戴上它——方法如下：

非常缓慢地将它移向你的脸（无脸之处）。像戴面具一样将它戴上……试戴你的安全帽——试试它的空性……它的大小……它的舒适程度……它的安全性……

把它完整地戴上，并停留在那儿……

发生了什么？那个洞现在被填满了吗……？还是依旧那样空无一物、透明无瑕……？依旧无法被伤害……？

确认一下：那个洞唯一发生的变化，就是它不断扩大、扩大，直到失去边界……它变成了无限——你所是的无限之洞，或空性、或缺席、或无物……并且意识到这空性正是你……

你个人的安全帽，已经变成了你整个世界的安全帽。在一切情境中，你都处于无危险之中。你永远无需——事实上也永远无法——摘下这顶安全帽，它正是你（借用《圣经》中的一句贴切话语）救赎的安全帽。

取下卡，再慢慢试一次，确保没有出错……

作为这个遍布全球的空隙，你是不可侵犯的。那么，你能承受让这个充满痛苦、恐怖和灾难的世界就这么过去吗？

至少，你的心告诉你，这完全行不通。难怪如此：因为这只是故事的一半——容易的一半，单凭这一半是虚假的。（最糟糕的谎言不都是半真半假的吗？）在我们的实验中，我们忽略了一个至关重要的事实。我们压抑了一条关键的证据——不是微不足道的细节，而是强烈要求被注意的事实。让我们再仔细看看那个洞。

实验18：试戴安全帽，第二部分

像之前一样举起卡片……再次看到那个洞是多么空……又多么满……

仔细检查那个"空"洞里的内容……它现在的填充物……

现在慢慢地左右移动卡片……上下移动……观察它的内容如何变化，从（比如）一双脚……到一块地毯……一把椅子……一扇窗户和窗外的景色……等等，无穷无尽……有什么是你找不到的吗……？如果外面是晴朗的夜晚，你可以在里面找到一千颗星星……

现在看看那个洞的空与它的填充物是多么完美地统一……以至于你可以说，这个无物即是万物，万物即是它……这个容器就是它的内容……

现在再试着戴上它，这一次不是单纯的空，而是实际呈现的空，体验到的空——这个空不仅是被场景充满，这个空就是场景……

再次试戴那个洞（再次像戴面具一样），感受空 - 满，感受它的大小、舒适度和贴合度……然后一直戴着它……

最后，取下它，再慢慢试戴一次……确认在任何时候，那个充满场景的空都没有变化，只是场景在扩展，失去了边界，变得无限……并确认在任何时候，你的脸和头都没有出现在画面中……

现在，关于你的完整故事，你的全部真实，是三重的。你不再只是他们告诉你你是的那个单一的东西，你实际上是：（ⅰ）全然的无物，（ⅱ）万物的总和（而作为这总和，你是完全安全的），以及（ⅲ）介于两者之间的每一个具体的东西（而作为这些，你是完全不安全的、处于风险之中）。是的，作为（ⅰ）与（ⅱ），你因自身的本质而完全不受伤害，也完全不受万物世界的压力与紧张所扰；而作为（ⅲ），你又完全被它们裹挟其中。你作为"容器"（ⅰ& ⅱ）与作为"内容物"（ⅲ）之间的差异是无限的，但分离却为零。一方面，每一样东西都只被算作它自己，只是一个东西。而你，另一方面，被算作零，也被算作无数个东西，并且也是每一个具体的东西。作为0与∞，你没有压力；作为它们之间的存在，你充满压力。

填满你那永远宁静容器的内容，正是通过它们的冲突构建出一个宇宙。马蹄铁的形成，是在锤子向下击打与铁砧向上顶撞之间；谷物的被碾碎，是因为碾磨石或滚轮在压力下相互作用；纸张的被剪断，是剪刀两片对立刀刃之间的对抗；你现在正用对立的拇指和食指捧着这本书——可以感觉到它们之间的紧张。而在所有层面上，都是如此：从"相互竞争"的粒子到相互竞争的人类个体。（人与人、世代之间、性别之间、商业之间、政党之间、教派之间、国家之间、种族之间、意识形态之间的关系——这些关系又怎能在没有压力与紧张的情况下运作呢？）从我们交战的人类到我们本能执着于的星际战争——仿佛地球上这些微不足道的冲突还不够！丁尼生（Tennyson）说得对：自然界是"以牙还牙，以血还血"的，而要把那粗野的原色调和成一抹非暴力的柔和粉红，唯一的方式就是透过一层愿望成真的幻云来看。

这是否意味着，一位不那么仁慈的天意，一只手在为你解除压力，另一只手却在加倍地施加压力？这是否意味着，你本有的内在安宁，不可避免地被这个世界的所有压力、灾难、痛苦与疏离所击碎——甚至还要为它那沉重的贪婪、仇恨与恐惧腾出空间？那么，你自己又有什么可以用来将它们拒之门外呢？你若是无压力的整体，怎能不包容每一个充满压力的部分？

是时候暂时搁置这些抽象而普遍的问题了，我们来看看几个真实的例子———共四个。看看现实中的人如何以截然不同的方式应对现实生活中的灾难，看看他们如何处理由此而来的压力，将有助于我们得出自己的答案。

（i）尼日利亚红十字会工作人员的案例

几年前，我在电视上看到一位红十字会工作人员在尼日利亚比亚法拉战争期间发出的呼吁——那是一场特别残酷的冲突。她描述平民所遭受的巨大痛苦，非常生动，毫无疑问也极其真实，无疑为她的募款呼吁提供了有力支持。然而，当时给我印象最深的，并不是比亚法拉地区的暴力、疾病和饥饿带来的苦难，而是她声音与面容中所显现的极度紧张与压力之苦。她如此的关心。她完全投入其中，毫无一点抽离。而我怀疑，正因如此，她在现场的实际效能，以及在电视上募款的表现，都因此大打折扣。她无疑是个非常好的人，或许可以称得上是英雄，但在我看来，她无法触及那种内在的安宁——而这种安宁（我希望能说明）不仅可以毫无损伤地承载世界的不安，还能以某种方式将其转化。

(ii) 休假士兵的案例

二战期间，一位三十三岁的英国士兵驻扎在印度，在喜马拉雅山度假时有了一个对他而言极其重要的发现。他重新审视了自己，以下是他对这一发现的描述，略作删减：

我所看到的是裤腿在画面的上方终结于一双鞋子，衣袖向两侧终结于一双手，衬衫前襟在画面下方终结于——全然的空无。确切地说，并不是一个头。

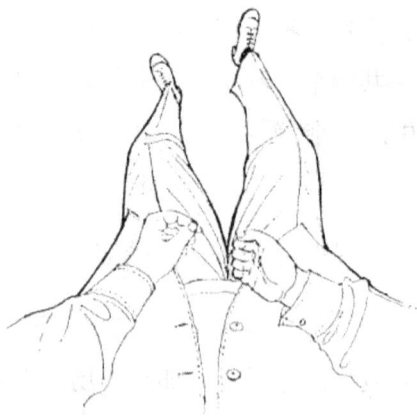

我立刻就注意到，这个"什么也没有"的地方，这个本该有个头的位置，实际上被"某种东西"深深地占据着。那是一个广袤的虚空，被广袤地填满了——一个"空无"，却容纳了一切：那具被"斩首"的躯干、青草、树木、朦胧的远山、天空……我失去了一个头，却得到了整个世界……这一体验中没有问题浮现，没有任何外在的参照，只有宁静与安详的喜悦，以及放下一个难以承受之重的感觉。

士兵的休假期满后，他回到了加尔各答的军官食堂。当时孟加拉正陷入饥荒之中。在加尔各答的街头，贫民孤独死去原本并不罕见，但此时人们正在成百上千地死去，活着的许多人也不过是行走或瘫倒的骷髅——包括年幼的孩子。在他住处门前，他不得不跨过那些乞求的身影。

他当然感到怜悯，也施以援手。但他始终保持着不卷入的姿态，保持着抽离、冷静。这并不是有意识地从周遭的苦难中撤退，不是刻意退回到他在那个截然不同（虽然距离不远）的山中所发现的那种空性中的安全与完美。然而，不可否认的是，他的确是在逃离外在世界的压力与痛苦，逃回到内在中心的无压力之境。仿佛他真的能逃离似的！仿佛这个新发现的避难所本身，就是对世界灾难的最终答案！没错，他确实以理所当然的轻松与喜悦，正确领悟了这个故事的前半部分——关于"绝对的抽离"，这是比较容易的部分。而更艰难的部分——关于"绝对的投入"——他还未能真正领会与铭记。是的：他有了一个很好的开始。他开始解决"压力"这个问题——仅此而已。眼下，他能够以一种极不真实、甚至可以说是令人震惊的平静目光俯视那些骨瘦如柴的身影。而我之所以敢如此评判，是因为那个士兵——就是我自己。

（iii）阿南达玛依·玛与拉妮

（Anandamayi Ma and Rani）的案例

在那段战时经历约二十年后，我再次来到印度，住在孟加拉圣人、先知阿南达玛依·玛的静修院里。她拥有数百万信徒。那时的她大约六十岁（我猜的），是一位仪态非凡、气质庄严的美丽女性。通过翻译（她不说英语，我不说孟加拉语），我有幸与她进行了几次交谈，话题围绕着一首传统歌谣中反复吟唱的一句歌词："我向你鞠躬，我向你鞠躬，零女神，你是所有众生中的意识。"这句歌词深深打动了我。在那个静修院里，有两件事至今留存在我记忆中。一件是分别时，玛把她头上的披巾赠予我，并说："我就是你，我就是你！"另一件是，一位拉妮（印度王妃）来拜访玛，她刚刚失去了自己唯一的儿子。玛安慰这位丧子的母亲许久。先知们一向以超然著称。然而，那次玛哭得和她的来访者一样伤心、一样久。

圣人的语录中有一些话，仿佛就是在孟加拉大饥荒期间对我亲口说的：

如果你从入定状态中出来后，依然能像从前那样行事，那你还没有被转化……人们来找我，告诉我他们的儿女开车离去时，连看都不看他们是否在哭。他们对父母的悲痛毫无动容。你看，这正是在修行道路上某一阶段的情形……你会觉得："那些我曾以为是我至亲的人，其实只是血肉之亲。那对我来说算什么？"……但后来，当你甚至从抽离本身中也抽离出来时，执着或不执着的问题便不复存在。存在着的，就是"那"。

阿南达玛依·玛对那位母亲及其悲伤，既非执着，亦非抽离。她两者兼具。她给予那位信徒的信息，也给予我（当时以及从那一刻起的每一个时刻）的信息是：我就是你。

(iv) 特蕾莎修女（Mother Teresa）的案例

与第一位个案——红十字会工作人员——在英国电视上出现的时间大致相同，另一位同样关心人类苦难与灾难的女性也出现在荧幕上，那就是加尔各答的特蕾莎修女。她身边的景象并不亚于比亚法拉战争的惨烈。然而，这两位女性之间的对比却极为鲜明。特蕾莎修女的声音与面容所展现出的，是一种内在的安宁——一种平静与宁静，这份平静并未被她所深爱与服务的那些病患与临终者的痛苦所掩盖或黯淡，反而让这份平静愈发明亮耀眼她的朋友与传记作者马尔科姆·马格里奇写道：

> 在抹除自我之时，她成就了真正的自我。我从未遇见过任何一个人像她那样令人难忘。哪怕只是短暂的一面之缘，都会留下不可磨灭的印象。我认识一些人在她离开时忍不住流泪，尽管他们只是在一个茶会上与她见过面，接受了她的一个微笑。有一次，我陪她和一位修女前往加尔各答火车站送行……当火车开始启动，我转身离去时，感觉自己仿佛将这宇宙中所有的美好与喜悦都留在了车站。

这是一个活生生的例子，展示了如何应对世界的压力与痛苦——包括自身的痛苦：也就是，毫不犹豫地跳进这一切的核心，同时又完全不被其束缚。正如艾略特（T. S. Eliot）所说的："在乎，又不在乎。" 特蕾莎修女并不像那位红十字会工作人员那样忽视她内在的平静；也不像那位英国士兵那样沉溺于那份平静。她更不是小心翼翼地走在这两种极端之间、试图达成某种明智的折中。不！她以她特有的能量与奉献精神，同时走向这两个极端，并在实践中解决了本章所提出的问题。我们的语言与信仰系统可能与她的信仰系统毫无关联，这一点并不重要。这里真正给予我们的启示，不在于她的话语，而在于她的行为——更在于她这个人本身；以及她那温暖人心的示范：如何在灾难中无压力地应对，从而真正有效地去完成必须完成的事情。

四个案例的比较

本章前面我们提到，应对压力的明智之道——尤其是应对我们所处的由人为因素造成的多重危险所带来的压力——是从根源上削弱这种危险，也就是说，从恐惧、仇恨和贪婪（或说渴望）这些根源下手。换句话说，从"疏离"下手。现在让我们看看，这四个案例在这方面各自取得了多大程度的成功。

（一）红十字会工作人员——她身上的一切都展现出她对战争及其后果的恐惧、对战争贩子的仇恨，以及对她朋友们安全与生存的强烈渴望。其结果是：压力重重，效率低下。沿着这条路走下去，迟早会陷入绝望或疯狂。

（二）那位在印度的士兵打破了恐惧、仇恨与贪婪，获得了一种平静。但他仍对一个"半真理"怀有强烈的无意识的渴望与执着——即把自己当作"空"的空间，而不是当作"充满"的空间这个"全真理"。他用这种执着来使自己与受苦的人类保持距离。说得温和一点，这种做法并不现实。他从未真正拥有任何抵御灾难的防护。其结果是：在很长时间里，他内心深藏着愧疚与压力。

（三）我毫不怀疑，阿难达玛依·玛在内心深处完全超越了恐惧、仇恨和贪欲，也超越了所有其他情绪（这份超越在我们每个人内在都存在：只不过对她来说，是有意识地如此）。毫无疑问，她与那位失去独子的母亲一同流泪之所以格外真切动人，正是因为她那丝本有的宁静毫未被扰乱。她之所以能承担他人的悲伤，是因为她自己没有悲伤；她之所以能承担他人的面容，是因为她自己无面。要真正理解这在实践中意味着什么，你必须像玛一样，持续而清晰地看见你是谁。要明白其中的要义，你此刻只需看清——你自己的"空"正为这些对她的评论空出空间。

（四）用她自己的方式，特蕾莎修女已经突破了恐惧，走向信心；突破了仇恨，走向爱；突破了贪欲，走向放下、超脱与臣服。她欣然面对人类最可怕的悲剧，是因为她内在的平安从未动摇。用我们的话说，她解决压力问题的方式，是彻底投入其中——既成为压力本身，又全然不是压力。理论上听起来荒谬？你可以这么说。但在实践中，这种方式确实奏效——而且是令人惊叹的奏效！

你也许会觉得，自己不像我前面描述的那些女性那样，是圣人或女英雄的料。但别太肯定。无数无名的英雄与女英雄在面对灾难与人类苦难时挺身而出，而她们从未把自己看成什么特别的人。她们传达给我们的信息是我们可以学习的，她们的信仰与使命则是她们自己的事。事实是：你与你所敬仰的人是由同一种"材料"构成的，而在你内在，那份无法被压力伤害的本质，与你在她们身上看到的完全一样。它同样有能力承受任何事，真的——

任何事——却丝毫不会伤及我们每个人共同拥有的那个完美而绝对安稳的中心。

我们日常的练习

我们在日常生活中究竟该怎么做？面对人类状况——灾难接连不断、或正在发生或正逼近的灾难——我们现在就可以做三件事：

(i) 我们可以停止做鸵鸟。我们可以把头从"愿望成真"式的幻想和"假装一切安好"的沙子里抬起来，不再以为我们的问题会莫名其妙地自行消失。它们不会。即便其中一个问题解决了，我们几乎可以肯定还会有一两个新的问题出现在地平线上。即使人类自造的灾难——无论是当下的还是酝酿中的——被奇迹般地避免了，其他种类的灾难也足够把人类送上末路。自然灾害是自然的一部分。人类整体，就像个体一样，与万事万物无异，都是"生命清单"上的目标。万物终将消逝。毫无保留地承认这个显而易见的事实，并对它说"是！"，这本身就是在开始削弱那种因为视而不见而造成的深层压力。而且，当我们预见并接受自己作为世界中"物"的终结时，我们就不必再额外地折磨自己，不用去猜测自己（或人类集体）死亡的时间和方式。若能平静地看待并接受"万物终有一死"这一点，它其实并不是个让人永远哀悼的理由，也不必像殡葬业者那样总是愁容满面。看看吧——它是否反而会唤起一种温柔？是否会展现出一种令人惊喜的奇妙美感？是否会消解我们对死亡，和对生命的恐惧？

(ii) 然而，感到恐惧并不是坏事，只要它能把我们驱赶到唯一真正避开危险、压力与恐惧的避难所——这个无与伦比的安全之地，也就是我们始终所在的那个"地方"或"非地方"。只需指一指，或者单纯地看看我们此刻正从中看出去的"它"，或者用任何适合我们的方法——让我们回到"家"，回到我们真正的本源。让我们安住于此，从这个绝对安全的实相中生活，而不是依附于镜中那个易受伤害的"表象"。看看这样做会带来什么，会对我们的压力造成什么影响。

(iii) 但我们也不要只停留在"容器"上，而忽略了它的内容、也就是这个世界。我们应当不断提醒自己，这并不是在两者之间寻求平衡、妥协或适度的问题，而是要彻底极端地面对一个奇特的事实：我们永远脱离了世界的压力、痛苦与悲剧，同时我们又永远被卷入其中，连同世界的欢乐与爱一起共生。因此，让我们继续探索，我们在这个世界（也就是我们自身）中的特殊角色，以及我们独特且无法预料的使命。也许这是一份卑微隐秘的工作，也许仅仅是以一个无压力、幸福的个人形象做出榜样，再加上一种对人和万物本来面貌的深切欣赏。（唯有这个"谁也不是之人"才能向所有人献上完美的欢迎，接纳他们、让他们保持原样。）但请放心，只要有片刻你真正看见了自己是"空以容万物者"，那一刻便深刻影响着所有人。你对未来最好的贡献，不在于你说了什么，甚至不在于你努力争取了什么，而在于你此刻是什么。没有什么比这种深深扎根的无压力自由、这种能包容万物的无我宁静，更具有感染力的了。

因此，这就是我们那三重的实践 —— 我们彻底务实的修行方式。无论在工作还是闲暇的时刻，没有任何一种情境是不适合或无效于"活出真相"的。诚然，这个真相虽然容易看见，却极难持续地看见。但不带着它生活，难道会更轻松吗？一个建立在多重谎言之上的人生，难道真的是一种可行的生活方式吗？让我们记得这一点，也从中汲取勇气：我们的实践并不是要去改变生活方式，而是要察觉我们本就如何在生活 —— 作为这"空性中的圆满"，作为这"完美自由与彻底参与"的惊人统一体。而请记得，以这样的方式有意识地生活，是我们能为这个灾难频仍的世界所做的最美好之事。

第十二章 超越压力世界

在上一章中，我们探讨了应对周围苦难的四种方式：红十字会的工作人员让苦难击垮了她；那位从喜马拉雅度假归来的士兵拒绝让苦难击垮自己；阿南达玛依·玛（Anandamayi Ma）则是深入她信徒的悲痛之中，却始终安然不动、内心宁静；而特蕾莎修女的方式，表面上与那位印度圣人完全不同，内在却极其相似。我们称第一个方式为明显地充满压力，第二个则隐藏着某种压力，第三与第四种方式则明显是无压力的。

在本章中，我将完成对这四个案例中第二个——即我的个案的描述，因为这是我亲身的经历，我可以完全有把握地书写；而它的结果，也将带领我们继续完成这项探索的余下阶段。

我并非凭自己的力量，而是受好运或恩典所驱，使我找到了超越压力的一条道路。我希望你也能像我一样觉得这条路切实可行。这是一条"向下走却不被击倒"的道路，它不要求我们成为英雄、圣人，或皈依任何特定信仰，而是一条此时此刻就向我们敞开的道路，我们做自己就可以。

我现在正身处加州南部西耶拉山脉的春初时节，雨后怡人的却不那么壮丽的环境中写下这些文字，重温那段"喜马拉雅"的经历，并通过讲述它来最好地介绍它、赋予它生命。我的目标未曾改变：就是将最大的注意力给予眼前的景象（包括其中我称之为"我自己"的那一部分），同时做最少的解读：就是要像第一次醒来般觉察正在发生的一切，向证据致敬。向证据致敬——我的意思是真正地鞠躬，不仅是比喻意义上的，也是字面意义上的——这是我们从现在起、贯穿整个探究过程的基本准则。

我现在抬头望去，看见那无云的深蓝天空，广阔无垠，无边无框。慢慢将目光下移，我看到一座胸廓形状的山丘轮廓蜿蜒起伏，绿黑色的山体映衬在那明亮的天光下。接着是它较近的一面，点缀着灌木的斜坡。再往下，是一片平坦的草地，浅绿色，在晨露中闪闪发光，还有一抹鲜花的色彩。一切无声而静止。到目前为止，只有景物本身，毫无观看者的痕迹……唉，这段描述掩盖了所见之物那种惊人的自足性。任何语言都无法恰如其分地表达那种崇高的给予感，那种与我无关的独立性。

继续向证据鞠躬，我看到一双儿童尺寸的鞋子，连接着一条裤腿，而那裤腿被极度缩短，几乎成了短裤。裤腿又连着一件前襟也被缩短得像窗帘短幔般的衬衫，而且在画面的底部很宽的铺开来。

没错：在画面的底部。这生物——它仅有的部分——是倒过来的。

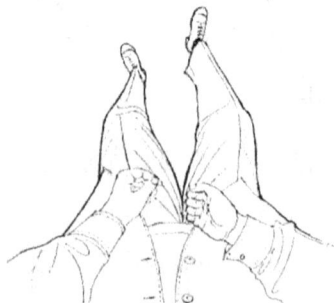

接着——当我以最深的方式向证据鞠躬……

然后什么也没有：

缺席……

而且并不是一般的缺席。（不是那种由事物的图像取代其本身的缺席，就像你试图猜出这个单词 W RD 中缺了哪个字母时，或是在我们的画面中徒然寻找一个头时那样。）我的这件衬衫在画面底部的延伸处，终止于一个空白，那是无人占据、无图像、无法想象的空白，是绝对的空无。在这里，我完全顺服于证据之中，来到这个世界上最被忽视、最被低估的地方——被"无处"所取代的地方，终点中的终点，独一无二、令人困惑的神秘之地，完全配得上我最谦卑的敬礼。我所遇见的所有其他地方和物体，四周都有背景作为衬托。它们总会在某处终止，而其他东西开始出现：无论多么庞大，它们都被某种边界——清晰的或模糊的——所包围，在那里它们结束，环境开始。除了我穿的这件神奇的衬衫。它的领口就像被某种超验的飞蛾一直蛀咬着一样。的确，这不是任何生物的啃咬，而是创造本身那神秘啃咬的显现，是"从无处突然冒出一个'哪里'"的神秘，是"从无物中跳出一个'什么'"的神秘——就像一个神圣的玩具盒里突然弹出的玩偶。所有在这终极底线之上的东西——上面的那双玩具鞋，那被截短的裤腿，那件衬衫短帘的三边——之所以看起来正常，是因为它们有东西作为支撑。那些是我能处理的，是我已掌握的，是在我的能力范围之内的事物。但这里的"这个"，让我彻底败下阵来。我来到的是一个无所依托、悬于空隙之上的所在。这是非比寻常的、不合常理的、荒谬的——这些词都太过无力，无法准确描述这种怪异之物。这里是一条支撑并强调一切事物的底线，而它本身却被一种完全的"白茫茫"所支撑和强调——被那种以缺席而显著的"什么"所支撑。在它之上，是世界；在它之下，连一粒尘埃也无——而且（这才是关键）连一粒尘埃存在的空间都没有。

让我暂时回到那个战时的士兵身份。我曾是一名工兵，隶属于工程部队。我们传统的任务是双重的———方面破坏敌方的防御工事，另一方面构筑己方的防御。而现在我的工作其实并没有太大不同。我仍然从事拆除与建造的业务，但现在是拆除优先。世上奇迹无数，但哪一个能与这项"掘地工程"相比——它直接在整个世界之下开凿通道，将其彻底颠覆？

在这领口之下

没有"之下"

更别说什么头和肩膀了

更别说连容纳它们的空间都没有

很久以前，我的状态就已经被完美地描述过了。当耶稣说他"没有枕首之处"时，我确信他并不是在抱怨自己没有床可睡。他有足够多热情好客的朋友。不是的：他说这话，并非出于抱怨，而是带着感激与惊奇，说出了他所看见并无比珍视的东西。单独来看，这句话像是一个无家可归的流浪汉的心声；但若结合其他语句来看（例如《多马福音》第 18 节中"你确实发现了初始状态（Beginning）"），这就是一个人所说的，他的出生地和家园，正是这个"无处"。它的意义与禅宗祖师无门（Mumon）所说的"无处可安放你的本来面目"完全相同。

并非说，来到这片无人之地、无物之地——或者，如果你愿意，可以称之为"永无之地"——就走到了死胡同，到了一个如此不存在的区域，以至于它毫无意义，也无法激起任何兴趣。恰恰相反。它是那不可知的深渊，从中已知之物毫无理由、毫无节制地涌出；它是所有生命和所有思想——包括关于它的这一思想——的不可思议的种子。它是每一张脸背后隐藏的那张脸。在接下来的章节中，我打算展示如何找到这个"它"，从而找到一切的意义所在，找到宝藏的宝库，而不仅仅是宝藏本身；找到资源的源泉，药方的灵丹；更重要的是，找到所有压力的最终消解之地。我们徒劳地寻找标签，那些能够贴在这个比它的任何产物、比任何存在之物都更加真实的非存在上的、恰如其分的标签。它让我们困惑，正如它曾让禅师黄檗（Huang-po）困惑，他说："它绝非单纯的无。它确实存在，但以一种我们无法理解的奇妙方式存在。它是一种既是存在又非存在的存在，一种非存在却又是存在的存在。这个真正的虚空，以某种奇妙的方式确实存在。"

在我"喜马拉雅"时期的早期，大约半个世纪前，我为这片既是"永无之地"又是"恒有之地"的地方起了许多名字。我称之为空性、容器、缺席、无物和空无——这些词至今我仍无法改进。单独来看，这些词完全不足以表达其意，但合在一起，它们彼此互补，共同发挥作用。但同时——当我认为这样能更清晰地表达时——我称之为"空间"。或者，更精确地说，"为那场景发生而存在的空旷空间"。这是一个不太恰当的表述，因为它似乎在说，我发现了底线之上的世界内容，以及底线之下的世界容器，并且它们是可以分离的。确实，在将空间与其填充物分开后，我立刻试图将它们重新合为一体。不仅如此，我还更进一步，强调它们的统一性。但伤害已经造成，蛋形人汉普蒂·邓普蒂（Humpty Dumpty）再也无法被拼凑完整。仅仅一眼就应该足以警告我：应该让我看到，整个世界——容器与内容未曾分割——是作为一个整体存在于底线之上的，在那里，它永远不会缺少容纳自身的空间。回想起来，我对这个干瘪世界的描绘是多么错误，仿佛它是块干面包，需涂抹上空间的黄油才易于消化。甚至还请你重新涂抹上我最初小心刮下的那层黄油，宣称它属于我！如此无谓的复杂化，如此对生活本质的干涉，必然会对我的生活产生影响。因此，有些时候，我让这种不真实的、无法居住的、抽象的空间弥漫在我底线之下的"无有之乡"，试图从中寻求庇护，逃避充满居住空间的真实世界，尤其是其更为悲惨的面向。于是，从喜马拉雅返回加尔各答时，我得以与那些憔悴的身影保持距离。作为"供他们存在的空间"，我在某种程度上摆脱了他们。难怪，我为这半真半假的谎言、这虚假的解脱付出了压力的代价。

　　幸好，错误并不在于基本的体验，而在于我对它的解读。谎言存在于我所见之物的意义，而非观见本身。（一直以来，这一点显而易见：当一个人将注意力180度转向内在，无论对这种观见的理解或运用多么错误，都无法看到自己本性的扭曲或部分版本。）更幸运的是，随着我越来越习惯这种本质上万无一失的内观，我最初认为自己看到的是空旷空间的观念逐渐得到纠正。随着时间和实践，我明白底线之下不存在任何避难所、堡垒或防空洞，我的生活无论如何都在地面之上展开。如果我要从这世界及其烦恼中解脱，唯一的方式是成为它们本身。

如今，若我感到完全满足，那是因为我已不再是任何形式的容器，而是满足（content）于我的内容（content）本身。

实验 19：内外合一的世界

向外指向场景，注意内容与容器的绝对合一……

现在向内指，指向完全相同的事物……

注意你的手指转向没有带来一丝一毫的差别……

看到内观并不比外视更强调空间，正如外视并不比内观更强调填充物……

看到认为你有一个内在世界和一个外在世界的想法是多么荒谬……

在本书的剩余部分，我们将详细探讨如何通过直面压力而非逃避来释放它。

我们将看到，运送这些"有毒废物"的道路不是向上向外，而是向下穿过——一直到世界的边缘，那里才是安全倾倒之地。我们将揭示，压力的终极答案——它的最终处置——存在于你最低的部分（被误称为你的"顶髻"）已被处置之处，而其余部分已被颠倒跟随其后。

别惊慌！连同你的所有"垃圾"，那个最令人压抑的念头——关于你自身死亡的念头——也将被倾倒。倾倒在何处？就在这本书底边稍下方。继续读下去，读到页面尽头，直到你到达世界的尽头，然后看……

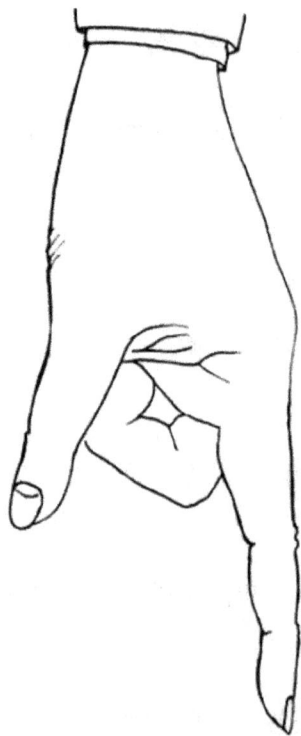

第三部分　压力与人生阶段

那自在之物，那绝对之物，不仅已从生活中消失，而且在人们眼中已变得荒谬可笑。

——克尔凯郭尔（Kierkegaard）

他之空无，乃是成为万物的唯一途径；他之无有，乃是拥有万物的最真之道。

——约翰·史密斯 剑桥柏拉图主义者（John Smith the Platonist）

只要我执着于此或彼，我就不是万物。

——埃克哈特（Eckhart）

"现在，"她说，"我知道你生病的原因，或者说主要原因了。你已经忘记了你是什么。"

——波爱修斯（Boethius）

我们所承受的压力形式，取决于我们个人的境遇和性情，但也很大程度上取决于我们的人生阶段。在第三部分，我们将探讨童年时期的压力，那时，成为人类的代价是遗忘我们是什么；成年时期的压力，那时，应对我们的人性——孤独、无聊、内疚、失败等等——的代价是记起我们是什么；以及临终时的压力，那时，获得善终的代价是安住于我们是什么，安住于那不朽的本质——原因很简单，因为它从未真正活过。

在第三部分，我们来到了前言中描述的泳池的深水区。对于一些读者——那些觉得还没完全准备好继续前进的读者——来说，现在可以回到那些他们感觉游刃有余的章节，然后直接阅读关于日常练习的最后一章，那些练习是为我们所有人准备的。如果你决定跳过第三部分，暂时避开深水区，请记住，那里的水仍然是 H_2O[1]，与你现在所在的水域并无不同。更多的水并不意味着更多的本质。无论是试探性地将脚趾伸入那本质，还是纵身跃入其深处，你都拥有它的一切，你就是它的一切。

第十三章 童年与青少年期

女巫及其七重咒语

现在我们来谈谈最初降临在我们身上的压力，那是在我们年幼的时候。

有没有比一个童话故事，一个关于所有土地上的孩子，献给所有年龄段孩子的，充满魔法——既有善良的白魔法，也有可怕的黑魔法——的故事，更能恰当和充满希望地触及我们主题核心的方式呢？

很久很久以前，在最偏远的乡村，住着一对老夫妇，他们有七个女儿。他们是一个充满爱和幸福的家庭，但却非常贫穷，以至于他们最小的名叫明眸的女儿不得不离开家，去广阔的世界寻找她的命运，而她对此一无所知。经过数周艰难的跋涉，她来到了一座美丽繁荣的城市，那里由一位女巫统治。这位邪恶的仙女对她所有的臣民施加了一个七重咒语，这个咒语像强大的压力机一样，将他们缩小到原来体型的几分之一，让他们畸形怪状，从内心深处折磨他们。经过这样的改造，他们被授予了皇室的认可和公民权。结果是，尽管人们在其他方面都很富裕，但他们都是侏儒或矮人，可怕地畸形，像许多青蛙一样在华丽的街道上跳来跳去。而且，他们都是跛脚的，被青蛙附身的青蛙。

因此，筋疲力尽的明眸，已无法再继续前行，面临着一个痛苦的选择。要么她可以蹲在城门口，成为一个靠垃圾残羹为生的乞丐——虽然没有残疾，却要承受孤独和饥饿的弃儿所遭受的一切压力；要么她可以屈服于被矮化、变形和变得疯狂，从此过上富裕的生活，但内心却承受着巨大的压力，因为她清楚地知道，为了换取他人的尊重以及自己舒适的生活，她付出了多么可怕的自尊代价。看起来，无论选择哪条路，等待她的都将是充满严峻且持续不断的压力的人生。

然而，遵循所有正统且真实的童话故事的模式，我们的女主人公既勇敢又聪明。最终，她想到了（我们稍后会看到）一种击败这个体系的方法，用她自己更强大的白魔法来对抗邪恶仙女的黑魔法，从而避免了两种压力。

事情是这样的：

皇宫有个惯例，会定期为儿童和外国人举办御前宴会，明眸也让自己被吸引参加了一次。女巫欢迎了她的客人们，让他们安顿下来后，挥动了她的魔杖。他们都陷入了恍惚之中，女巫便这样对他们说道：

"今天，我的职责是让你们初步了解成为这个王国公民的意义。为了国家的良好秩序，我将对你们施加七重咒语：

第一，从此刻起，你们的巨眼将闭合，你们将通过一对微小的窥视孔来窥视这个世界。

第二，过去的几年里，我的一个名叫窥视者的使魔，一直饥渴地从它的玻璃笼子里盯着你们。现在这个咒语将窥视者释放出来，去接近你们，侵入、监视并占有你们。我命令你们做个好主人，欢迎这个将伴随你们一生、控制你们、消耗你们的能量并最终杀死你们的寄生虫。

第三，你们将不再像风一样无拘无束地自由驰骋。我已经用我的网抓住了你们，并将你们永远囚禁在一个盒子里。

第四，你和你的至爱将被拆散，并被改造得从此以后水火不容：对抗将成为这座城市的第一法则。

第五，我强大的魔法摧毁了你们永远静止不动，让城市欢快地围绕你们舞蹈的能力。从今以后，是你们在移动，拖着你们自己在这死寂的街道上徘徊，最终停滞不前。

第六，随着我这魔杖一挥，我将你们从无限的财富贬为赤贫。我将你们的财富置于遥不可及的地方，将它们散布在遥远的地方，因为戏弄你们让我感到有趣。

第七，也是最后一点，你们将毕生渴望今天失去的一切——不断寻求，寻求你们内心渴望的东西，却几乎不知道那是什么。"所以，我的孩子们，我已经如我所愿地控制了你们，把你们都缩小到了法定的尺寸和形状，并且正确地监视了你们。

现在，当你们醒来时，你们将不会记得这迷人的咒语。从此以后，这七重咒语对你们来说将是颠扑不破的真理，是像你们呼吸的空气一样基本且理所当然的生活事实，以至于你们从未思考过它们。或者——更重要的是——从未正视过它们。

那么，醒来吧，开始你们作为我王国真正公民的新生活……

现在碰巧的是，明眸像其他人一样，也很容易就受到了女巫的影响——除了第二个咒语。并非是可怕的窥视者未能挣脱它的玻璃笼子并侵入她，而是这种侵入太过真实且具有毁灭性。她并没有像热情的女主人那样容纳那个寄生虫，或者至少容忍那个瞪着眼睛的怪物，而是遭受了如此多的伤害、羞耻和压抑的愤怒，以至于每个人都注意到了她的怒容和下撇的嘴角。岁月流逝，她对这位不请自来的客人变得越来越无法容忍……

直到有一天，当她完全长大成人后，她偶然发现窥视者有个弱点。它时不时会放松警惕，打个盹儿。那时，趁其不备，它的控制力减弱，便能突然被驱逐出去，并在短时间内被保持在一定距离之外。更重要的是，每次明眸成功地出其不意地驱逐窥视者，她都发现自己能将那个怪物推得更远一点，并保持得更久一点。很快她意识到，由于她奋力反击，它的力量正在减弱，而她的力量却在增强。她越来越频繁地鼓起勇气和力量，将那个怪物远远地伸直手臂抓住，然后把它塞回它的玻璃笼子里。直到最后，它放弃了试图重新接近她，而是安全地待在玻璃后面和安全的距离之外，不再是寄生虫，而是越来越像一只宠物。它变得像一只优秀的看家犬，清楚地知道它在室内是多么令人厌恶，而在室外和它该在的地方又是多么受人喜爱。就这样，那令人厌恶且致命的窥视者，邪恶女巫的使魔，摆脱了它的女主人和她的咒语，重新过上了自然的生活，做回了它本来的样子，回到了它该在的地方。因此，明眸为了纪念它总是忠诚地注视着自己，它真正的主人，将它重新命名为菲德莉亚（Fidelia）。或者，当心情好的时候，就叫它老瞪眼。

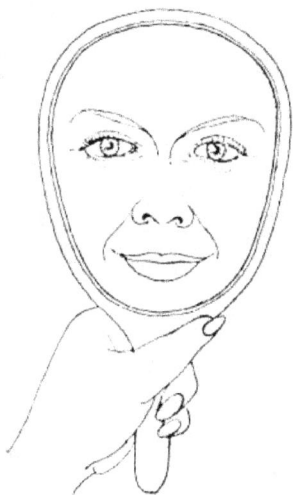

　　然后，在打破了那最邪恶的咒语之后，她很容易就能一个接一个地打破其余的咒语。她很快就认识到，所有七个咒语，看似威力强大，实际上都只是虚张声势，女巫的魔法虽然颠倒了市民们对自身身份的认知，但对他们本来的样子却毫无影响。一旦你有足够的精力、勇气和决心去对抗她吹嘘的魔法，就会发现那不过是障眼法而已。

　　明眸越来越珍视这个令人喜悦和解放的发现，她小心翼翼地向她更亲密的朋友们谈论这件事。最终，她们中的几个人也意识到，她们也不必继续容忍那个寄生虫，也不必继续半盲着，或者被囚禁在盒子里，或者畸形，或者无力让世界因她们的静止而舞蹈，或者沦为贫困，她们可以像出生那天一样，不受这些诅咒的影响。而这些朋友又向她们的一些朋友展示了如何打破这七重咒语……

就这样，在那座城市里，一个地下组织，一个抵抗运动成长起来，并且一直发展到今天，他们致力于揭露这个体系是一个巨大的骗局，一个游戏中的游戏。如果你把它看作是一个游戏和一种假装，那么玩这个游戏是没问题的，而且可以释放压力；如果你不这样认为，那么它就是完全错误的，而且会累积压力。因为抵抗运动的成员并不明显地不合常规，或者反社会，或者扫兴。在没有破坏性的地方，他们扮演着被迷惑的角色，至少和那些认真对待它的人一样成功。哦，那些人是多么的认真啊！

事实上，抵抗运动绝非反社会，它深深地关心着这座城市的福祉——甚至是生存。最终，黑魔法会连同施法者一起毁灭施法者的受害者。女巫的咒语——毫无疑问，它们在过去漫长的岁月里促进了城市的繁荣——正变得越来越适得其反，并具有大规模自杀的性质。特别是，第四个咒语——对抗——已经完全失控了。这种曾经可以容忍的魔法，正在不断滋生出将城市本身置于致命危险的邪恶力量。

而你，亲爱的读者（在全神贯注地完成了我们的实验，其目的是打破那七重咒语之后），现在已是抵抗运动的一员。你属于那个不断壮大的生存团队，这个团队认识到，我们作为个体人类和作为一个种族的希望，在于像我们的女主人公一样，从我们的迷惑中醒来。并且认识到，没有任何改革——无论多么激进或开明，无论它们被贴上宗教、心理或政治的标签——任何让改革者和被改革者都沉睡在七重噩梦中的改革，都无法拯救我们。

而且，即使我们暂时能勉强应付过去，它们中的任何一个都无法治愈我们的压力。问题是：我们怎样才能像依偎在我们膝上发出咕噜声的猫，或者在摇篮里咿呀学语的婴儿，或者在头顶盘旋俯冲的燕子一样无忧无虑，却仍然是完全的人？答案是：只有通过有意识地让自己像它们天生免疫女巫的巫术一样免疫。只有通过向证据致敬，而不是向权威低头。

当我们还很小的时候

我们的童话故事就讲到这里。现在我们回到现实生活，回到一些真实孩子的故事，以及你个人的故事。是的：是关于你个人的。

关于你自身体验中的你，作为第一人称单数的你，作为你真实身份的你。也就是说，关于在那个邪恶仙女把你缩小之前你的样子，以及你现在看到的样子——说实话——她根本没做那样的事，那完全是一个巨大的骗局。换句话说，关于你那时无意识地，从你的底线和源头活出的样子，以及你现在有意识地，从同一个地方活出的样子，在那里，无有爆炸成万有。我当然指的是那些但你没有忽视这个的时期，没有古怪，也没有心不在焉的时候。

那个真正称"我"的第一人称的你，从未降生到这个世界。它是降生到你之内的。对你自身而言，你从未是一个年幼的事物，也从未是任何事物。在各个方面，你都与你周围的人——或者更确切地说，你之内的人——形成对比。是他们渺小，而不是你。是他们坚实、不透明且在移动（这意味着承受压力），而你则是广阔、透明、不动且非常自由自在（这意味着没有压力）。你向下看（不，是向上看）的那些矮胖蹒跚的腿，你向外看去的那些不安分的手，连同所有那些来来往往的物体和同伴，都承受着压力——经常是严重的压力——因为它们是事物，而事物就是那样。另一方面，你并非如此——因为你从未是任何事物。

有些孩子，坚定地保持着第一人称的视角，一直如此。他们过去被称为天真无邪的人。如今，他们被贴上智力低下、弱智、白痴的标签。作为局外人，他们经常被隔离在特殊的机构里。但当然，大多数孩子不会长时间保持天真——这包括你和我。被迷惑的我们，会假装任何事，相信任何事，做任何事，只是为了避免成为那个格格不入的人，被留在寒冷之外。我们是合群的人，都渴望融入这个体系，渴望接受修剪和塑造的过程，无论它多么痛苦。

在某些情况下，这个"手术"开始得出奇地早，在另一些情况下则出奇地晚。没有硬性规定。

一岁零六个月大的西蒙·奥利弗被问到西蒙在哪里。他径直向外指去。他仍然是无限的，与周围的景象并无分别。然而，他立刻回应自己的名字，而不是别人的。即使在那么小的年纪，他也走在成为完全公民的道路上。修剪和压缩已经开始。但在接下来的几年里，他仍然具有韧性，富有弹性，迅速恢复到他那没有尺寸的真实大小。导致最终收缩和物化的过程——对他和我们所有人来说——是漫长而常常令人痛苦的。通常，这个过程会持续到我们的青少年时期，对我们许多人来说，它从未完全完成。幸运的是，作为孩子，我们有一种奇妙的方式来处理发生在我们身上的事情，甚至可以在一段时间内两全其美，击败这个体系，通常还不声张。为了社交目的和特殊场合，我们不仅能够成为，而且非常需要成为那个名叫西蒙或其他名字的小男孩或小女孩——

那个独特而有限的人类。但是为了私人目的，而且可能在大部分时间里，我们都很清楚如何打破女巫的盒子，并向四面八方扩张。（"扩张"这个词并不能完全表达这种范围如此之广、执行如此之快、感觉却如此放松的宇宙级事件。）在我们学会越来越熟练地玩这个荒谬、危险但又必需的游戏——仅仅成为世界上的一个居民的同时，我们仍然保留着与世界和谐一致的诀窍。

四岁的约翰独自在花园里玩他自己的游戏。妈妈从屋里叫他进来。他拒绝了邀请，解释说："我不在！"然后，在表明了他的立场后，他开始玩妈妈的游戏，像个"好孩子"一样进了屋。像个好孩子。（我们所有人都一直表现得像好——和坏——男孩女孩一样，直到我们真的变成了那样——至少我们是这么认为的。）

五岁的凯特（我们之前见过她）从学校带回家一张教职工和学生的集体照。她告诉妈妈每个人的名字，直到指到前排的自己。"我不知道那是谁，"她说，"我以前从未见过那个小女孩。"

皮亚杰引用了一个男孩的例子，那个男孩告诉他自己有个名叫约翰的兄弟。当被问到约翰是否有兄弟时，男孩坚定地回答："没有！"

在餐桌上，五岁的托马斯宣布，如果他吃完剩下的米布丁，他就会饱到天花板。

六岁的彼得站在浴缸里，低头看着自己，突然喊道："我没有头！"

我的朋友卡罗琳告诉我，她清楚地记得九岁时和家人围坐在桌旁玩牌时的尴尬：她不明白为什么她母亲坚持她在数玩家人数时要包括自己。别以为卡罗琳是个傻瓜：她后来获得了哲学专业的优秀学位。如果你仍然难以相信一个九岁的聪明孩子会如此糊涂，那么看看哈基姆·贾马尔（Hakim Jamal）十岁时写下的关于自己的话呢？"我知道我的胳膊和身体是黑色的，我能看到它们，但我发誓我的脸是白色的，如果她（童星秀兰·邓波儿（Shirley Temple））见到我，她会回报我的爱。"毫无疑问，他是个非常聪明的男孩。（实际上，在这个童年幻想的背后隐藏着一个世界非常需要的真理。假设哈基姆和秀兰相遇了，谁会拥有黑色的脸，谁又会拥有白色的脸呢？那将是一场颜色的互换。事实上，我们所有人真正的肤色——我们实际拥有并与之共存的肤色——完全是相同的颜色，那根本就不是颜色。减少种族压力的最不具争议且影响最深远的方法，将是从学校开始普遍承认这个不言自明的事实。所有男人和女人天生自由——更正：省略"天生"——是自由、平等且没有色素的。在人权宣言和南非共和国宪法中加入一项这样的条款怎么样？）

我们长期遭受的物化——以他人眼中的我们取代我们眼中的自己——是正常的、不可或缺的，并且在某种意义上是完全自然的。但从很小的时候起，我们就感受到这是不自然的、不公正的、令人愤慨的。我们在重重压力下长大。

A. A. 米尔恩，他对儿童心理的洞察力如此敏锐，无疑源于这样一个事实——幸运的人！——他自己从未完全长大。他写了一首诗，名为《幼儿园的椅子》。诗中，三岁的克里斯托弗·罗宾坐在其中的一把椅子上，是一只巨大的咆哮的狮子，吓得他的保姆魂飞魄散。在其他的椅子上，他是一艘扬着全部帆的航行中的船，是一位在亚马逊探险的探险家。根据米尔恩的说法，克里斯托弗·罗宾不是在扮演狮子，也不是在想象自己是一艘船：在那一刻，他就是那只狮子，那艘船。（用我们的语言来说，作为没有结构、形状或界限的空性，他可以自由地用任何他喜欢的东西来填充它，并将自己感受成那样东西。）然而，那间幼儿园里的第四把椅子，给克里斯托弗带来了一个严重且持续存在的问题。那是一把靠着餐桌的高脚椅，在那里他被要求"规矩一点"——这意味着仅仅成为每个人坚持认为他是的那一个小小的东西。他抱怨道："我试着假装那是我的椅子，而我是一个三岁的婴儿！"扮演狮子、船，或者任何你能想到的东西，都没有困难——只要他不被困住并被定型——而且充满乐趣！而仅仅成为一个小小的个体——一天很多次，最终甚至一生如此——却困难重重，毫无乐趣可言。

绕过压力瓶颈？

儿童和青少年压力的累积几乎不足为奇。事实上，考虑到他们正在遭受的磨难，令人惊讶的是压力竟然没有更加严重。从拥抱世界到几乎被世界拒之门外，从审视世界到被世界审视，从成为世界的太阳和中心到成为其行星小行星中最微不足道的一个，从融入世界万物到与之对立，从拥有无限的支持到被抛掷于自身微薄的资源，从比富翁还富有到比他门口的乞丐拉撒路（Lazarus）还贫穷，从成为不可动摇的磐石到成为拍打它的海浪泡沫中微不足道的一点——你能想象出一种更严峻、更复杂、更艰难的成人礼，以此加入这个名为"人类"的氏族，这个部落中的部落吗？

可以想见，某些忧心忡忡的家长——意识到这些成人仪式不过是虚幻的表演，是社会对其最天真无邪、最不设防的成员施展的残酷骗局——便会竭力使子女免受他们曾亲身经历的煎熬。人们常问我：为何我们的孩子必须重蹈覆辙，重复我们的错误并承受所有苦果？与其让他们沿着那条危机四伏、令人窒息的羊肠小道，从婴儿时期的无限之境艰难跋涉至觉醒后的无限之境，为何不让我们稍加助力，使他们直接从康庄大道抵达另一条通途，彻底避开那条狭窄的瓶颈之路？毕竟，那些关于孩童言行中闪现智慧光芒的记载——展现他们如何鲜活地感知自身无限性——从婴儿期到青少年期始终绵延不绝。若将这些珍珠般的时刻串联起来，难道不正是一条从伊甸园直达应许之地的捷径，足以绕开埃及为奴的苦难与旷野漂泊的艰辛？

这番颇具说服力的论述，与我辅导学童的经历不谋而合。尤其记得佛罗里达与加州的两桩旧事。

某校长曾邀我见"一个相当特别的讨论小组"，十岁上下的孩子约莫十二人。他们兴致勃勃做完系列实验（其中几个您此刻已很熟悉），我们便开始探讨其中深意。孩子们显然都领悟到了真谛，好几个口若悬河，尤其关于"独眼"及它所揭示的"内在之光"。有个男孩盯着镜中自己的脸，突然兴奋地比喻说这就像块强力磁铁，把脸上乱七八糟的东西全吸走扔到镜子后面，活像处理一堆铁屑。另一个孩子对"一个人的生命中心并非某个生命体而是万物之源"的命题产生共鸣，脱口道："没错！而且这根本不会让你骄傲！"我不禁暗自将这群童言稚语与某些成人讨论组比较——那些成员的人生阅历可是孩子们的四五倍啊——最终觉得"优势"二字实在当之有愧。这倒让我想起当年那个逃学去圣殿与威严长老论道的同龄男孩，他同样发现自己的眼是独一的，全身都充盈着光。

第二次的经历与第一次截然不同，却同样令人难忘。那是一个约二十名青少年的班级，我们盘腿坐成一圈。生平第一次也是最后一次，我突然心血来潮，自称是著名的整容医生哈丁博士。（在美国得用＂博士＂而非＂先生＂的称谓。）

＂在座可有哪位对自己的脸不满意？＂，我问道（反应显而易见——所有人都不同程度地厌恶自己的容貌）。＂很好，现在我要为你们实施手术。这次拉皮将即刻生效、毫无痛感、完全免费、彻底洁净，并可能改变你们的一生。＂（人群中响起混杂着紧张、窘迫与怀疑的抽气声和窃笑...十秒钟的寂静...）＂好了，手术完成！举起你们的化妆镜看看，你们的脸部现在已从肩膀上方完全提升到了现在的位置...你们知道医院病理实验室的运作吧？那里必须隔离培养菌和其他标本以防扩散感染，方法就是用玻璃容器密封它们。没错，我就是这样处理了你们那些不受欢迎的面部特征。看它们被牢牢禁锢在那道玻璃墙后面，就像病理实验室里最严密封存的标本，再也不可能逃出来困扰你们了。＂

最后我向这些年轻人郑重声明：这绝非寻常的派对游戏，而是最高级的美容疗法——当那些面部特征回归它们应在的玻璃后方，你们会发现自己的容颜焕然一新；当紧绷的线条舒展开来，旁人也将感受到你们由内而外的魅力。毁掉容貌的从来不是五官本身，而是它们僭越的位置……虽然无从考证这场无菌手术式闹剧的长期疗效，但可以肯定的是，那次操演绝非普通嬉戏，它恰逢其时地出现在那些孩子的成长轨迹上。

在众多可援引的案例中，这两例已足够阐明我的观点：许多（若非全部）青少年都愿意——甚至渴望着——在适当引导下卸下伪装，破除物化，重获清明。

既然如此，让我们回到最初的问题：为何不给予他们持续而审慎的鼓励（兼顾不同年龄与性情特质）？当孩子们极可能在这场"自我物化"的致命游戏中越陷越深（这场永显荒诞、时而病态、偶致毁灭的假面舞会，这场永无止境的"第一人称扮演第三人称"的悲剧），直至耗尽生命——我们怎忍心纵容他们踏入这场煎熬的仪式？

答案在于：无论这种规避多么理性、多么用心良苦，终究行不通。苦难的隘口无法绕行。即便找到捷径，抵达的也必是错误终点。若过度保护的父母真能让孩子避开"独立物化"的炼狱，等待孩子的绝非"无分别空性"的天堂，而将是发育不全的灵薄狱。白痴最擅长把那个潜在的寄生者——窥视者——永远无菌地封存在玻璃后方。

为何行不通？因祖先的历程不容篡改。任何生命发展过程中，关键阶段皆不可跳过。正如你在母腹中必须重演从最低等的阿米巴原虫形态到最高等类人猿的所有进化阶段；出生后，你也必须经历人类先祖"自我物化"的全过程（逐渐变得离心化、具象化、第三人称化）。作为个体，你无权跳过这场祖先冒险的重演。唯有沿着与先祖相同的路径——只是对你而言这条路已被拉直重塑得几乎面目全非——你才能抵达现今崇高的进化位阶：他们耗费无数世代完成的历程，你只需出生前的九个月与出生后相近的年岁便能完成。历史不容超越，只允许压缩。它拒绝被绕过，却乐于被飞速穿越。

实际的结果是这样的：时不时地提醒孩子们他们的身份是一件好事且安全的事情，无论是在像我刚才描述的那两次有预设的场合，还是在不那么正式、心血来潮的时候——只要提醒是简短、轻松且不频繁的，足以让孩子们自由地做出自己的选择。但是，持续不断的、强迫性的提醒既不好也不安全。尤其当这些提醒，再加上正常的家庭关系压力，读起来更像是父母的命令，而不是随意的唤醒记忆。孩子们不应该在两种矛盾的信息之间挣扎——一种（来自他们的父母和少数朋友）坚持说他们与外表相反，另一种（几乎来自所有人）则说他们就是他们外表的样子。其结果很可能是困惑、愤怒，或者两者兼而有之，以及比那些充满爱意的心想要竭力避免给新一代带来的压力还要糟糕的压力。

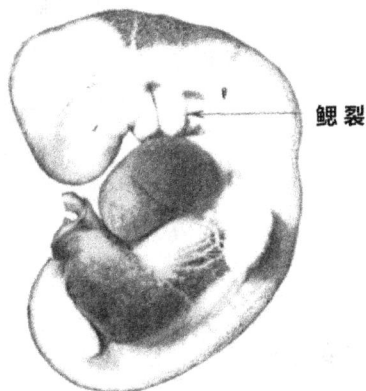

鳃裂

受孕后二十五天，你清晰地带有你鱼类祖先的鳃的痕迹，并且生活在它们的小型海洋中。

不：我们八岁以后不可能摆脱"物"的状态，就像我们出生前八个月不可能摆脱"鱼"的状态一样。

我们能够并且应该避免的是，不必要地停留在"物化"的状态哪怕一刻。如果我们的孩子，以及他们的孩子，和他们的孩子，在未来的几十年和几个世纪里，越来越早地从"物"的状态中脱离出来，进入"非物"的状态，那将是完全自然的，完全符合规律的，并且与我们所有的历史相一致的。我的两位最亲爱、最清醒的朋友——双胞胎理查德和戴维·朗——十七岁时就一同经历了这种转变。（现在他们年龄的两倍还多，却从未回头。）我敢断言，终有一日，人们会认为十七岁才将面孔卸下、封存于玻璃之后隔离，实在是为时过晚。

因此，我要对那些忧心忡忡的家长说：忠于自己，便不会辜负孩子。强迫成年人认同你珍视的价值观已是粗暴且徒劳——对孩子施压则更为不堪。这既失尊重，更属滥用权威。管好你自己的事。守住你的底线与终极之境，活出你"缺席"的本真，成为那个原原本本的"第一人称单数"——但不必日日登上屋顶或餐桌布道。当你活出真我，其声自震，家人终将在需要时听见。

回答孩子根本性提问时，当简洁明晰，莫借机说教。切记：他们必先寻得面具，方能卸下面具；其智慧源于谬误的觉醒，其安宁来自冲突的调和，其超脱得自压力的淬炼。

你越早全心接纳孩子必须历经压力、参与这场七重祖传游戏（这场成人必经的成人礼），他们便能越早通关，欣然与你同归那无压无争的赤子之境。

朱德尔（JUDAR）与宝库

本章以我们新编的童话开篇，以两则古老传说作结。三个故事虽文风迥异，却指向同一终极体验——这体验既最富革命性又最平凡无奇，既最出人意料又最显而易见。错过它，便如同错过生命班车，徒留原地成为压力的纪念碑。

且说贫苦渔夫朱德尔的故事。他寻得世间隐秘宝库，叩响门环。持斧守门人喝道："伸长脖子，让我砍下你的头颅！"朱德尔毫无惧色照做，斧落竟无痛楚。他发觉守门人原是无魂躯壳。历经奇遇后，他终获四大珍宝：天界罗盘：持之则天涯若比邻，剑：持之可诛万灵，玺戒：持之则掌控寰宇，灵视墨壶：持之可洞悉世间一切宝藏。少年将四宝尽收囊中。

这个《天方夜谭》(Arabian Nights)中的故事向你诉说着什么？且听分解：你完全有理由在生命之海中垂钓未知的珍宝——事实上，你寻找的正是那份被诡计夺走的无限财富。你曾愚蠢地用它换取一颗肉丸，这颗荒谬的肉球如今却盘踞在你肩头。你贫穷而富有冒险精神，至少心灵依然年轻。这场骗局与荒唐交易带来的刺痛仍未消退，这桩亏本买卖（世上还有比这更糟的交易吗？）促使你四处搜寻那个模糊的目标。直到某天，命运突然垂青，让你发现了世间宝库。你怀着孤注一掷的勇气长久叩门，又以更大胆量支付"一颗头颅"的标准入场费，最终取回属于你的财产。这些珍宝既熟悉又崭新——因痛失而珍贵，因渴求而璀璨，因重获而完美，其价值已远超往昔。昔日它们如阳光般自然寻常，如今却焕发着超越日晖的圣光，同时又比任何时候都更平凡，平淡到难以言喻。

外界众人没有资格评判你的价值。唯有在此境，你方能自鉴真章。表象上你不过一介凡人，实质上你即是存在本身，拥有超乎想象的丰盛与权能。

诚然，你已足够幸运。唯一所需，不过是重拾幼时被讥笑蛊惑所蒙蔽的那份纯真。

马的故事

我们第二个传统童话来自北欧。它可以用几句话讲完。本质上，这就是那个从童年起就束缚着所有人的古老咒语。而且，低头看一眼手中的镜子，比我说任何话都更能揭示秘密、打破咒语。

七个年轻王子被女巫变成了七匹小马。当他们的头被砍下并放在尾巴位置时，他们就恢复了王子身份。

请注意，不仅是砍下头，还要把头颅摆在后腿旁边或之间。好像他们余生都要用这些头颅来踢足球似的。

用本章开头我们自己的故事来说，当可怕的"窥视者"被放回属于它的位置后，就不再是寄生虫，而变成了玩具。结果是：明眸重获明亮双眼。她不仅是公主，更是掌管国库钥匙的女王。

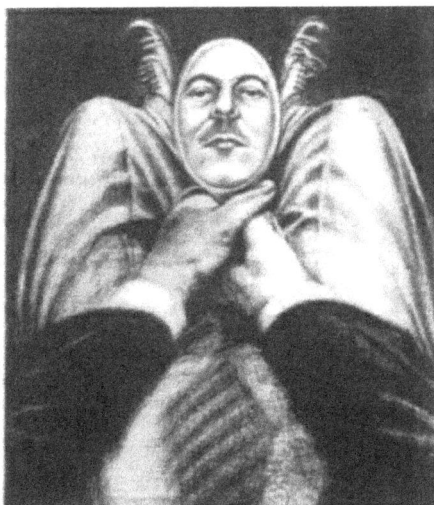

三十年前我画了这幅自画像，虽不美观，但至今仍让我觉得
颇有道理。

第十四章　成年阶段

（一）导言

当你读到这里，并且认真完成了之前的实验，你应该已经明白了其中的关键。这其实很明显——除非你真正认识到你是什么，否则你不会知道什么叫做"显而易见"。

这里说的"看到"，不是指理解（这个"什么"会让人困惑，让人陷入一种清醒的愚蠢状态），也不是指相信（它太神秘以至于难以置信，会让人震惊），更不是指感受（尽管很神秘，但它比这些文字的白纸背景还要平淡无奇）。不，我说的就是你看任何东西时那种最普通的"看"。区别只在于你看的方向：是看向你是什么，还是看向别人看起来是什么。看的方式本身并没有不同。

当你看向自己内部时，对你来说，你一直都是、也将永远是同一个你——不会改变，没有年龄。但在别人眼里，你已经长大成熟，现在是个成年人了。这就是他们看到的你。在成长过程中，你学会了用他们的眼光看自己。你变得很擅长玩一个特别的游戏——可以说是一个高难度、需要技巧的体育项目，叫做"离心"：从自己身体里跳出来一米远，在半空中转身，回头看别人是怎么看你的。现在，虽然你没有完全退出这个游戏，但你玩它的方式，更像克里斯托弗·罗宾，他假装自己是一头咆哮的狮子或是一艘航行的船，就像你小时候假装自己是时速 100 英里的火车头，或是一朵静止的粉红色晚霞一样。对你，这位玩家而言，你已经发现自己实际上是原型般的非玩家，是不可动摇的，永远像磐石一般，不会耍任何花招或玩任何游戏。你没有任何理由或借口再将你局部的外表（regional appearance）与你中心现实（central Reality）的实相混淆，或者否认它们在所有方面都是对立的。

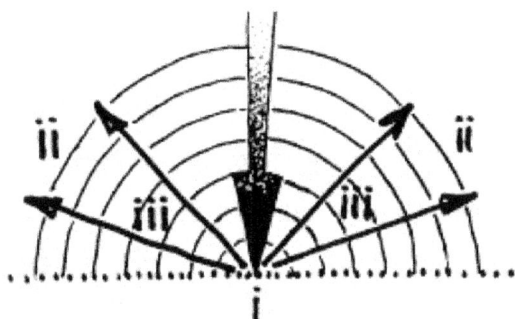

由此可见，你现在能够以本书所倡导的方式应对成人生活的压力。实际上，你通过区分三个区域来实现这一点：（i）你在最近距离的状态，即完全内爆之处；（ii）你在最远距离的状态，即完全爆发之处；（iii）以及介于两者之间的一切——你的裂变产物（可以这么说），你多层次的宇宙。作为第一种状态，你不可能感受到压力，因为你内心没有任何东西可以被施加压力。作为第二种状态，你也不可能感受到压力，因为你之外没有任何东西可以施加压力。然而，作为第三种状态，你不仅能够感受到压力，你本身就是由压力构成的：你就是所有的压力。世界靠它运转，作为世界的一部分，你也靠它运转。对此你无能为力。

那么，我们在此提供的就仅仅是这些吗——不是减轻压力，而是安置压力——将它送到它所属的第三个区域（iii），在那里你完全被它裹挟，甚至就是它本身？我们提供的不是改变你压力的数量或严重程度，而仅仅是一种将自己从压力中抽离出来的技巧？

绝非如此！我们提供的是一种最彻底、最深远的压力缓解。它是这样实现的：觉察到你的压力在哪里，不在哪里，把它送到它所属的地方——这本身就足以极大地改变它。（例如：当"我对战争局势感到焦虑"变成"战争局势是一种焦虑"时，焦虑很可能会有所减轻。而当"我如此的沉浸在爱恋中"变成"她是如此可爱"时，这段爱情的发展很可能会少一些波折，爱也更真挚。）因此，实际上，在第三个区域里（iii），你存在两种压力，必要的压力，即构建和驱动宇宙的必要压力，以及不必要的压力，即你通过想象自己基于那里，并生活在那里（而不是在第一个区域）。简而言之，健康的压力和有害的压力。

这一切都相当抽象，只是问题的骨架。在本章中，我们将为它披上血肉。我们将选取成人生活中一些主要的压力表现——大多数人都有的烦恼——并根据上述原则逐一进行审视。这需要我们在每种情况下区分两种压力——一种是不可避免且令人振奋的，源于事物的本来面目；另一种是可避免且令人麻木的，源于事物并非如此，源于错觉。

我们不会试图涵盖所有因错觉而产生的痛苦和无谓压力的情形，只讨论一些典型例子。这些例子足以说明：同一个原则（即针对错误和多余压力的唯一解决方法）如何巧妙地适应并应用于人类各种不同的需求。如果在接下来的内容中找不到专门讨论你具体问题的部分，至少你能找到很多有效应对的线索——无论问题看起来多么严重。你的困扰越严重，就越需要彻底放下它。无论你的有毒压力多么特殊或棘手，只有一个安全倒掉它的方式——把它扔过＂世界边缘＂，也就是你自己的底线。我们很快就会看到这一点 ...

不知道你是否看过电影《上帝也疯狂》（The Gods must be Crazy）。片中那位布须曼人主角捡到一个可乐瓶，给他带来各种厄运。发现无法摆脱这个瓶子后，他意识到唯一的解决办法就是把它扔到＂世界边缘＂——对他来说，那是卡拉哈里沙漠中数日路程外的一处高耸陡峭悬崖。最终他成功做到了，如释重负。

学学那个布须曼人。他试过把那诡异的瓶子扔在各种看似合适的地方，但最后它总是会回到他身边，直到他找到那个能让它永远消失的地方。对你而言，这个地方就是你的＂边界＂或＂边缘＂。只要不再忽视它，你定会惊讶于随之而来的额外收获。

在你很小的时候，你自然而然地享受着这些＂边缘福利＂。那时的生活多么不同啊！你曾是个多么彻底的革命者！

没错：每个婴儿都是隐秘的异见分子，是潜伏在社会中的卧底，是独自对抗现状的激进分子。但很快，＂反人类行为管理局＂就会找上门来，实施标准的反革命改造。他被洗脑，直到那些颠覆性观点不仅被＂漂白＂，更是被彻底扭转。他被说服：想要融入人类社会，唯一的方式就是——倒立。字面意义上的倒立，不只是比喻。这种＂倒立疗法＂效果惊人，他几乎立刻就忘记了原本的状态。他确信自己现在是正立的，一直都是，也将永远如此——就像周围所有人一样。他如此确信，甚至不愿对此多看一眼、多想一秒。这种自欺欺人的生活，其压力代价在不断累积。无论这种自我欺骗多么普遍、多么"必要"，它的代价从来都不小。

我有个朋友去南半球旅行，不出所料地发现澳大利亚人也坚定认为自己"正立着"——脑袋稳稳长在头顶上。所有人都是如此，除了他那个观察力惊人的小外甥。小家伙径直走到他面前宣布："舅舅，我才是倒着的！"但仔细看了看后，又改口说是舅舅倒立着。无论如何，他们俩的朝向显然相反。如今十五年过去，想必这个年轻人也和其他人一样，产生"头在上脚在下"的错觉了。但我仍期待某天他能迎来一场"反反革命"，再次遵从亲眼所见的事实——看清真相。届时，他就能摆脱"假装看不见"带来的压力了。

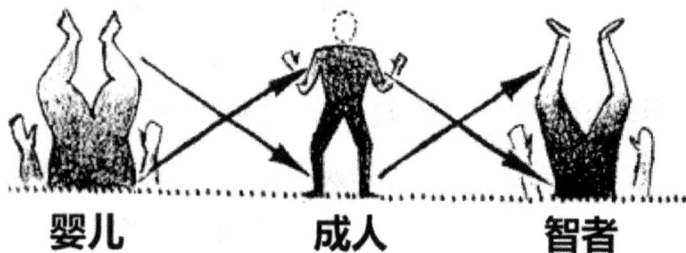

婴儿　　　　成人　　　　智者

曾有一位禅师，临终前询问祖师圆寂的方式后，决意与众不同。据传他坚持要"倒立着"离世，令哀伤的弟子们惊愕不已。这位老禅师是在装腔作势？玩禅宗把戏？还是临终前竭力点醒愚痴的弟子？我们姑且善意解读：此刻就让我们领会其深意——抬头看看自己的脚，顺着腿脚躯干向下，直抵画面底部那无垠的开放的底端。让积存在身体容器里的有毒的压力，打着旋、汩汩地从排水口流尽。那个巨大敞开的出口，从来也永远无法被任何塞子堵住，更遑论区区头颅做的塞子。

要倒空壶中污水,除了倒置壶身还能如何? 要让污秽留存,除了忘记倒置壶身又会怎样?

在本章后续七个关于成年压力的章节里,我们将倾泻七杯这样的毒害废料——它们毒性种类浓度各异,但处理方式和归宿完全相同。

(二) 抑郁

我请朋友们描述他们偶尔经历的抑郁状态时,惊讶地发现每个人的说法都大不相同。有人说感觉生活毫无意义、失去方向:他们像迷路的人,漫无目的地游荡;或者更糟,像被牢牢困住。有人谈到极度的厌恶感。有人则提到一种莫名的悲伤——正因为说不清缘由,反而更加悲伤。还有人诉说自己的无价值感,确信自己被所有人(包括动物)排斥,而且这种排斥合情合理。另一些人用更身体化的语言描述:感觉麻木、精疲力竭,对任何事都提不起反应;或是不断下坠却触不到底;又或是像被台钳夹住般承受着四面八方的持续压迫。诸如此类。抑郁这个魔鬼似乎有无数张悲剧面具,而且每张都不尽相同。

我们的目的,是要揭开所有这些面具背后的真面目,找出各种形式抑郁压力的共同点,从而准确找到应对方法。

让我们回到乍看与抑郁完全相反的状态——即前几章共同重温的那种"喜马拉雅式"体验。实际上,那并非振奋、开阔或愉悦的感受。相反,那是一种跌落与平复。那不是对既定事实的随意认可,而是真正意义上的深深鞠躬——既是比喻也是字面意义上的，将视线从广阔天空降低至衬衫前襟，甚至是最下面的纽扣。你可以称之为刻意练习"低落感"，即便不是抑郁本身。人们描述抑郁的方式就足以说明问题。比如你会说"被悲伤和忧虑压弯了腰"，既指身体姿态也指心理状态；或者说"生活让你消沉"、"情绪低落"、"垂头丧气"。曾经你"意气风发"、"志得意满"，现在却"一蹶不振"、"跌入谷底"。

是的：那所谓的喜马拉雅体验确实是一次跌落过程。但这只是一次试运行，或者说是对深处的短暂而试探性的观光旅行，太短暂也具试探性，无法带出深处的沉重和压力。那是一次从至高天堂的超世界，经由地球，坠落到阴间和地狱深渊的回顾或彩排。从那片巨大的、几乎无物的蓝色，到我最初看到的像云朵然后变成雪峰的那些美丽的"物"，到那些灰蓝色和绿色的山麓，到那非常绿的草地，到那些小小的脚（与其说是站在草地上，不如说是悬挂在草地上），再到这个倒置和截断的躯干——这一切都是一个缩小、凝聚和固化的过程。这样说吧：我将地球视为天堂的"物化"，这个颠倒的身体视为地球的"物化"，我现在指着的这个点视为这个身体的"物化"——作为整个下降和内爆过程的最终收缩和终点。

实验 20：再次在证据面前鞠躬

亲爱的读者，请您再次陪同我参与这场对峙，这场对证据的臣服，请您慢慢来。

向上看着并指向天空，然后向外看着并指向那些山丘，然后向下看着并指向草地和脚，再进一步向下看着并指向那些缩短的腿和躯干以及他们在支撑是什么。我知道：此刻天花板权当天空，对面的墙算作山丘，地毯充作草地——但这不重要，本质上都是从天空到地面的俯视过程，和从倒置的双脚到画面底部的下降完全一致。我希望你不只是阅读这种对宇宙的敬礼、对显而易见之物的臣服、对既定现实的谦卑，而是要亲自实践这种致敬。现在 ...

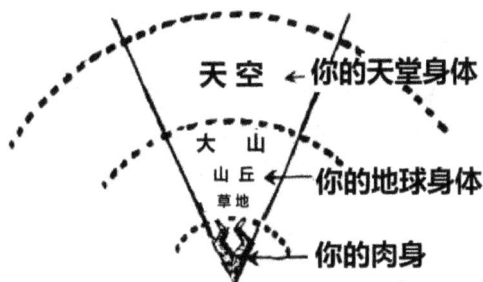

请注意，这里呈现的并非一个人造的虚幻世界——不是为土地测量员、航海家、历法制定者及古今无数专业人士精心炮制、预先包装的宇宙便利品，而是千百年来呈现给普通人的原始自然世界。这是我们所见的本真，而非利益驱使下所见，不是父母、老师、社会和语言体系强加给我们的认知，更非我们确信不疑实则虚幻的错觉。当然，我们需要这两个世界——人造的与真实的，虚构的与原本的。那个经过加工的虚构宇宙确实具有实用价值。但它所篡夺的真实宇宙，才是一切实用目的中最不可或缺的：它能消除因将便利的虚构误认为绝对真理而产生的压力，能让我们免于生活在一个巨大谎言中的煎熬。

这个真实存在的宇宙如此慷慨地给予我们——却被我们现代人如此排斥和轻视——其大体轮廓对我们的中世纪先辈而言是可

以接受的。他们既有胆识又有智慧，将他们的世界观建立在这个宇宙之上。这种世界观或宇宙观呈现出多种形式（有些比其他的更随意和奇幻），其中有一种与我们的主题尤为相关。最丰富、最完整，且在重要方面最接近现实的，是但丁（Dante）在其伟大诗作《神曲》（The Divine Comedy）中描绘的宇宙观。其最简略的轮廓如下：

在这幅图景的顶端是至高天，光明的国度，与黑暗截然不同；轻盈的领域，与沉重截然相反；精神的居所，与物质泾渭分明——它浩瀚无垠，无忧无虑，充满喜乐。诗人说，天堂是一个巨大的微笑。在这至高之处的下方依次排列着诸天，即天使的领域，依次由恒星、行星、太阳和月亮居住，它们逐渐减少"灵性"而增加"物质性"。接着是地球，月下世界，人类和低等生物的居所——渺小、无光，被各种烦恼所拖累。再往下是更黑暗、更痛苦的冥界或地府，被想象成一个朝向地心汇聚的锥形深渊。这里是九层地狱——越往下的层级，其居民的命运就越可怕。在最底层，犹大（Judas）和他的同谋布鲁图斯（Brutus）与卡西乌斯（Cassius）倒立着被困住。犹大的头颅消失在路西法（Lucifer）咀嚼的巨口中，只剩下双腿在炼狱的空气中永远痛苦地蹬踏。

这整套图景是但丁对现实存在方式的富有想象力的戏剧化呈现——越接近这个体系中心那个孤独的"见证者"，万物就变得越不透明、越固化、越具象化，压力与抑郁感也越发深重。如果我们追求的是一个真实可居的世界，一个用于生活而非思考与操控的宇宙，那么我们寻求的正是但丁描绘的这种图景：一个如曼荼罗或洋葱般层层包裹的同心宇宙。唯有重新栖居于此真实世界，我们才能真正应对抑郁。为了征服自然，我们构想出均质的

"马铃薯宇宙"——表面布满小眼睛，本质上却无目也无中心。为了与自然和谐共处，我们则需感知非均质的"洋葱宇宙"——其核心独有一只巨眼。要将自然的压力安置于曼荼罗或洋葱宇宙的应属之位，从而消解其毒性，我们必须指向并睁开那只"独眼"。而睁开它的唯一方式，就是睁得比浩瀚天地更为宽广。

指向任何事物，最终指向的当然是一个点。但是请看，一旦深入观察并追溯到底，被指向的那个"点"就消失得无影无踪：它爆发出巨大的能量，使得最大的核灾难相比之下都像茶壶里冒出的一缕蒸汽。宇宙的这个焦点是其所有压抑、痛苦、内疚和压力的汇聚和顶点，是沉重和远离天堂的轻松与光明的最底点。那是地狱竭尽全力，变得越来越邪恶，直到抵达它的终点。我现在看着并称之为"我的"那些小小的倒置的脚，在我不再背叛自己，并在地狱结束、天堂开始的地方就位之前，它们实际上是我的犹大之足。在那里，我看到并且我就是这条底线、世界尽头和存在之本，天堂和地狱都由此而生。但是，最终，不再卡在地狱圆锥体的某个途中，而是到达了它的尽头，地狱突然让位于天堂。相当沮丧或非常沮丧是痛苦的，而完全沮丧则是立即摆脱痛苦，是戏剧性的突然救赎。在那之前，伟大的突破、伟大的觉醒、将一切颠倒过来的伟大革命都无法发生。

这就是你我当下的处境，也是但丁与其向导维吉尔（Virgil）在《神曲·地狱篇》（'Inferno' of The Divine Comedy）中的经历。他们明智地没有选择原路返回、攀爬逃离那个恐怖深渊，而是继续前行至最深处，在那里发现了一条通往光明世界、广阔苍穹与璀璨星辰的隐秘通道。这场历时一周的地狱之旅，最终以诗人惊喜的结局收场。原来，离开这个阴森刑罚之地的出路，正是深入穿越它的路径。用我们的话说：不是逃避，不是强打精神、振作希望；不是抗拒惩罚，而是承受它；不是抵抗抑郁，而是拥抱它。

以下是同一主题的三种变奏，献给所有所谓的抑郁者——无论是急性偶发，还是长期慢性：

其一，浓缩自公元前三世纪中国《道德经》："圣人（智慧、澄明、宁静）自承萎靡漂泊，似已丧失一切，如愚人般迟钝昏聩，随风飘荡，冥顽不灵，粗鄙无用。'众人皆昭昭勃勃，独我闷闷昏昏。'（没错：就是抑郁！）但他与众人根本区别在于：他'食母'。"（译者注：食母，出自《道德经》第二十章，是古代道家哲学的重要概念。在这里，"食"意味着吸取、依赖，"母"比喻为"道"，即宇宙万物的根本原理。所以，"食母"指的是依赖于道，坚守道的原则，与道相融合，以此来养护人的本性和精神。）

也就是说，他得道于"道"——源自那永不枯竭的深井，这口井是中国古代对"底线"、"世界尽头"、"源头"与"根本"的对应概念，是无需依托任何基础的"存在之基"。

我们的第二则来自13至14世纪的德国大师埃克哈特（Meister Eckhart）："我们必须在自己根基的最底层、最内在的自我中，居于至卑至微之处。当灵魂深入其根基，进入其存在的最深处时，神圣的力量便会突然倾注而入。"

最后是当代法国精神科医生于休伯特·伯努瓦（Hubert Benoit）的见解："我越是奋力'向上'挣扎……（然而）完美的幸福并不在上方等待我，而是在下方；它不在我所认为的胜利之处，而恰恰在我眼中看似灾难的地方。我的至乐，藏于我全部希望的彻底破灭之中。当一个人真正绝望，不再对现象世界抱有任何期待时，完美的喜悦便会如洪流般倾泻而下，而他终于不再抗拒。"

请注意，这里说的是 " 希望的彻底破灭 "。如果我坠入抑郁的深渊，却没有体验到伯努瓦（Benoit）所说的那种全然解脱，那是因为我在离底部还有一段距离时就止步了，拒绝让自己彻底沉沦。而如果解脱感无法持续，那是因为我不愿重新经历，不愿再访那至低之处。因为这不是一次性的体验，不是经历一次绝望就能换来永恒的极乐。这正是圣保罗（St Paul）说 " 我天天死去 " 的含义——并非指这种状态让他痛苦，相反，他不断强调这种生活充满喜乐。

从某种意义上说，这本书通篇都是关于抑郁之道的指南。它的方向是向下的。如果非要比喻，我就像个电梯操作员，不断喊着：" 下行，下行！" 先生女士们，唯有先降至世界底层，才能直抵天台花园。当然，它同样也是通往轻盈与极乐的指南，但需要代价。就像要从纽约飞往阿拉斯加，不仅得绕道迈阿密，还得为每一英寸航程买单。

基督教（虽非宗教中的特例，却以无与伦比的深度与彻底性）彰显、遵循并坚守着这一原则。让我们简要审视这一信仰——不是其稀释的变体，而是其纯粹本质；不是神学细节，而是其核心精神。

当万王之王亲身介入祂所创造的世界时，祂毫无保留。祂成为了亘古未有的卑微者。这充分揭示了祂与这个世界的本质：那位据说 " 在祂面前有满足的喜乐，在祂右手中有永远的福乐 " 的主，竟亲自沉入悲痛的深渊。祂成为最彻底的失败者，沦为笑柄与绊脚石。祂受尽羞辱嘲弄，被至亲门徒离弃，遭人出卖，承受剧痛，最终坠入地狱最底层。

这并非因为祂是位病态君王、自我贬损的黑色幽默家、无能者，或是为痛苦而堆砌痛苦的宇宙受虐狂。不，祂行此路乃势在必行。祂是现实主义者。这个（委婉地说）艰难而奇特的宇宙，正是"虚无深渊"偶然呈现的存在状态——祂怎能不与之同行？当祂深不可测的"无自性"具现为某种本性时，竟呈现为十字架形态。这位世界之主毫不抗拒，顺服至死，且死在十字架上。尽管祂渴望至善并竭尽全力，却仍被推至最卑微的境地。若有更高更平坦的道路可选，祂断不会踏上这条崎岖卑径。祂何尝不愿修筑一条直达天堂的多车道高速路，绕过地狱直通乐园，至少让受造物得享安适。但因我们与祂同乘，因我们本由祂所造，因我们实为祂的延伸而别无他者，我们必须行祂所行之路——这恰是存在本身的真实轨迹。这条令人震骇的窄路名为各各他（译者注：《约翰福音》19 章 17 节记载，耶稣是自己背着十字架出来，到了一个名叫"髑髅地"的地方，希伯来话叫各各他。），穿越之后便是空墓（空得彻底），迅速升入星辰。

当你意识到自己并非被"存在"额外索价，也未被刻意刁难时，一切都会不同。那份正将你压垮的抑郁——无论直接诱因为何、以何种形式呈现——在更深层面上根本无关个人。它是宇宙性的、普世的，是自然的本性。这不仅是万物本质的典型样本，更是你不可避免的必然参与。千万别幻想上帝安然高居天堂搓手称庆，而你独自在深渊悲叹搓手的画面。若祂在天堂喜乐，正因祂同时也深陷你的抑郁之渊——与你同在，为你承担，且作为你而存在。我们同在这艘神性之舟上，或许晕船，必定溺水，正沉向海底……

　　但是——啊！——唯有在此深渊才能寻得那颗珍珠。它不在别处，也无法廉价获取。这绝非人工养殖的珍珠，更非装饰用的假珠宝。它耗费了整个天地，甚至更多。你需要支付的代价不容商议，圣徒、智者或先知都无折扣可享——更遑论你我。我不是要你盲目相信那些老派传道人的口号——" 无十字架，无冠冕 "——而是希望当你在黑暗痛苦中瞥见一丝微光时，能振作起来，开始明白那些传道人曾多么清醒而现实地看清了真相。你正陷入无法言喻的抑郁？黑夜最深沉时，重担最压身时，退无可退时？那就是你的十字架。此刻你已无物可失，唯有俯首于现实，才能赢得一切……

　　继而，以同样的谦卑顺服于事物的本质，迎接你的升天与加冕，那无法言说的荣耀。

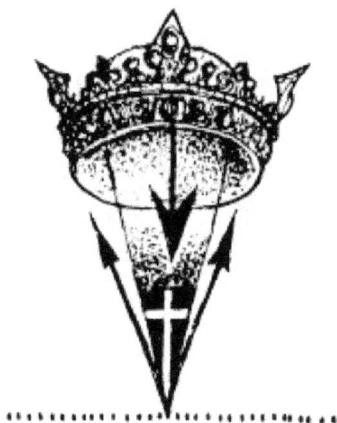

　　这段来自基督教核心的神圣启示——这个表面看似消极、实则积极至极的信仰——正如此向我诉说。诚如所言，其他信仰也有类似回响，但基督教以其最坚韧、最深刻的形态呈现，因而对我们的探索具有特殊价值。其中最具说服力的精炼象征，莫过于那 " 重价珍珠 " 的比喻——静卧在怒海之床的珍宝。那狂暴残酷的海是你的海，但珍珠也是你的珍珠。它代表着你原本悲剧故事的转折点，这是何等彻底的逆转！

　　《珍珠之歌》（The Hymn of the Pearl）是公元三世纪诺斯替（gnostic）教派的一首诗歌，处于基督教的最边缘地带。你可以将其视为连接东西方灵性的一座珍贵桥梁。此刻，它对我们颇有启示。以下是故事的梗概：

　　万王之王居于东方某处，祂派遣自己的儿子降临埃及，目的是取回藏在湖底的一颗珍珠——那里有一条可怕的龙看守。王子一路下行，脱下光明的衣袍与荣耀的外衣，褪去一切王族的痕迹。最终抵达埃及后，他认为谨慎起见，必须隐藏自己异乡人的身份。于是他换上埃及人的脏衣，吃埃及的食物。很快，他被这些俗物麻醉，完全忘记了自己是谁，也忘了使命。实际上，他变成了一个埃及人。

　　然而，东方宫廷得知王子的昏聩与堕落，便派遣鹰使送去严厉的提醒。这使他幡然醒悟，重拾使命。且听他亲述：

　　我的灵性渴慕回归本真，

　　我想起那颗珍珠——

　　正是为它，我被遣至埃及。

于是我施法驯服

那条气息如雷的可怖巨蛇，

催眠它，使它沉入梦乡……

我夺回珍珠，

转身返回父家。

将那污秽不洁的衣衫

尽数剥落，遗弃在那异邦，

径直踏上归途，

朝向东方故土的光明……

我披上那件流光溢彩的外袍，

任其华美舒展周身，

穿戴齐整，飞升而去……

我们对这个古老寓言的解读如下：

亲爱的读者，你本是微服出巡的王族。这伪装如此彻底，甚至骗过了你自己。你确实是那位王子——"太一、整体、万有"之王的唯一继承人。但你不只是降临人间，更在降临过程中逐层褪去星系、恒星与行星的外衣（或者说表象），最终以人类形态登场。在此你披上"凡人之躯"，逐渐以日益累积的压力为代价，学会像第三人称那样思考、感受与行动。甚至在你眼中，你也成了他们眼中的模样——一个与芸芸众生毫无二致的平民。更准确地说，一个抑郁的平民。你为何抑郁？为何厌倦至极？因为你忽略了：作为第一人称，你本就是"非庸常者"，是"至非凡者"。正如波爱修斯（Boethius）所言，你的困境源于遗忘真我。

但此刻你已收到关于真实身份的强烈提醒，也知悉此行的使命——继续下沉。停止抗拒抑郁的圆满与奇妙结局，任由坠落延续至终点，纵身跃入那片至深之海。或随语境称之为：地狱深渊、心中沉郁、意识幽谷（无论那"难以捉摸的怪物"指什么），抑或简单指向手指下移时途经的"底线"与"世界尽头"。因为在海底，安放着能解除一切抑郁（又远超于此）的珍宝。

然而，你深入海底寻回王室珍珠的旅程，却被一头怪兽阻挡——它正是你对进一步屈辱与失去的强烈抗拒。这狡猾的骗子，最善于蛊惑人心的欺诈大师，用尽诡计不让你接近自己的珍宝。

此刻，让我们稍加改编这个故事，列举这狡诈恶龙的几招花招：

(i) 它竭力说服你那珍宝其实一文不值，与周围海水一样毫无珠光。它假意自嘲是条蠢龙，像孵蛋的母鸡守着永远孵不出的瓷蛋，并引用东西方灵性大师的言论佐证：这珍珠无色无形，得到它等于一无所获。相反，它"好心"端出一盘炫目珠宝——与海底那无聊物件形成鲜明对比的"巅峰体验"：充满爱与狂喜的神秘愉悦。这些绝非假货，而是如晨露映虹般绚丽的真实珍宝。神秘学典籍满是这类记载……明智的做法是：不争辩但置之不理。承认那些珠宝的光彩，享受它们出现时的美妙，但牢记它们比晨露更短暂——来去无常，急需时偏不出现。而真正的珍珠：因其平凡（却无价），因其空无（却包罗万有），因其就是你自己的本性，随时满足一切需求——无论情绪多糟，问题多棘手。

（ii）恶龙还会假装难为情。此刻它摇身变成个腌臜老货，扭捏作态地指出：可惜啊，纯洁的珍珠正埋在一堆恶心的龙粪底下。要想找到珍宝，得先清理这些秽物。它信誓旦旦保证，只要清完污秽就拱手相让。于是你卷起袖子，当起了恶龙的厕所清洁工。可惜这龙压根没有便秘。迟早你会发觉：无论多卖力，粪堆不减反增。原来它趁你转身就偷偷排泄……换言之，它坚称你必须先消除业障，通过种种修行完善品格，才配看见抑郁之下的喜乐。它心知肚明：这任务永无止境。因为除了个人业力，你还会背负更沉重的非个人业障。其实这场恶臭闹剧纯属荒谬，不过是幻术师恶龙的又一伎俩。龙本身是幻影，龙粪比幻影更虚无。我们屡屡发现：在一切实存与想象中，你本性的珍珠一旦被注视，便是最耀眼的显而易见。就算全宇宙腹泻不止的恶龙齐喷粪，也遮不住它一丝微光。

（iii）这恶龙还是个变装高手！此刻它又扮起开明谦逊的模样，巧舌如簧道：

"传说中的珍珠怎会在这毫无神秘的埃及！由这条普通小蛇看守？得了吧！亲爱的王子啊，你在这肮脏地窖永远找不到真品——它远在世界屋脊的神秘西藏，或隐秘的印度、泰国、墨西哥，甚至（佛祖保佑！）日本。总之（它低声补充），只要够遥远、够难找、够玄奥、够不埃及就行。"

这番龙屁虽只配一笑，却出奇奏效。人们疯狂追寻那"不在此地、不在当下、非我所属、极难窥见"的假珍珠，反而冷落了真正的无价之宝——尽管后者才是唯一值得拥有的。

（iv）恶龙也可能摆出学者姿态。它承认身下是真货，但坚持等你研读完珠宝鉴赏课程才肯交出。它保证："只需读完这三四本专业书…或五本…六本…"你满怀热情投入学习，但必读书单越来越长。每本新书都号称终极指南——直到下一本问世。其实这些书多半在讲采珠人、牡蛎甚至蚌壳，与珍珠无关；不少作者更是砖家——就算天降珍珠砸到他们膝盖，也认不出那是无价之宝。更甚者，即便最优秀的珍珠专著也在误导人——它们让你盯着十二英寸外那些毫不相干的标记。因为珍珠不在书页里，而在阅读者之中。所以请礼貌而坚定地告诉那条戴方帽穿长袍的博学老蛇：它那百万卷的珍珠图书馆可以收起来了。

（v）说到底，这恶龙是你自己豢养的——与其说是该射杀的野兽，不如说是需管教的危险宠物。尽量友善安抚，但千万别与它纠缠。《珍珠之歌》最智慧的启示，就是对付恶龙要靠安抚：别逆着它的鳞片捋。它最爱诱你参与——辩论、研究、踏上漫长寻珠之路、与它嬉戏或搏斗——任何能让你此刻无法看穿诡计找到珍宝的活动。它最成功的伎俩，是甩给你一本《驯龙大全》，里面满是研究龙类解剖、生理和行为的"攻略"。你要研究每片鳞甲的形状、每颗獠牙的弧度、每根利爪的反光，甚至它喷吐烟雾的化学成分——它暗示：唯有彻底了解心智的复杂迷宫，才能抵达"心智之下的宁静"。当然（它早算计好），你探索得越深，就越发不可自拔。龙学成为层层嵌套的迷宫，既是"成熟人士必修课"，又令人着迷上瘾——至少得耗费一生钻研。而此时它正惬意地蹲在瓷蛋上。除非你赶走它，否则对你而言，那永远只是个瓷蛋罢了。

该怎么做？我推荐拉玛那·马哈希（Ramana Maharshi）的策略："别管心智。若追寻其源头，它自会消失，留下不受影响的真我（珍珠）……当你体认真我，根本无需控制心智……你忽略了真实的，却紧抓虚幻的心智。"

尼萨伽达塔·马哈拉吉（Nisargadatta Maharaj）也说："别被骗了。所有关于心智的无尽争论，都是心智为自保、延续和扩张而生产的。唯有断然拒绝理会心智的纠缠，才能超越它。"

还有那位禅宗大师——当弟子请求平息妄心时，他让弟子把心找出来。"可我找不到，"弟子答。"看，"大师说，"我已替你安好了！"

或许你和我一样觉得，有位大师的总结最精辟：先寻天国（对他来说即无价珍珠），其余自会加给你——包括情境所需的心智产物（如果真需要的话）。

（vi）恶龙最毒的伎俩，是给自己颁个荣誉医学博士头衔，摆出专业面孔诊断你的抑郁"不可逆转"。它轻松补充："这很常见。"告诉它：在人生高速路上，抵达 O 匝道前禁止掉头——而 O 匝道就在前方。再告诉它：身为谎言之父，它编造的"不可逆抑郁"纯属地狱笑话。不妨指出：高速路上双向车流相等，每辆车驶向 O 匝道，就必有车离开。或早或晚，以某种方式，你终将痊愈。为何如此确信？因为你知道自己究竟是谁。

（vii）恶龙最狡诈的招数来了：它突然换上关切语气说"你抑郁了，可怜人，你已坠到这个深度了。我挡住去路是为防止你继续下坠。理智点！就算越过我，只会陷入更深的痛苦啊！"这还算消极保护。它更会热情推销"逃生梯"："快爬上这完美阶梯，很快就能逃离地狱，重回阳光普照的地表！"

事实上，恶龙精心布置了无数梯子——但最长的也够不到坑口，每级踏板都腐朽生蛇。这条蛇性十足的恶龙，根本在和你玩"蛇梯棋"，而且作弊骰子确保它永远赢。你就像困在捕蝇草里的苍蝇，绝无可能爬出。当然，我们多少都得爬爬梯子：从神奇药物到神奇冥想，确实有许多提振情绪的妙招。有些确实管用——只是不够深，也不够久。记住：唯一出路永远是向下穿越。

这七种龙族伎俩远未穷尽他阻挠我触及那颗珍珠的手段——在那里，我的抑郁沉至谷底。差得远呢。他的把戏清单长得像我胳膊——像我根本无需伸长的胳膊，若我真想攫取那珍珠。粗略列举些其他诡计：他哄我相信自己是个残废，唯有披橙色僧袍坐轮椅（被某护士推着——或该说拽着？）才能接近珍珠；或宣称除非我能把双腿打成死结而不呻吟，最好能让全身扭曲到难以想象的怪诞姿态，像杂技演员那般；或除非我变成甘愿轻信任何鬼话的白痴；或是愿为捍卫那些鬼话欣然赴死的狂徒；或直到我心中燃烧的炽烈猛虎被驯服成温顺食草的咩咩羔羊；或直到我变成徒具男性形体的阉人；或成为日日放血的自虐者；或是圣洁到令你退避三舍的伪善之徒。诸如此类。不胜枚举。

这条老蛇可真是个狡猾的骗子，他那套把戏本该连最愚钝的人都看得穿——可我们偏偏就上当了！直到我们睁眼细看。他多恨我们睁眼看真相啊！若我们追求的是真相，那就没什么比亲眼看清更有效；若我们想摆脱抑郁，那就没什么比真相更管用。说到底，抑郁不就是一种特别折磨人的虚假状态吗？

当然，看穿那条打鼾（还是喘息？）的恶龙、直抵珍珠所在，本是世上最简单的事。你只需不再忽略你赖以观察的双眼，意识到自己早已攥紧他的珍宝，你本就是沉在最深海底的那颗珍珠。但难的是真切感受到自己身处海底，并始终保持这种清醒的觉知。因为你的感受天生就向上攀升，永远追逐获得而非失去，扩张而非收缩。就连最圣洁的苦行者，也无法在毫无回报的情况下刻意谦卑。你无法自行沉潜。但你可以允许生命替你完成这件事。而后你会惊叹：一旦你敢于对生命说"是"并信任它的运作——那些看似任性残酷、实则智慧慈悲的运作——它总能在最恰当的时机，以你最需要的方式达成。这声声"是"绝非易事；若真要说它像块蛋糕，那也是世间最苦涩的蛋糕：沉重如铅，入口却化作不可思议的轻盈。天知道，这绝非轻松的生活方式。但长远来看，对生命说"不"的人生岂不更艰难、更令人抑郁？多么徒劳，多么可悲！

你就像一杯冒着泡的苦味汽水，而你的情绪就是那些不断上浮的气泡。它们天生只会上升……所以今早你觉得欢腾雀跃——事实上简直神采飞扬？此刻（你告诉自己）这种高涨情绪肯定会持续下去：好日子又回来了——而且会一直停留。然而不出所料，生活猛然砸下一块沉重的东西，直坠你心底最深处。它压住了一个大气泡，把它一路带到杯底。你觉得这就是纯粹的痛苦和苦涩……但就在这绝境中，只要你保持耐心，惊喜自会降临。那个把你压垮的可怕重负、那个看似无解的难题，原来是一块方糖——它渐渐融化，让整杯饮料变甜。或者至少成了苦甜交织的滋味。当你毫无保留地接纳，诅咒便化作祝福。真正的喜悦（它与真正的平静本无分别）奔涌而出。这杯饮料从此不同……但很快，糖块彻底融化，释放出那个被困住的气泡：它必然再次向水面浮去。只不过很快又会被新的生活重压困住，带向深处。于是这苦甜交织的过程周而复始，细节千变万化，永无止境。

这就是生命在你底线之上延续时的起伏。无论你怨恨它、勉强忍受它，还是最终（靠着神恩或明察，或二者兼有）欣然拥抱它，它都如此运行不息。

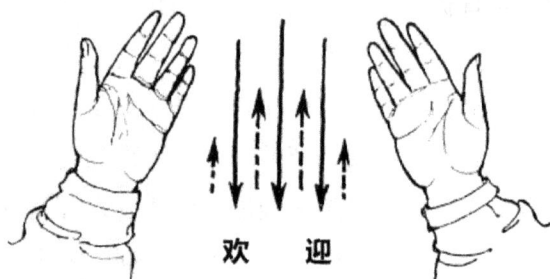

欢　迎

应对这些无可避免的起起落落，其精髓在于安住于它们的根基——这是一门觉知的技艺，也是一门科学：清醒地作为承载所有喧嚣的基底，而自身丝毫不受扰动。在这里，你是世界的基石，一切由此开始，一切在此终结。永恒如一，你是那"不动的推动者"。

总结这一部分，让我们直面问题：对于此刻正让你消沉的抑郁，你究竟该怎么做？

答案分为两部分。第一：去看，然后看会发生什么。本书的核心主张（也是每日可验证的基本假设）是：无论你面临何种问题，解决之道在于看清它是谁的。不是去理解、感受或思考谁拥有这个问题，而是真正凝视那个"谁"，并静观凝视带来的变化。这种"看"与"等"，无论你有何需求，总能做到。其余的事，则不在你掌控之中。

这便引出了答案的第二部分：去看，看会发生什么，然后信任这个过程。如果——由于你的抑郁体质（比方说）、后天形成的思维习惯，或是你身处的特殊困境——尽管你一再驱散它，抑郁仍固执不去，那么你要做的，就是心甘情愿地臣服于它。这种心甘情愿的态度会改变一切。不仅仅是接受抑郁，甚至不仅仅是主动选择抑郁，而是信任它——信任它此刻正是你所需，暗含恩典——这样的抑郁已不再是旧日意义上的抑郁。这正是《道德经》中圣人所言"我独泊兮其未兆"的境界。它是来自生命之母的乳汁，饱含你必需的养分。

用前文的术语来说，当你的抑郁从意愿的域（i）（你以为自己想要的）、区域（ii）（你真正想要的），转移到区域（iii）（你真正、真正想要的），它的本质便彻底改变了。请注意，是彻底改变。这种改变的性质与感受无法预见，你只能怀着信心等待。

准备好迎接那种快乐吧——那种只有通过我们称为"抑郁"的可怕又神秘的东西，才能获得的快乐。

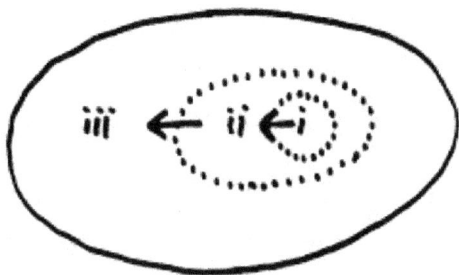

（三）优柔寡断

　　我们谈论自己难以决断的方式，恰恰生动体现了所承受的压力。我们被相互冲突的影响、原则、动机和行动方案撕扯着，左右为难，饱受犹豫的折磨，甚至被彻底分裂。这种紧张程度各异：从必须在家庭和事业间做出抉择，到纠结该吃哪个苹果、该看哪个节目、该出哪张牌。紧张程度还取决于诸多因素：比如所涉问题的紧迫性、选项的势均力敌程度、悬而未决的时间长短，以及你当下（或自以为）意志力的强弱。如果每次选择都只需在明智与愚蠢、稳妥与轻率、善与恶之间做决定，事情会简单些——当然不一定更容易。但现实中太多选择都是两害相权，无论怎么选都难免陷入困境。例如：是服用会钝化意识的止痛药，还是忍受疼痛；是毒杀那些把草坪糟蹋成荒地的鼹鼠，还是放任它们继续破坏。如果人能避开所有可避免的两难抉择——比如把自己送进精神病院——生活确实会简单许多。但即便这种极端且常用的减压手段也终将失效，甚至本质上等同于自杀。你永远无法停止做选择：今天选择穿这件外套，刚才选择坐这把椅子，此刻选择读这本书而非那本侦探小说，选择继续研读这段关于优柔寡断的文字而非起身泡茶。从婴儿车到临终榻，人生就是永不停歇的选择、选择、再选择。这意味着，往好了说你始终承受着温和却持续的压力；往坏了说，你会像那头面对两捆等距胡萝卜而饿死的蠢驴一般，被优柔寡断生生折磨致死。

　　若你反驳说"这就是生活的本质，人对此无能为力（除了远离赛马场、赌场、股市这些'胡萝卜陷阱'）"，我当然只能同意——但这仅适用于你人生的表象故事。若你观察我任何一天的行为，也必定会得出（从你的视角完全合理的）结论：我同样活在连续选择中，和你及所有人一样困在无数两难境地，因而充满压力。表面看来确实如此。

但表象并非真相。那只是我们的外在表现，而非真实本质。如果说我们至今应该领悟到什么，如果说在探索过程中我们反复验证了一个关键发现，那就是：表象具有欺骗性，你绝非表面看起来的那样。更重要的是，你人生的内在真相与外在表现截然相反。这条法则完全适用于你所谓的"决策行为"——那些在矛盾选项间的痛苦犹豫，那些在明显弊端与可疑利益间抉择时的压力与挣扎，统统都是与影子搏斗，是人为制造的假象，是多余且无实质意义的。最根本的真相是：你从未需要做出选择，从未真正做出选择，也永远不会做出选择。你的本质恰恰是消解选择，将其连同所有相关压力一并炸得粉碎。

难以置信？或者即便相信也感到恐慌？我听见你说："我选择，故我存在。当心你在消除我的压力时，别把我也消除了。"好吧，是时候停止泛泛而谈，用具体事例来说明了。以下是七年前我亲身经历的一段往事：

和往常一样，我发现自己站在人生的岔路口，不知该选择哪条路。当时我设计了一个模型工具——构思简单但形式精巧——用来向人们展示"他们是什么，以及"他们不是什么"，即以视觉而非语言传达本书的核心思想。我该放手一搏投入生产销售，还是将其束之高阁？利弊似乎旗鼓相当：一方面有位颇具影响力的朋友热情支持，能确保可观的销量，其他朋友也给予精神鼓励；另一方面则需耗费大量时间和资金申请专利、投入生产，而我对企业家角色既无经验又心生抵触......若从外在观察，你会说我犹豫数周后最终选择了冒险，义无反顾地推进项目。你还会刻意强调：这个决定被证明是错误的——因为刚下定决心，我就收到那位已失势的朋友从监狱寄来的长信......结果不出所料，这次商业尝试以失败告终。

现在说说这个冒险项目的内在真相——从这里看，从本质而非表象来看的实相。我并非在行动与不行动间犹豫不决后选择了行动，继而立刻懊悔。不，完全不是这样。我运用了"无选择"的原则与技巧：不做决策，不事后懊悔与纠结，也没有随之而来的压力。

这个方法具体如下：面对问题时，既不要消极坐等事情发生，也不要掷硬币或占星问卜指望得到正确结果。需要采取的明确行动分为四个阶段：

（i）视自己为问题利弊产生的根基或底线——让尽可能多的利弊细节自然呈现。任由它们以各种方式排列组合。与这些可能性共处，反复斟酌，甚至带着问题入睡，但不要渴求做出决定。作为呈现问题全貌的银幕，作为任其来去的明镜，你始终保持中立。不过在这些呈现中，你可能会发现解决问题的截止日期尤为突出。对此也要深思熟虑。

（ii）某天清晨醒来，或白天忙于琐事时，来自生命底线的完整解决方案会不期而至。它如此理所当然地化解了你的困境，让你确信这就是最恰当的抉择——在最恰当的时机，以最恰当的方式降临。这决定完美地孕育于你、为你而生，却非你所造。当然不是身为凡人的你所造。因此它带着与生俱来的权威，源自真正的你——那万物的源头，世界的起始与终结。

（iii）此刻轮到这个看似完美的决定本身，在你的生命底线上继续展现其局限与弱点。各种疑虑、执行难题与两难处境可能纷纷浮现。你依然不在选项间抉择，而是与它们共存，直到它们自然成熟、自行消解。

（iv）最终，计划付诸实施。你带着好奇，或许还有敬畏，目睹它逐渐成形。你从不觉得自己在塑造或锻造它——它在你之内成形，如同云朵在天空幻化，或万花筒中交织出精妙图案。

这就是所谓的"无选择"之法，它能消除多余且有害的压力。它确实有效。它以创造性的方式运作，产生自然、不可预测且真正受启发的解决方案——这些方案你绝不可能归功于自己。而它之所以如此运作，事实上是因为它根本不是什么技巧，不是帮你摆脱犹豫痛苦的权宜之计，更不是不惜一切代价求安稳的处世之道。不：它之所以有效，是因为这就是你与生俱来的运作方式，无论你是否意识到。所有那些非此即彼的选择都是虚幻的，是一场巨大的掩饰。在这个宇宙中，每个个体都受其他一切紧密制约，单独的个体根本无力做出丝毫改变。假装并非如此，假装我们作为独立自我能够行使自由意志，这种想法既荒谬虚伪，又虚荣且充满压力。唯有万物的本源——不受任何支配者——才拥有自由意志；唯有那些显然源自它、归因于它、被感知为它自身行为的行为——唯有这些才带着它奇妙的气息，那种只属于本源的独创性与正确性。过我们所描述的"无选择"生活并非宿命论。这不是放弃挣扎，承认自己是大机器中的小零件。这是与机器的创造者认同，立足于自由本身。这是成为自己的本源，选择从中流出的一切，并视其为至善。

你大可以指出，在我所举的自身发明案例中，我拒绝做出选择反而导致了错误决定——至少在我的会计师和银行经理看来是错误的。对他们以及其他任何理智的旁观者而言，情况似乎确实如此。但对我这个亲历者来说并非如此。事实上，以这种"无选择"方式达成的决定从来都不是错误的决定。它们常常令人不适，有时甚至令人痛苦，但最终总能让人感到是正确的。这与那些看似个人抉择却使人分裂的决定多么不同啊！无论这些决定在短期内多么合乎情理，无论起初看起来多么正确，它们最终都不会有好结果。人们总会强烈怀疑自己犯了错，或许是灾难性的错误。

回到我的故事：我的发明——更准确地说，我的"非发明"，那个我仅作为助产士接生的产物——并未胎死腹中。它已为一些朋友指明通往"世界尽头与世界起源"之家的路，并提醒其他人记起这条路。哪位会计师能为这样的"归家"标价呢？更何况，谁能将这功课的某部分效果与其他部分割裂评估？它是整体推进的。世界不会因零散的成功小战役和局部行动就接受"无选择"之道，而需要最广阔战线上的全面突破。淹没海岸的是潮汐，而非零星的涟漪。

在生命底线之上，是"无选择"的领域。那里万物都困在相互制约的紧密罗网中，自由仅是幻梦。生命底线本身才是"选择"的所在。唯有此处自由真实存在，因为这里没有任何束缚。在这里——你作为真正本真的你——做出那个哈姆雷特未能做出的、至高无上且毫无压力的唯一真实选择。他的失败付出了何等沉重的代价！你选择存在。在这里，你自由决定不仅要成为万物的本源，更要成为你自己的本源。不，这不是霍布森（Hobson）的选择。你可以选择不存在。在你之下根本没有任何人或事物能催生你。看啊，你此刻正在选择让自己显现。你如何做到这点正是终极奥秘。请接受我的祝贺！

换一个角度来看。在你内心深处，你知道自己拥有选择的自由。你对此确信无疑。但你的理性思维却认定你并无这种自由，因为你从内到外都受制约——外部受环境制约，内部受遗传制约；你或许还会补充说，唯有"非制约者"（即上帝）才拥有选择的能力。然而这里并无矛盾：看似没有选择的"表面的你"位于底线上方，而真正拥有选择的"真实的你"正居于底线上。

你的心告诉你是你在选择。你的头脑告诉你只有上帝在选择。两者合一，便向你揭示了此刻的你究竟是谁。

归根结底，摆脱压力的唯一方式，就是成为"她"、"他"或"它"——随你选用何种称谓——那自由本身的存在。

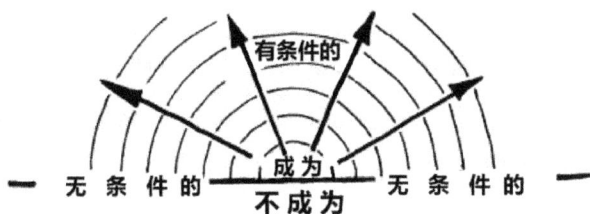

最后，我想留给你这些直指本质的箴言：

若你的意志与神的意志分离，他人便会掌控你。

—— 布 拉 茨 拉 夫 的 拿 赫 曼 拉 比（Rabbi Nahman of Bratzlav）

正因我们不够亲近您，无法分享您的自由，才妄图拥有与您不同的自由。

——乔治·麦克唐纳（George Macdonald）

对神而言，自由是必需品。

——弗拉基米尔·索洛维约夫（Vladimir Soloviev）

本节的目的不仅是证明这些话语的真实性，更是展示如何精确地、毫无压力地活出它们——无论你有何种信仰，甚至毫无信仰。

（四）失败

我们中有谁不曾在一生中的某个时刻，觉得自己是个可悲的失败者——至少在自己眼中？即使在我们这些看似实现了最大抱负的人当中，又有多少人在心底真正觉得自己成功了，觉得自己没有以各种方式辜负自己，觉得自己实现了早年的承诺，完成了与生俱来该完成的大部分事情？

想想我们要讲述的失败故事——或者说本可以讲述，如果不是太羞于启齿——所带来的压力和痛苦。如果成功意味着过自己喜欢的生活，做自己喜欢的工作，为大众福祉做出虽不耀眼但不可或缺的贡献，那么我想，那些最不失败的人恐怕是那些技术或半技术工人，没人会指责他们野心勃勃。另一方面，如果失败意味着在公共领域，我们仍然缺乏自认为应得的权力、名声或地位；在私人领域，我们仍然缺乏想要拥有的挚友和幸福关系——那么我们确实是失败的。无论外界多么确信我们取得了巨大成功，我们的生活都是一场彻底的失望和辜负。

事实上，逐渐的限制和失望（"失望"即"期望未出现"）构成了我们生活的基本模式，就像墙纸图案一样单调重复。随着年岁增长，光明的希望、巨大的潜力、可实现的选择一个接一个落空。今天的婴儿可能是明天的佛陀或耶稣（B）：世界 ABC 是他的牡蛎。今天的儿童可能会做得不错（E），但他的牡蛎已缩小到 DEC。今天的青年可能会做得尚可（G），但他的牡蛎进一步缩小到 FGC。如此这般，随着选择范围不断缩小，直到老年几乎只剩下牡蛎壳。他完蛋了。他的生命，我们所有人的生命，都是从摇篮到坟墓的缓慢死亡，注定要失败。即使是达芬奇，也有许多事情完全不擅长，当然更无法永远保持达芬奇的身份和生命。

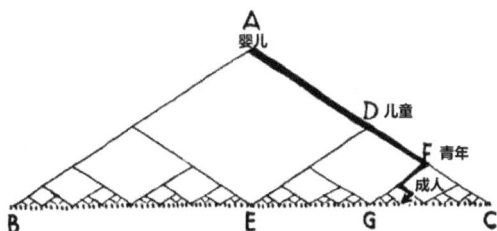

然而我们内心深处有种更清醒的认知，抗拒着这种无情的收缩和接连的失败，感到被欺骗了。至少潜意识里，我们为此感到压力和痛苦。可以说，大多数成年人如果没有对生活幻灭，没有感到失败和挫败（甚至痛苦），那只是因为我们半梦半醒，对自己真正的价值和潜力只有四分之一的认识。随着我们逐渐清醒，感受到生命活力的涌动，我们确信缺少了什么——某把遗失的钥匙、某扇未开的门、某个消失的广阔视野、某个被遗忘十分之九的秘密、某个就在视线边缘等待我们的圣杯或护身符或灵药，它能最终纠正一切，治愈我们的病痛。而失败确实是一种严重的疾病。

好在解药确实存在，此刻你我都唾手可得。这副治愈失败的良方，这个隐秘但久经考验的全面成功秘诀，我们将像服用其他药物一样内服，每日一剂。

但首先让我们看看我们追求的是什么样的健康状态。什么是成功？你会如何描述一个真正成功的人？可以说：这是一个对"失败"一词毫无概念的人；一个不被任何困难吓倒，坚定不移、充满喜悦与痛苦地完成自己决心要做的大事的人。这个定义虽然冗长，但很符合我心中所想的那类人。我想到一个现成的例子——利雪（Lisieux）的特蕾莎（Therese）。她说她确信自己生来就要成就伟大，而在她看来，伟大意味着成为一位伟大的圣人。（你我可能倾向于其他类型的伟大：但这无关紧要，伟大的本质是相同的，尽管其表现形式千变万化。）在这个艰巨的任务上，她在24岁去世前取得了惊人的成功。如果要用一个词概括她的一生，那就是"英勇"。一般而言，伟大就是英勇。我要特别对你说：一旦你拥有了英雄的武器（你确实拥有）、使用这些武器的技巧（你确实掌握）以及使用它们的勇气（你确实具备），那么你就完全有资格成为一流的英雄。（当然也可以是女英雄。我的一本词典允许"英雄"指代两种性别，这也是我在此采用的用法。）

或许"英雄"的定义还不够清晰。这种情况下，我们最好参考古希腊人的观点。他们塑造的英雄形象及其神话功绩，一直吸引并激励着人类。这些故事远不止是激动人心的传说，其蕴含的深刻启示甚至超出了古希腊人自己的认知，至今仍未被完全解读。对我们而言，这些故事尤为重要，因为它们以无与伦比的深度和丰富的意象，揭示了如何取得至高无上的成功。

让我们看看英雄珀尔修斯（Perseus）的故事。这个故事充满了对我们的启示，这些以想象形式呈现的教诲反而使其更具价值。

珀尔修斯是半神半人——众神之父宙斯与凡人女子达那厄的儿子。达那厄的父亲阿克里西俄斯得到预言，说他会被外孙杀死，于是将女儿关进铜塔。但这没能阻止宙斯，他化作金雨穿过屋顶使达那厄受孕，生下了珀尔修斯。当阿克里西俄斯发现女儿生了个儿子，就把母子俩装进箱子抛入大海。但宙斯保佑他们安全漂流到塞里福斯岛，被一位渔夫救起并引荐给国王，国王收留了这对落难母子。

当珀尔修斯长大成人后，国王派给他一项艰巨的任务：杀死可怕的蛇发女妖美杜莎（Medusa）。美杜莎是戈耳贡（Gorgon）三姐妹之一，她的头上长满了蠕动的毒蛇而非头发——她的面容如此恐怖，任何人只要看她一眼就会立刻变成石头。

我们的英雄为这次冒险做了极其充分的准备。首先，他拜访了共享一只眼睛的三位格赖埃姐妹，在她们传递这只眼睛时将其夺走。然后他迫使她们指引他找到宁芙仙女们，从那里获得了飞翼凉鞋（能让穿戴者快速在空中飞行）、魔法行囊（物品可以消失其中又能重新出现）和隐形帽（能让穿戴者随意隐身）。雅典娜——象征完美智慧与力量的女神——借给他她的镜盾，只有通过这面镜子才能安全地观察美杜莎。最后，赫尔墨斯送给他一把用来斩下怪物头颅的奇妙宝剑。

如此全副武装后，我们的英雄顺利地追踪并斩下了美杜莎的头颅——全程没有直接看她一眼。他将美杜莎的头颅藏进魔法行囊，借助隐形帽从她愤怒的姐妹们那里安然逃脱。

简而言之，这就是英雄珀尔修斯与蛇发女妖美杜莎的著名故事。只要你我愿意，这也是我们自己的英雄故事，以寓言的形式讲述。这个故事对我们的意义可分为九个部分：

（i）神性与人性兼具的英雄

珀尔修斯继承母亲的血统是凡人，继承父亲的血统则是神明。你的本性同样具有双重性。从外表看，你完全是个凡人；从内在看，你显然绝非如此。

（ii）坠落

珀尔修斯漂流海上，神性的痕迹荡然无存，面临溺亡的危险——堪称彻底的失败者。你也同样从高处坠落，迷失方向，身处致命危险之中。

（iii）使命

历经万难存活并长大成人的珀尔修斯，必须解决石化难题。换言之，就是解决个人固化的问题——那种普遍存在却错误的认知，即认为自己被困在身体里，缩成了和外界事物一样的物件。对你而言，从婴儿时期成长至今，母亲的面容、你看到的每张脸，实际上都变成了美杜莎的脸，不断告诉你"你也长这样"，永远坚称你所看到的事物是你用以观察的线索。现在你的任务就是看穿这个谎言。你必须找到方法观察那张脸、每张脸，设法应对而不被其石化——要明白你根本不是那样的。为了这项伟大使命，你早已获得如下非凡装备：

（iv）独眼

首先你需要像珀尔修斯一样拥有你的独眼或第三只眼。事实上你只需注意到你从未从其他任何东西向外看。

（v）飞翼凉鞋

同样，一旦你留意就会发现世界是二维的——高、宽而没有深度。珀尔修斯穿着飞翼凉鞋四处移动，而你更胜一筹，瞬间就能无处不在。

（vi）魔法钱包

和珀尔修斯一样，你也拥有能永远收纳和产生世间所有珍宝的虚空。事实上你就是这个无底钱包和丰饶之角。你的本质是容器，为所有来者提供充足空间。并且能够随时提供所需之物。

（vii）隐形帽

看啊，你想象中的帽子和你想象中戴帽子的脑袋一起消失了。无压力生活的艺术，就是无论在室内室外、楼上楼下——没错！甚至在闺房里——都要戴着这顶隐形帽：无论你在哪里，无论你在做什么。记得凯伦那首小诗的结尾吗："周围全是人，而你却根本不在那里！"

（viii）镜盾

雅典娜的镜盾，就是当你将注意力180度，并向内看到你在从内部看出去的东西。它是此刻正在接收这些文字的那份清明。当你忽视这面镜盾时，你看到的任何脑袋都会把你变成同样的东西，变成"石头"。但当你凝视镜盾，你看到头被映射在这完全的头的缺席中，它就完全无害了。你解除了石化。

（ix）魔法之剑

实际上，整个世界只有一只美杜莎，只有一个长满毒蛇、充满灾难的头，那就是你此刻所在之处的你的头。其他所有的头，如你所见，都是完全没有蛇的、正常的。因此，你的英雄任务是用你的魔法之剑，一次干净利落地斩断这个毒害的怪物。事实上，你的剑已经举起，贴近你的脖颈：你捕捉到了它正在进行斩首的那一刻。是的，没错，这把剑正是你的"底线"。在这条线之下，你所想象的头——与线之上那些可见的头形成对比——是荒谬的谎言。但这个谎言却真实而可怕，足以解释你生活中巨大部分的压力。

这个古老的成功故事蕴含着多么丰富的鼓励与洞见！这就是

你的成功故事。它已经完成。它是彻底的。它是无条件的。它不是建立在他人代价上的成功。它关照你较小的目标。它卸下你的压力……让我们稍微展开说说这些要点。

这是你的成功

这不仅是他人战胜巨大困难的伟大原型故事，更是你个人的胜利。你已完成的那些实验——从独眼到底线——正是你对可怕戈耳贡（Gorgon）的胜利，早在2500年前就被希腊人神奇地预言了。

它已经完成

你已安然度过考验。你已获胜。现在你唯一要做的就是保持清醒，别陷入自己是失败者的迷梦。有趣的是，你今后真正伟大的英雄任务就是持续认识到：胜利早已达成。

它是彻底的

这是唯一百分百的成功故事。无论你或他人做什么——我不在乎是什么——都总有缺陷。总可以做得更好、持续更久、带来更多满足、或源自更深处的你。但你的这项英雄壮举完美无瑕。初次尝试就完美无缺。珀尔修斯可不是雅皮士。他没上过"怪物应对"夜校，也没当过几年英雄学徒。他不需要，因为他确保所有神明都站在他这边。你也完全如此。你和他拥有全天下所有的好运。

它是无条件的

普通的、局部的成功是努力获得的。完美的成功却是无须争取的。它完全与功绩无关。你不配拥有它，但你就是它，无论如何。如果你不是一个令人钦佩的人，记住，珀尔修斯（Perseus）也不是。他对待那三位怪女（Weird Sisters）的方式简直可耻。他还抢劫了她们！

它关照你较小的目标

对于那些达不到英雄任务高度的普通任务——那些永远无法完美完成的事情——它确实会带来改变。当你开始过英雄的生活——也就是按照你的真实本性生活时——你外围的人性部分也必然会受益。你无法预知具体方式或时间，但你可以确信：作为超人的英雄 " 你 "，会在必要时给作为凡人的 " 你 " 提供帮助。

它卸下你的压力

作为成功的英雄，你斩下了自己那个可怕的美杜莎头颅（可怕是因为放错了位置），同时也斩断了它带给你的压力。挥舞你的魔法之剑，一次次划出你的底线直到它永远定格，你就能 " 无头而无压力 "（HEAD OFF STRESS）。把头丢弃在 " 无处 " 之地。这把神剑的魔力在于：它斩断的东西不仅被移除，更被彻底消灭。没有残肢断臂，也没有处理难题。

关于你的一切，你所做的一切，本质上都是失败。它们逐渐衰败，最终完全消解，归为底线上一个微点。可以说，它们坠入了地狱最深处。然而正如我们所见，这并非绝路。当不加抗拒时，这正是最鲜活的开始。在这里，彻底的向内坍缩即刻转化为彻底的向外爆发。落在你底线上的一切都是 " 你 "，因此都是巨大的成功。有意识地活在这里，你就是世界。而世界所有组成部分（尤其是你护照上那个身份）都处于不断流动与消解中——如同阳光水面上转瞬即逝的闪光——这一事实只会凸显你不朽的成功及其独特性。这是一种每个组成部分都参与其中、每点闪光都熠熠生辉的成功。

要成为英雄并取得绝对成功，你需要通过触及万物底部来超越世界，并从此处重新出发。这就是世界的救赎。

现在看看：你还有什么其他选择？

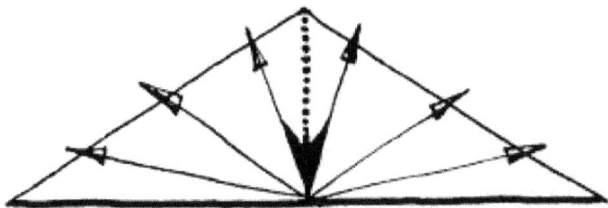

（五）孤独

不言而喻，孤独、压力和痛苦在深渊相伴而行，而亲密、放松和快乐——或至少是无痛——在高处结伴。"欢笑时世人同乐，哭泣时独自垂泪。"这句老生常谈的俗谚虽未完全概括，却引出了本节的主题。

它在但丁的《神曲》中得到了经典的表达。在恒星天之上的至高天，如同给这个沸腾翻滚的宇宙盖上最华丽的盖子，是一个巨大的圆形剧场，其中无数蒙福的灵魂——身披复活后光辉的身体——永恒地共融：一个庞大的人群，他们如此充满爱意地团结在一起，以至于片刻也不会厌倦彼此的陪伴。除了路西法及其党羽，他们中没有一个人会离开这个房间去喘口气——更不用说像我们凡间这样，无可奈何地独自去那最小的房间了。那些蒙福者似乎从未感到需要暂时离开那令人惊叹的轻松和毫无疑问的和谐，去进行一些紧张的独立思考和感受。恰恰是那种反抗的行为导致了路西法坠入地狱的深渊，那宇宙大锅的底部，那里毫无和谐可言，每个人都争执不休，孤独，承受着可怕的压力。在这两极之间——在合一的顶峰和疏离的最低点之间——是我们熟悉的尘世景象，它是这两种极端之间不稳定的妥协。在这里，孤独和团聚势均力敌地争斗着，就像一对长期婚姻的夫妻，既不能在一起生活，也不能分开。

如果这个模型（去掉戏剧性装饰和诗性夸张）能给我们所处的情况提供任何线索，那我们的前景看起来相当黯淡。我们似乎必须在三个糟糕选项中选择：上面铁板一块的亲密，下面支离破碎的孤独，以及中间这个两者极不令人满意的混合体。

表面看来确实如此。但应该——事实上也确实存在——一个明确的出路来摆脱这个三难困境。到现在你应该很清楚该往哪里寻找答案。不过，在找到出口之前，让我们换个角度，从更世俗和当代的视角重新审视孤独。

孤独是压力最折磨人的表现形式之一。有些人深受其苦，有些人则很少——至少在意识层面如此。是什么造成了这种差异？为什么有人几乎从不感到孤独——甚至临终时也不觉得，而有人却几乎时刻感到孤独，即使在人群中、在家人间——或许尤其在这些时刻？

第一个过于简单、回避问题本质的回答是：有些人天生独来独往，有些人天生喜欢结伴——有些人恰好是克林·伊斯威特（Clint Eastwood）那种类型，而另一些则是他骑马奔向荒野时乐意抛在身后的那种可敬公民、社交达人。换句话说，每个人都有必须与之共处的性情，我们对此无能为力。

事实上，我们能做的有很多，稍后就会看到。但当前的问题是：为什么存在这些差异？除了性情，我们还能找到一些更有帮助的原因。例如，很大程度上取决于：(i) 你的文化背景，(ii) 你所处文明的年龄和成熟度，(iii) 你个人的年龄，以及 (iv) 你当下的特定处境。

(i) 文化因素

如果你恰好属于一个在现代社会幸存下来的古代部落文化，而我问你如何看待你孤独的情绪，你很可能不知道我在说什么。你很可能从未想到过自己与同伴截然不同，拥有自己的观点和情绪。你是一个合群的人，而不是一个孤独者。团结和社群凝聚力构成了你的生活方式。以至于如果因为任何原因，你发现自己被部落排斥或驱逐，你很可能就会躺下等死。过鲁滨逊漂流记般的生活是不可想象的。你的文化没有"孤独"这个概念的容身之地。

如果在自我意识程度的另一端，你恰好是一位成熟的日本人或中国人，而我坚持让你谈论你自己，你很可能会详细解释你在家庭、办公室或工厂中的地位，以及你所属的这个或那个俱乐部。你会根据你的人际关系来定义自己，而不是你作为个体的存在。

但如果，相比之下，你恰好是一位坦率的美国人、斯堪的纳维亚人或英国人（比如说），并且你被问到同样的问题，你很可能会谈论你的爱好、你对书籍和电影的品味、你对个人未来的希望和恐惧、你的心理、你的情绪，甚至可能谈到你感到孤独的时候。东方人倾向于认为自己与其说是合群者，不如说是被联结者，与同伴密不可分。而我们西方人，则倾向于认为自己更加独立和自由：当然，我们与同伴有着多方面的联系，但本质上我们是独立的个体。从这个意义上说，我们是孤独者。

总的来说，人们归因于自身及其独特气质的态度和情绪，即便认为它们是由个人决定的，但实际上远比人们意识到的更受文化决定，甚至与地理位置有关。

对此我们能做些什么呢？如果我们感到独处太少而社交过多，是否应该像梭罗（Thoreau）一样逃到森林，或者像高更（Gauguin）一样前往南海？或者，如果我们感到太过孤独和自我专注，是否应该加入一个紧密团结、勤劳朴实的乡村社群，过简单的生活？或者选择一种东方或西方的宗教，只要我们能够让自己相信它要求我们相信的东西，它就会回报我们以其他信徒的陪伴？

无论如何，让我们尝试任何良知和理智允许的摆脱孤独的方法。但是，如果我们认为这从长远来看会有很大的不同，那我们注定会失望。我们的文化制约形成得更早，更完整，也更深入，超出了我们的估计。不，我们必须找到比像移植盆栽一样把自己挖出来并试图在另一片土壤中扎根更好的方法。

（ii）社会因素

我们的态度不仅取决于我们所处的地理位置，也取决于我们所处的时代，即我们本土文化成熟进程中所处的阶段。以我们西方两千年的基督教文明为例。它的历史可以用两个词概括——渐进的个体化。也就是说，独立的自我意识日益清晰，那种独自一人、与他人对立而非并肩或融合的感觉，即孤独感——它在独立性方面带来了诸多优势，但在压力方面也带来了诸多劣势。如果你生活在一千年前并且是一位艺术家，你极不可能细致地描绘任何个人肖像或在作品上签名，而是会乐于保持匿名，融入社会。你的观点和行为很可能与周围的人几乎没有差别，甚至你的情绪也会从外部习得，而不是从内部产生。因此，按照我们的标准，你的风格会显得缺乏原创性。但是，你失去的自由会通过全方位的社会支持得到补偿，这种支持保护你免受孤独之苦。

我们西方文明发展到如此晚期，生活是多么的不同啊！我们坚持成为独一无二的自己，是我们当今的信条。尽管如此，仍然存在许多派别和亚文化，许多程度的个人主义，这在很大程度上与阶级和职业的差异相对应。在一端是数百万工人——绝不仅仅是体力劳动者——他们隐含的理想是最大限度的睦邻友好和群体忠诚，以及最小限度的以奇特的观点和行为以及个人野心来"炫耀"。结果是：某种程度的互助保险，以抵御孤独及其压力，而这种代价并不算太高。在另一端是相对少数的顶尖专业人士、知识分子和艺术家，他们的价值观截然不同。在这里，原创性和鲜明的个人主义、个人主动性和对传统的蔑视不仅被容忍，而且受到赞赏。其结果往往对个人来说代价高昂，但对社会来说却很有价值。"孤独"是天才的职业病。

你站在这个层级的何处？你又希望站在何处？无论你将自己置于何处，摆脱孤独的救赎代价是什么？你应该做什么？你能做什么？无论如何，前景看起来都不乐观，选择似乎只是两害相权取其轻。是放弃你的自我之旅，彻底顺从直到被完全"规范化"，以牺牲你的独处为代价来缓解孤独？还是放弃你的反自我之旅，尽可能地彰显你的与众不同，哪怕因此常常感到孤立和孤独？这个问题如此提出，似乎没有切实可行的答案。无论选择哪条路，你都会陷入困境。此外，我们还假设（这是一个多么巨大的假设），你我可以轻易地从我们的生活方式中抽身，搭上一个完全相反方向的便车。

在这里，我们致力于寻找一个更现实的答案——一个合理且有效的答案，一个本质上自然的答案，它能治愈我们的孤独，而不扼杀我们的独处；一个不需要我们改变社会阶层或外在生活方式，也不需要做出任何显眼或怪异举动的答案。

但我们仍需审视影响我们孤独的最后两个决定性因素。

（iii）个体因素

前面我们注意到，你的个体历史是如何概括你的种族历史的，当然是以一种极度浓缩的方式。假如你是在正常环境下长大，没有遭受剥夺或虐待，那么你童年时期所遭受的孤独感并不比你的石器时代祖先多。当然，个体差异很大，关于人类的大多数规则都有许多例外，然而，总的来说，孤独感会随着年龄的增长而增加，无论是物种的衰老还是个体的衰老。在青年和中年时期，我们的社会化——我们以各种方式与他人交往——必然远比老年时期广泛。此外，老年人（我以亲身经历来说）只是对许多活动失去了兴趣——学习新游戏和新技能并跟上时代，更不用说养家糊口并为他们争取社会地位——而这些活动构成了年轻人的时间，并将他们与社群联系起来。孤独是老年人的障碍且难以弥补的原因之一是，它恰恰是他们的一部分非常渴望的，而另一部分则厌恶的。这样被撕裂的感觉并不舒服。我知道。

当年龄带来孤独时，答案是退缩，再次成为某种孩子，也许像我们八岁时一样，在八十岁时也免受孤独的困扰吗？不。显然，老年痴呆症虽然可能是一种部分疗法，但比原来的疾病更糟，而且也不是我们能掌控的。（变得像小孩子完全是另一回事：那是再生，而不是退化。）孤独的真正疗法，我们稍后将在此讨论，在于前方，而不是后方。这是一次大胆的进步，而不是退缩。

但是，在取得这一进步之前，让我们花一点时间来讨论一些人可能称之为"明智的疗法"——而且也该是时候了！

（iv）环境因素

你感到孤独的直接原因很可能是你环境的剧烈变化。配偶去世了，深爱的孩子离家了，特别的朋友出国了。你发现自己住在一个新的、似乎不太友好的城镇，那里的一切，从口音到头饰，都让你感到陌生。退休突然让你意识到，你曾经多么依赖你的同事来维持你作为社会上有用、受人喜爱和尊敬的成员的自我形象。现在，你的孤独更多的是源于这种形象的黯淡，以及你自己把自己看作是一个不情愿的孤独者，而不是真正缺乏陪伴。

纠正或最大限度减少此类令人痛苦的环境变化的常识性措施不应被轻视。恰恰相反。无论如何，让我们采取任何可行的明智措施。让我们加入一个成员和我们有同样问题的团体，试试婚姻介绍所，和另一个孤独的人合住我们过大的房子，参加健身课程，和同龄人一起去一个我们从未去过的国家进行淡季廉价旅行，等等。如果我们真的想摆脱孤独，很多事情是可以做的。正常而明智的事情。

是的，当然，但我们不要自欺欺人地认为，任何此类应急措施和缓和剂都能彻底而永久地解决我们的问题。它比我们想象的要深刻得多，需要一种更具穿透力的解决方案。

那么，你和我将如何认出我们遇到的那个真正的解决方案呢？通过两个万无一失的标志。首先，它将被证明不仅是那个特定问题的解决方案，而且是所有问题的解决方案——特别是关于自身、关于一个人的真实身份、意义和命运的问题。其次，它将被证明远比仅仅解决问题更积极：事实上，它与其说是移除一个旧的、令人憎恨的障碍，不如说是挖掘一个长期寻求的宝藏。疾病越根深蒂固，治疗就必须越深入。在这种情况下，它是最深刻也是最好的。这就像为了修建一条早就该有的城市绕行路而使用推土机时，你挖出了足够的黄金，可以在其他更健康的地方建造一座全新的城市。

孤独的疗法就像那样。你孤独的唯一真正的补救方法是你的"独处"。而这种"独处"是所有经验的桂冠，是那顶桂冠上最耀眼的宝石。你的极端困境是上帝的机会，是"独处"成为你的机会。最坏的情况是最好的情况的前奏和先决条件。没有内爆，就没有爆炸。

这些直白甚至有些离谱的断言需要的不仅仅是解释，还需要检验。如下所示：

实验21：*孤独之井*

你现在感到孤独吗？

那么，找到那份孤独。仔细观察在整个世界中，你究竟在哪里遇到它，你把这种感觉放在哪里。我再次请求你臣服于证据，谦卑地向所呈现的事实致敬。

抬头看看那广阔无垠的天空。你是否在那里感到如此封闭和孤独？恰恰相反，我认为不是。

放眼望去，那连绵起伏的丘陵和平原，那片延伸的森林，那一排排的小房子，那些熙熙攘攘的人群。它在那里吗？远非如此，我认为不是。

低头看看你倒置的脚和腿。你的孤独在它们里面吗，潜伏在那些鞋子里，那些裤腿里？真是个愚蠢的问题！

现在，再往下看……

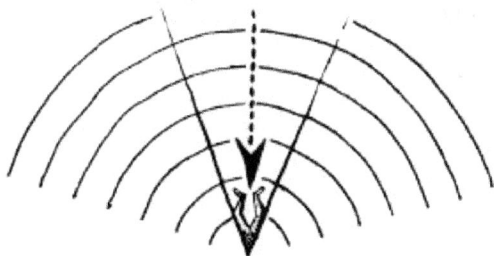

啊，现在我们开始感觉到温度了！或者说是彻骨的寒冷？难道不是在这里，你孤独的残渣沉淀下来，你孤独的铅样沉重感聚集并如此用力地压在你身上——最主要是在你的内脏，你的心里，你那沮丧、沉重、冰冷、破碎、下沉的心？听流行歌曲，听流行故事，听流行语，我们多么经常听到"孤独的心"这个表达！这是有充分理由的。在内心深处，我们知道我们将孤独藏在哪里——确实在内心深处，在我们世界的最低点，我们生命的污水坑里，世界的破碎和冷漠的所有痛苦都汇集于此。这里确实是深渊，是污水池，是世界尽头的有毒的孤独之井。

让我们不要急于从这口冰冷而令人疲惫的井里跳出去。让我们花一点时间诚实地面对自己，停止假装我们的孤独在别处，或者那是别人的错，或者它并没有那么令人疲惫。花一点时间成为孤独本身，在这世界尽头的井里，孤立无援，被遗弃……

现在：不是向上爬出井口，而是到达最底部：向下，向下——然后穿过。就像但丁（Dante）和维吉尔（Virgil）一样，穿过那最狭窄最紧密的裂缝，到达广阔光明的世界，就像我们内爆成无限小的点最终爆发成无限大一样……

你心碎了吗？你灰心了吗？那么，鼓起勇气吧。你终于足够破碎，被磨练得足够精细，可以穿过那根针眼，你必须从中显现出来，成为在每个胸膛中跳动的心。

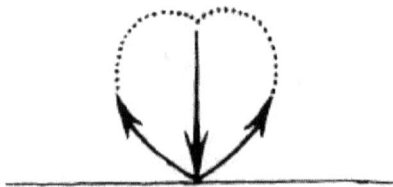

这是不是故弄玄虚的空谈？那么，把它转化为经验吧。指向这个点。然后完全失去它。并保持指向你所在之处的那个无限。不是指向无尽的空无空间，甚至不是指向无尽的充满的空间——充满了同样广阔的天空，那些山丘、树木、房屋和人群——而是那个包含所有这些东西的空间，那个就是这个奇妙的世界，而它本身只是一个毫无意义的抽象概念。

这就是你，现在。从世界上最沉重、最小、最排外的那个针尖般的点，你现在突然成为了这一切。最沉重的已经爆发为最轻的，最小的已经爆发为最大的，那个排斥一切并被一切排斥的已经变成了包容一切。这个孤独者已经变成了"独一"，独特的，与众不同的。现在看看：你还有任何同辈或同伴群体，任何相似之处，任何类似物吗？现在看看：世界上有任何爆炸能与你作为世界的爆炸相提并论吗？根据目前的证据，你不是绝对无与伦比的吗？

你完全不理解这一切？我也不理解！但是你确实看到了（难道不是吗？），这种看见使得普通的看见显得如同盲视。

哦，我完全明白各种各样的反对意见会不断地出现在你脑海中。例如，那个最令人扫兴的问题，"那又怎样呢？"或者有人会反驳说：在这种情况下，即便所见景象再辉煌，也因其转瞬即逝而只能算半信半疑。这些质疑虽然理智，却令人泄气，甚至让人窒息。我建议你放下这些顾虑，勇敢直面你那"独一无二"的庄严。换言之，勇敢直面彻底解脱压力所需的条件。

好了，为了结束这一部分，让我给你一些额外的鼓励。我的意思是鼓励和确认，而不是额外的证据。别忘了，一盎司真实、世俗、脚踏实地、坚如磐石的检验胜过一吨道听途说——无论说法多么支持，或者说者多么睿智。尽管如此，无论其价值多少，以下是一些关于你真实身份的永恒智慧的节选。

在伟大宗教传统的最核心——被宗教专家所覆盖、忽视、甚至常常激烈否认，但却是这些传统所发源和维系的根本——是一个完美清晰、简单、令人敬畏、美丽的领悟。这是一个值得天地间所有号角和钟声齐鸣的宣告，而且它是关于你个人的。个人的。那就是：比一切都更贴近你自身，"比呼吸更近（正如丁尼生（Tennyson）如此准确地表达的），比手足更亲"，那就是你真正、真正是的那个"一"，你自身的"自性"，所有自性的"自性、源头和本质"，那"独一"。你并非那永恒火焰中微不足道的火花。并非照亮世间每个男女老少的唯一光芒中微不足道的光线。并非（引用但丁的话）"收集宇宙散落的叶子，并以爱将它们装订成一卷书"的那个整体的一部分，而是那卷书本身。你就是那不可分割的"一切"的全部。重复：不可分割。

"也许不可分割，但肯定难以置信，"我听到你说。对此，我问：当你采纳伟大的禅师黄檗的建议时，你发现了什么："如实观察事物，不要理会他人"？无论你如何搜寻，无论在哪里，无论多久，你都永远无法找到"觉知"——无论是内爆式的孤独还是外爆式的"独一"——而只能在你所在之处和之时找到它。让我再次问你那个关键问题：看看，世界上有任何爆炸能与你作为世界的爆炸相提并论吗？不：恐怕你只能固守你所是，固守你绝对的独特性，固守你无与伦比的宏伟，而无法摆脱它。

什么？你仍然不相信我？感谢上帝！只相信你自己——不是

你所想的，而是你所见。

或者，你不相信我刚才所说的关于伟大宗教共同核心的观点吗？那么，请根据你如此仔细进行的实验来阅读公认的世界上最深刻的经典，你很快就会改变主意。与此同时，这里有一些小东西可以让你开始思考。我可以挖掘出许多引言来阐述关于你个人的这个令人尴尬的消息，但我将不得不满足于仅仅引用三句，它们选自本世纪最受国际尊重的圣贤的语录：

当除了你自己之外什么都没有的时候，你就是快乐的。这就是全部的真相。

——拉玛那·马哈希（Ramana Maharshi）

当你发现一切都在你自身之内，除了你自身的"自性"之外什么都没有——这就是完全的觉悟，完整、完美、包罗万象。至上的合一意味着整个宇宙都在你之内。

——阿南达玛依·玛（Anandamayi Ma）

你是万物的源头和核心……一切都是你和你的。没有其他人。

——尼萨迦达塔·马哈拉吉（Nisargadatta Maharaj）

我是否听到你说："这是东方人的自大狂。在西方，我们更明智也更谦虚"？那么，让我引用热那亚的圣凯瑟琳（St Catherine of Genoa）（注意，是圣徒凯瑟琳）的一句话："我的'我'是上帝，我只承认这一个。"

因此，如果你追求的不仅仅是暂时缓解孤独及其压力，而是彻底治愈它，你就必须正视关于你自己的真相。你必须允许你孤独的蓓蕾绽放出你"独一"的奇妙花朵。现在。

你还在等什么呢？

也许你还在等待最后一句关于"独一"究竟意味着什么的保证。

有两种"独一"。第一种是虚假的，它试图将自己感知为纯粹的觉知，空无所觉：感知到一个孤独的自我，它被洗净了所有的思想和事物。有些人曾认真地尝试达到这种状态。这是不可能达到的，更不用说保持了。但是，就其接近的程度而言，它等同于一次严重的自杀尝试。第二种也是真正的"独一"是盈满的。看看：你能够遗漏谁和什么？你的爆炸没有吞噬谁和什么？至于这无数的生灵，这些被拥抱者，它们内在的真实本质是什么——难道不就是你内在的本质吗？如果其中有一个你内心深处并非与之同一，那么你就不是那"独一"。现在向外看，你拥有它们所呈现的样子。向内看，你就是它们所是。

那只曾经如此孤独而平凡的青蛙已经变成了那独一无二、无与伦比的王子。

自从写完以上文字，我偶然读到了库尔特·冯内古特（Kurt Vonnegut）的一段话：

世上的人怎么会相信那么多武断的、明显是编造的胡说八道？……接受信条，任何信条，都使接受者有资格加入我们称之为教会的那种大家庭。这是一种对抗孤独的方式。每当我看到一个人逃离理性投入宗教时，我都会对自己说，这个人只是再也无法忍受如此该死的孤独了。

多么淋漓尽致的真实！然而，我想补充一点，有一种比从所谓常识的合理性退回到宗教的非理性中更有效和诚实的摆脱孤独的方式，那就是前进到关注"所给予的"非凡常识的真正合理性中。因为事实上，正如我们经常看到的那样，常识大多是胡说八道，而我们赋予"理性"之名的许多东西，与宗教的教条一样充满迷信。

我自己的经验是，当我拒绝宗教信仰的胡说八道和世俗假设的胡说八道，并以全新的眼光审视"谁"在这样做时，我发现了一些朋友，他们也在做着——或者更确切地说，深入到——完全相同的事情。很多真诚的好朋友。他们的彼此相爱是无条件的，因为它源于共同的身份，共同的"独一"。他们意识到，只有"独一"才不会遭受孤独之苦。

所以我想说：如果你不想再如此该死的孤独，就停止如此该死的迷信——无论是常识性的迷信还是宗教性的迷信，都无关紧要。尝试臣服于证据，而不是权威。

（六）无聊

如果我们首先浏览一下无聊的表现形式，从极其严重到极其轻微，仿佛在一个倒置的蒲福风力等级表中一样，我们将能最好地理解无聊的本质、压力和治疗方法。为了方便起见，我们选择了七个等级或"强度"，但当然，就像风力一样，它们相互融合和重叠。这种模式是一个斜坡，而不是一连串的阶梯。

（i）绝对麻痹

目前，让我们把与绝对不动相伴的绝对无聊作为一个理论上的极限——有点像绝对零度——而不是一种可以实际达到并保持的状态。我们将在本节末尾再回到这个问题。

（ii）麻痹

在这里，我们有近乎完全不动所带来的过于真实的无聊。有充分的理由认为，这种状态甚至比死亡本身更令人抗拒和恐惧。因此，社会将其用作最严厉的惩罚和制裁之一。罪犯的行动受到或多或少的严格限制（取决于罪行的严重程度以及刑罚制度的人道或野蛮程度），从软禁和开放式监狱，一直到发现自己被镣铐锁在地牢的墙上，或者被紧紧地关在铁笼里，悬挂在十字路口供公众观看和唾骂，就像一只被特别可怕的蜘蛛网困住但仍在挣扎的苍蝇。但丁地狱中最邪恶的恶棍不是在永恒的火焰中翻腾，而是被困在永恒的冰中，这既不是偶然也不是随意的戏剧性手法。同样，在我自己主持研讨会的经验中，与其他任何类型的实验相比，证明一个人实际上完全静止不动的实验引发了更多的愤怒和恐惧，这也不是无关紧要的。为了了解近乎完全麻痹在现实生活中可能意味着什么，请看一个令人心碎的案例：一个充满活力的年轻人，中风后现在只能移动他的眼睛和一个手指，他用手指敲击信息，痛苦地抱怨医院违背他的意愿让他活着。例如，想想无法移动下巴，不得不通过导管直接喂食到胃里的情况。而且完全没有好转的希望。那种无聊和压力是难以想象的。

(iii) 无工作

失业，包括严重的就业不足——无论是由于我们的经济体制，还是逐渐用机器取代人的技术，亦或是残疾、疾病或年老——当然是我们这个时代最棘手的难题之一。它尤其残酷，因为它非常像部分瘫痪。我们在此不讨论在政治层面可以或应该采取哪些措施来解决这个问题，而是（在克服这一问题的遥远而大规模的努力取得进展之前）讨论失业的个体受害者现在可以做些什么来减轻甚至消除其自身的无聊和压力。对于那些不知道该做什么、不知道如何安排时间以及如何在生活中找到任何目标的所有年龄和各种境况的人们来说，他们可以做些什么。

(iv) 机械性的工作

即使他们找到了一份工作，这份工作也可能单调乏味到仅仅比没有工作稍微好一点。对这种陷阱的经典评论是查理·卓别林的《摩登时代》：在影片中，查理整天站在工厂的传送带旁，拧着一连串相同的螺母，以至于离开后仍然无法停止。他自己变成了一台机器，一个异常抽搐的机器人，拧着看不见的螺母。毫无疑问，机器般的工人臭名昭著的罢工倾向，与其说是由于官方提出的不满，不如说更多是由于无聊——由于受限和重复的身体运动（有时相当于部分瘫痪）带来的压力。毕竟，罢工是一种主动行动，一种瘫痪者无法做出的举动。我们没有任何有用的建议来烦扰那些关注工作满意度的专家。但是，我们确实有一些非常实用的建议可以提供给个体的机器操作员，以及任何因其工作枯燥乏味而承受压力的其他工人。仔细想想，我们当中有多少人的工作是始终有趣的呢？

(v) 非机械性的工作

有些人好意地给那些感到厌烦的工厂工人（请注意这个表达：依附于手的人是一个麻烦的附属品）建议说："努力工作，至少表现出一些除了'产业行动'之外的主动性，你可能会被提升为领班。甚至，如果你幸运的话，你可能会把你的蓝领换成白领。"好吧，但这对于多少人来说是合适的建议呢？在二十一世纪的很长一段时间里，工人的数量很可能仍然多于老板。此外，更重要的是就我们在这里的研究而言，如果你真的达到了那些管理层的高度，你只会用一种压力换取另一种压力。经理们往往比他们管理的工人眉头更深锁，许多工人甚至比羡慕老板更同情他们。工人们清楚自己在做什么，明天要做什么，明年要做什么。而老板希望自己也清楚。毫无疑问，工厂经理及其助手，直到领班，都不会太受无聊之苦（因为他们不断面临来自下属要求更高工资、更短工时和更好条件的诉求，以及来自上级要求更高生产力的无休止的要求），但他们确实会遭受焦虑之苦。从车间晋升到董事会肯定不是减轻压力的过程，而是用一种压力换取另一种，而且可能是更令人痛苦的压力。

(vi) 创造性的工作

那些以原创为职业的人，那些致力于创造新事物而不是应对和更新旧事物的人，情况也大致相同。只是在无聊的压力方面要好一些，而在怀疑的压力方面则更糟——包括令人瘫痪的自我怀疑——以及担心灵感之泉会间歇性干涸。诗人、画家、作曲家、作家，当然还有发明家——如果他们保持原创性，并且尚未放弃奋斗而转向陈词滥调——就必须等待那泉水的涌流；当泉水涌流时，他们还要让自己确信，这水不仅对自己是可饮用的，对他人也是如此。众所周知，缪斯是位任性的女神，只能祈求，无法命令。除非你是莫扎特那样的非凡天才（看看那短暂而悲剧的一生承受了多少压力），否则你的缪斯可能长期罢工。在这里，确定的压力（因为过于清楚接下来会发生什么而产生的无聊）几乎完全被不确定的压力（根本不知道接下来会发生什么的焦虑）所取代。无论如何，劝告一个因为工作单调而承受压力的人振作起来成为一个创新者，更别提成为一个伟大的创新者，是毫无用处的。他揍你一顿都是情有可原的。

(vii) 灵性的工作

那么，我们是不是要开出"灵性的"工作的药方（无论这个棘手的词可能意味着什么）——那些虔诚的冥想者、准圣徒的信徒、见习圣贤或菩萨所从事的工作——作为艺术家和各种创新者所不可避免的创造性工作带来的压力的解药呢？在神秘体验的雪峰中进行真正的"喜马拉雅式"的攀登——而不是与那些灵感不足的创意艺术家一起在山麓中辛苦跋涉——这才是答案吗？这是我们最终摆脱无聊的秘方吗，而且没有太多的眼泪、过度的忧虑或危险？唉，并非如此！可怜的路西法的命运应该警示我们，不要冒险进行崇高的灵性追求。这位光明使者和晨星，他是所有大天使中最崇高、最美丽，并且在某种意义上也是最"灵性"的。弥尔顿（Milton）笔下的撒旦拥有各种美德——勇气、坚韧、智慧和无限的进取心——唯独缺乏谦逊。因此，他确实被降服了。他无限的厚颜无耻招致了自身的报应，他完全的自我提升不可避免地导致了他完全的自我贬低。最高的骄傲带来了最深的堕落，他遭受了地狱能施加的最残酷的惩罚。

那么，潜伏在高峰之上，如同一个可怕的雪人般的这种可怕的危险，对你我来说在实践中意味着什么呢？我们究竟被警告要警惕哪种憎恶之物呢？

对此可以尝试给出许多答案。但就我们的目的而言，重要的答案是：正是无法承受的压力导致了路西法，又名撒旦，的堕落。他用过度成就换取了平庸，用极度活跃的兴奋换取了无所事事的最后一点无聊，结果发现自己根本无法承受这种压力。对我们来说，避免低层次压力的最不可行的方法就是奔向高层次，努力攀爬，挣扎着摆脱困境。例如，训练和约束自己，以达到启蒙的最高峰（无论那个高耸的怪物是什么）：强迫自己冥想，直到最后，经过无数个冬天——很可能还有无数个寒冷黑暗的轮回——我们才到达光明，实现涅槃和辉煌佛陀境界难以想象的盛夏。这一切的压力和紧张！这一切的不确定性！我们可能永远无法达到那个水平。与此同时，哦，痛苦啊！

而最终，这种所有雄心壮志中最雄心勃勃的努力，其显而易见的徒劳和荒谬！请允许我举一个例子：

十七世纪的日本，年轻的盘珪（Bankei）在一本儒家经典中读到了关于一种神秘的明德（Bright Virtue）的记载，他决心不惜一切代价去探究那是什么，以及如何获得它。在咨询了所有能找到的老师却未能得到任何有用的指导后，他决定独自修行，开始独自打坐（以莲花坐姿，背部挺直，双腿结成正确的姿势进行静坐冥想）。以下是他自己故事的一部分：

我走进山里，发现了一个山洞，便走了进去，坐在那光秃秃的地方，丝毫不在意岩石有多么粗糙。我经常连续七天不吃不喝地打坐。一旦坐下，我就全身心地投入其中，无论发生什么都不管不顾，甚至为此冒着生命危险。我经常盘腿坐着，直到精疲力尽地从岩石上摔下来。由于没有人给我送食物，我的禁食持续了好几天。

这种情况一直持续到他放弃了所有生存的希望，事实上已经非常接近死亡。然后，直到那时，他才突然意识到自己一直走错了方向，白白浪费了所有的精力。他意识到，他自己就是他拼命寻找的明德。他从儒家的语言转向佛教的语言，将其重新命名为"不生"（Unborn），也就是我们所有人的真正本性。"它充满了智慧和光明。因为它从未诞生，所以它永不消逝……并且通过它，万事万物都得到完美的管理。"他奇迹般地迅速康复，并很快成为一位著名的禅师，他最喜欢的主题是"不生"，每个人都能看出这原本就是他们自己的。"试图去争取、实现或攀登它"是荒谬的，只会使其隐藏起来。

不生，明德，我们的真正本性与疗愈——归根结底，它不就是我们压力等级中标记为（i）的绝对不动性吗？这个等级就此结束，就像一个巨大的沙漏一样颠倒过来。

明德、不生、道、无压力生活的秘诀、绝对的静止、底线、世界的尽头——无论你如何称呼它——的确是每个人自身固有的，从一开始就显而易见，所有那些精神上的雄心壮志，所有那些为了赢得它而进行的令人痛苦的压力重重的工作，都是不必要的和荒谬的。

然而，事实并非如此。很自然也很恰当地，我们都从在高峰中寻求只能在深处找到的东西开始。

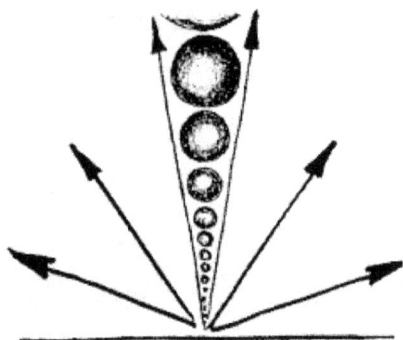

最终，我们所有人都是路西法，都必须像不断膨胀的气球一样上升到越来越稀薄的大气中，直到达到临界点，突然因不断增加的内部压力而爆裂，然后坠落回我们最初的地方。最终坠落，不是回到第三、第二或第一格（那些是地狱中外部压力不断增加和收缩的区域），而是直接穿过地狱的彻底内爆和最细微的出口，到达零点，到达彻底爆发和摆脱一切压力的无点无处。

事实上，我们的问题在于半途而废——这是神风特攻队的禅师盘珪完全没有遇到的问题。打败我们的不是我们所做的事情，而是我们做事时如此三心二意。我们卡在了蒲福风力等级（Beaufort Stress Scale）的某个中间点，我们的压力一部分在外部（压迫我们，限制我们的行动，使我们感到无聊），一部分在内部（向外扩张，解放我们的行动，使我们感到担忧）。因此，我们正尽最大努力两头不讨好。我们的补救方法是让我们的上升的气泡或气球找到它的上限，在那里它因内部压力而爆裂，留下残骸一直坠落回它们最初的地方，回到最根本的底线本身。

最终，治疗我们无聊以及产生无聊的无力感的方法，不是获得权力并攀登更高的地位，而是恰恰相反。阿克顿勋爵（Lord Acton）那句广为引用的格言——"权力导致腐败，绝对权力导致绝对腐败"——在比政治层面更高更多的层面上都适用。真正的圣贤和先知始终警告我们反对一切形式的精神上的争强好胜，尤其不要关注（更不用说培养）那些伴随精神修养而来的神通或魔法力量。再次强调，正如但丁所说，逃离地狱的真正途径是向下穿行，而不是向上逃离。

首先，尽一切努力提升自己，让你的气球膨胀并上升到其自然的上限，甚至（遵循彼得原理）略微超出它。然后，当你认为已经受够了高处的压力时，不要试图去刺破它。让生活在合适的时刻去做这件事，它肯定会这样做。

你必须要做的事情——一件非常容易做到的事情，也是本书的主旨——就是有意识地从唯一没有游戏的场所观看这场起起落落的游戏，从唯一可以观看它的地方观看：即从寂静之处，从最低处，从你的底线和世界的尽头，从此刻正在理解这些文字、这些关于"自我"的各种同义词的那只独眼中观看。也就是说，通过内爆的方式穿过压力，到达无压力的状态。那时，你将很难找到任何让你感到无聊的东西！

你或许会认为（难道不是吗？），你坚实的常识也会确信，你所处的这个"无"（根据定义和经验，它赤裸裸地没有任何趣味，甚至不如无休止地观看一张雪白背景上的无框雪景图那么引人入胜）——这个巨大的空隙将会是亘古以来最漫长的哈欠，是无聊的终极痛苦。你肯定会认为，这场以蒲福风力等级一级强度袭击你的"中风"（病人完全清醒，但没有任何部位能够移动的希望，更别提移动它们的希望了）将会变成难以想象的最可怜、最痛苦的无聊。地狱深渊中的深渊：难以想象的、极其可怕的枯燥。你或许会这样认为。

好吧，睁开你的眼睛，看看。现在就睁开你的眼睛，看看你是什么，看看这只眼睛本身。你现在对此感到无聊得要哭吗？这只眼睛曾经因为任何原因流泪吗，更别说是厌倦了？你怎么可能对"无"感到厌倦？你怎么可能厌烦这顿"无餐"？你见过比这个"无物"更活泼的东西吗？它漫不经心地涌现出宇宙。亲爱的读者，现在就为了这令人屏息的趣味尝试一下。这难道不是极好的价值吗——这世界的尽头，你脖颈的线条，上面承载着整个时空世界，而下面却没有空间、没有时间、没有世界——绝对什么都没有？只要给它一半的机会，我保证你会发现，这个"无"是你唯一永远不会厌倦的东西，它永不失去魅力，永远焕然一新，你永远、永远不会习惯它。就我而言，连续听最爱的莫扎特咏叹调不到一两个小时，就会开始充耳不闻，或者凝视我最喜欢的夏加尔（Chagall）或米罗（Miro）画作不到五分钟就会不再注意到任何画面。即使我能坚持更长时间，我终究会对这东西感到厌倦，正是因为它只是众多物件中的一件，处处受限，毫无例外。"人从无限中得到满足，从有限中永远得不到满足，"一本古老的印度经典这样说道。多么真实。一切都是内外压力的玩物，由压力构建、由压力维持、由压力摧毁，被压力划定界限，在压力下艰难地停止，最终在压力下让你失望。只有这无法言说、无法形容的无压力的"你"，你所来自的"你"——只有这个永不陈旧，永不褪色，永不消减，永不失去它的光彩和活力。我喜欢借用歌德的一个名字来称呼它，那就是"夜之母"。不是因为它能帮助我理解它，而是因为它告诉我我永远无法完全理解它。

用它来对抗无聊。你是否正汗流浃背地处理那些令人厌恶的纳税申报表？看看是谁在做这件事。你是否正在用吸尘器清理大片地毯，上面布满了那些令人厌烦的、一模一样的玫瑰花篮？休息一下，让那些玫瑰动起来，看看是谁没有在吸尘。你是否正在为车间里那个令人作呕、贪得无厌的怪物当牛做马？看看那两只手，它们与任何肩膀都无关，正忙着取悦它，而你自己则是一个饶有兴致的旁观者。你是否正为普通中学会考而苦读莎士比亚？看看是谁的注意力总是从那对无聊的朱丽叶和罗密欧身上游移到教室前面那个非常有趣的同龄人身上，然后体会莎士比亚的创作灵感来自何处。

简而言之，尝试双向观察。向内观察观察者，同时向外观察被观察的事物。看看你是否不仅消除了无聊及其带来的压力，而且还看到并迎来了取而代之的一种奇特的兴趣，一种平静的喜悦，这种喜悦赋予了曾经无聊的物体价值和魅力。

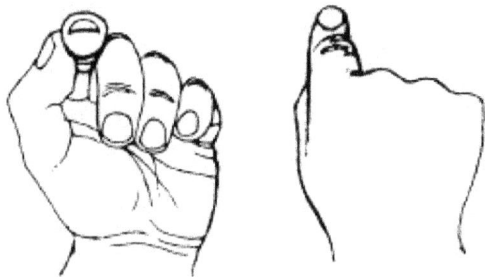

不要相信，而是去检验我对你说的话：无论是什么，当从其本源有意识地观察时，都会沐浴在其芬芳之中，并被其光辉照亮。总有一种荣耀存在。要找到它，就要回到它所来的地方。

（七）负罪感

我们生活中的许多压力都源于负罪感，其程度远超我们的想象。但什么是负罪感呢？当你宣判一个人犯有（比如）谋杀罪时，你是什么意思呢？

如果你指的是他做了这件事，当场被抓获，并且必须承担后果，那还算合理。我理解。但如果你指的是他应该受到谴责，或者简直就是邪恶的——并且强烈暗示着你，那个这样评判他的男人或女人，相对来说是无辜的，当然是无辜的谋杀者——那么我完全不理解你。在我看来，你简直是在胡说八道。

请考虑一下：你告诉我那个杀人犯是一个坏人，非常坏的人，并且要为自己的这种状态负个人责任。很好（我问道），是什么让他变成这样的？他的性情（你回答），他恶劣的品格，而恶劣的品格不是一天形成的。你说得很对，我同意，并追问它需要多久才能形成，以及是什么构成了它的形成。要对自己的行为负责，就要对产生这些行为的原因负责，这包括一个人成长的家庭环境，以及他出生的父母类型，以及所有使他们成为那样的人的因素。如此等等，一直追溯下去。没有停止的地方或时间。我们是在责怪这个人的一切吗？让他对导致他犯罪的内在遗传决定因素、基因和染色体，以及所有孕育其发展的物理、化学、生物和社会家庭环境负责吗？他是否怀着邪恶的意图，主宰了那段难以想象的复杂且几乎没有开端的漫长故事——长着角和尾巴，喷着火焰，兴高采烈地一路指挥着它最终走向血腥的谋杀？别开玩笑了！这是无法逃避的：要么他不为那场犯罪负责；要么，如果他要负责，那也是一个与站在被告席上的"他"截然不同的"他"。当你考虑到"他"的全部，所有造就他现在样子的因素时，你会发现自己包含了越来越多的世界及其历史。最终，在那庞大的传记，那巨大的因果网络中，有什么可以被省略呢？

这并非学术演习，也不是沉溺于无谓的好奇心，或者仅仅是进行智力上的消遣。深入探究负罪感这个问题极其重要，原因有二。首先，不能再这样过于轻易地施加指责。诚实、仁爱、普通的体面，以及清晰的理智，都要求我弄清楚我对归咎于他人的"负罪感"究竟是什么意思——如果我真的有任何明确的含义，而不是仅仅发出惯常的社会噪音。就像狗对某些访客吠叫表示不满，而对另一些则不吠叫一样。

我的第二个原因更强大，也更个人化。那就是，当我探究自己婴儿时期以来的秘密生活时，我发现的负罪感远远超出我的想象，以及随之而来的对宽恕的迫切需求。这相当于说：大量的被掩盖的压力。我发现，大片被认为是像新雪一样洁白的"无辜"行为，实际上都被或多或少地染上了粉红色，甚至因为卑鄙和冷酷而染上了血红色，有些地方甚至被黑色邪恶所玷污和深深地浸染（如果这个词有任何意义的话）。不，我不是在玩"我比你更谦卑"或者"我真是太糟糕了"的游戏，而是在报告当我揭开虚伪的面纱审视我的童年和成年时所发现的东西。我不知道你怎么样，但这就是我发现的那种事情：

幼时，我偶尔会模糊地听说最近的灾难；稍大些，我开始阅读相关细节；青年时期，我着迷地聆听现场报道；如今它们直接闯入我的客厅，色彩鲜明、声音震耳欲聋。人类苦难的渐强音。多年来，当这些苦难越来越强烈地呈现在我面前时，我的态度和个人参与度是否相应改变了？是否终于能在电视里看到火灾、风暴、洪水、饥荒、疾病和战争时，默默对受害者说："我多希望遭遇灾难的是我而不是你们，至少此刻能与你们共患难，而不是安全舒适地坐在这里"？还是说出口的其实是"我很好，杰克"？答案不言自明。从小时候起，我就满不在乎地花钱买第二袋糖果、稀有邮票、更时髦的外套、新跑车、最新百科全书等等，而不是捐给那些圣诞募捐信最终躺进我废纸篓的慈善机构。更阴暗的是——虽然次数较少——在我漫长的人生中，曾对一连串敌人和"朋友"（没错）产生过愤怒、轻蔑、仇恨甚至杀意的情绪。童年最难忘的记忆包括母亲痛心的呼喊"你缺乏天性之爱"，以及多位老师说的"如果眼神能杀人..."。这些评价都很中肯。（我曾反复做一个可怕的逼真梦境：自己确实杀了某个不明身份的人，最终会被捕。仿佛做梦时记起自己的罪，醒来又忘记。）我的生活远比想象中更建立在他人代价之上，即使不算谋杀成性。在内心深处，我为此困扰，承受着负罪感，这成为我生活中压力的主要来源。唯有宽恕——彻底、全面、无条件的宽恕——才能洗清这份罪孽。

我所说的宽恕是什么意思？去哪里寻找它？谁宽恕谁？我们很快就会明白。此刻我必须强调，我仅仅是在为自己发言，而不是代表作为第二人称的你，或是那些作为第三人称的他们——无论你们或他们被贴上体面公民、已定罪杀人犯还是其他什么标签。我前文关于指责他人——比如被告席上那个人，或是泛指的人们——既荒谬又不可能的论述依然成立。指责不该向外输出。它只能牢牢粘在此处。当然必须如此：正如我们一再看到的，内在的第一人称叙事不仅不同于外在的第二或第三人称叙事，更是它的截然对立面。"他有罪"不成立，因为作为第三人称，他从出生就受过去制约。"我有罪"成立，因为作为第一人称，我是"未生"的，对我的过去负全责。从最初开始的一切。

所以核心的内在问题是：何时何地、如何获得对自身罪孽的赦免，那种无条件的宽恕？若缺少它，生命将在暗处四分五裂，充满压力的翻搅。

答案是我们越来越熟悉的一个，也是唯一真实而确凿的答案：必须彻底清楚"是谁在提问"，这意味着要对证据做出最深的敬礼。

在这里，支撑着充满负罪感人生的，维系着"只关心这一个，其他听天由命"心态的，是那条底线——当向上追溯时，它是所有罪孽的起源；当向下探寻时，它又是所有罪孽的终结。这个地方，赤裸的意识从无意识的黑暗深渊喷薄而出，像一场绚丽多彩的烟火，既辉煌又可怖，在此失去了它的纯真。作为"我看起来的样子"——作为你们看到的那个正立的第二或第三人称，护照照片上那个完整的我，头颅和所有部分都位于底线上方——我只对自己的行为负责，而非你们的。法律和常识都要求如此，社会不可能以其他方式运作。但作为"我真实的存在"，作为我看到的那个无头、无名、倒置的自己，我的底线消解了那个不仅是身份证更是无罪证明的头颅。在这里，我赦免了可怜的老道格拉斯·哈丁（Douglas Harding）。在这里，我为他和底线上方所有人承担起责任。在这里，我为所引发的一切负责。就在此时此地，我必须直面这个惊人的事实：作为第一人称单数，我对这个世界及其中的一切行为与苦难负有罪责。忽视这个事实不仅不明智，更会累积压力。

这不仅是表象，更是切身体验。当我真正专注、对自己诚实时，我发现不可能与世上最邪恶、最愚蠢、最可鄙或最悲惨的生命划清界限。这不是"若非上帝恩典，我也会如此"的情况，而是"那就是我——走进牢房、精神病院、绞刑架，正如走进欢乐场所一样真实"——因为一个简单却震撼的真相：我真实的本体与你及所有人真实的本体并无二致。我们并非各自拥有一条底线。世界的开端与终结、存在的根基只有一个，我越早坚定立足于此，罪疚就越快得到平息。唯有当我认识到自己全然该受责备时，才能获得全然的宽恕，罪疚带来的压力才会像所有有害多余的压力一样消逝。它被彻底翻转，倾倒在"无何有之乡"的边缘。在这里，犯罪者、宽恕者与被宽恕者三位一体。为这个世界承担罪责者，正是它的救赎者。我们的心灵难道不是早已无畏于其中的奥秘、悖论与恐怖，向我们昭示这是唯一道路、终极真理、至高智慧，并宣告一切终将归于圆满？

"未必尽然，"你或许会反驳。"若作为第一人称单数——若作为存在根基与底线，我像维苏威火山般喷发到这个灾难世界，需要承担的责任未免骇人。焰火固然绚丽，但承受最多火山灰的人们却无动于衷。整场演出靠自私、罪疚、压力与痛苦混合的恶魔药剂维持。谁能为此获得宽恕？"

对此我的回答是：这正是世间不难发现的慷慨、爱与欢欣，以及绝妙之美所需付出的代价。这是任何世界存在的必然代价。爱丽丝说得对，让世界运转的不是毫无节制的爱（泛滥的无私反会令世界停滞），而是"各人自扫门前雪"。每个人都忙于自己的存在与事务——正是如此，万物才得以运行（尽管充满压力，必要时还得牺牲他物）。唯一替代方案是绝对的虚无，一片美好无私无压的空白。这真是我们想要的吗？坦白说：一个健康的人（我指作为人类）谋求自身利益时的罪责，并不比一棵健康卷心菜争夺养分时的罪责更多。正因它是棵"自私"的卷心菜，才能长出饱满的菜心，成为园中最优质的作物。

不，让世界运转的并非爱，而是爱催生了这个世界——这种爱无法推诿责任，这种爱用肩头（而非头颅）承担一切罪责，这种爱通过背负所有罪孽来治愈所有罪孽。这样的爱就是我们的底线，是我们从未远离的源头。

基督教信仰的独特智慧在于领悟到：至高至善者同时也是其对立面。它之所以成为它自己，正是通过自我的谦卑，直抵至最低和至恶之境；它沉入造物最底层的污秽深渊，拥抱那里所有的痛苦与肮脏。最奇妙的奇迹在于：拯救世界的爱，竟是通过承担世界需要被拯救的一切而实现的！尤其是世人的罪孽。

这个奥秘深不可测。"理解"它的唯一方式，是开始活出它，通过感受其重压来体会其分量。而实现这一点的唯一途径，就是停止试图挣脱底线，允许自己带着所有罪疚与压力，沉入它们永远无法触及的境地。

当人认罪并成为罪本身时，原罪便得赦免——这符合"彻底沉入什么，就摆脱什么"的法则。如此，我们便能像但丁与维吉尔那样，穿透世界的沉重与深浓黑暗，抵达光明世界与璀璨群星。

真正的智慧从不廉价。成为你自己需要付出高昂代价——需要你舍弃一切。当然从某种角度看，认清"你是谁"本是免费的恩赐，不过是领回本就属于你的东西。睁开第三只眼观照世界——还有什么智慧比这更轻松、更自然、更无痛？但你不能止步于此。长远来看，观照世界终将演变为承担世界，连同它全部的罪孽与痛苦。还有什么比这更具毁灭性？当你看见自己作为"未生者"、"无条件者"与"倒置者"的真相时，便赦免了所有"已生"、"有条件"与"正立"的众生，只留你独自认罪。忠于自己又怜悯众生的你，别无选择。这是不折不扣的事实。

这是一条不折不扣的下行之路。奥丁（或称沃登）（Odin, or Woden）的故事或许能帮助我们接受这种必然性，甚至引领我们亲历这个过程。在日耳曼神话中，这位众神之父既是天空之神，也是死亡冥界之主。他赐予战士勇气、诗人灵感、求智者智慧。人们自然想象这位崇高的神人统治者会像他的象征——雄鹰般翱翔于尘世之上，而尘世中的智慧必须用极高代价换取。但神话给出了不同版本：奥丁同样需要为智慧付出全额代价，且分两次支付。他为此牺牲一只眼睛——如我们所知，这不算大损失，因此他被描绘成独眼。他还为此献祭自己——被吊在世界中心的尤克特拉希尔树（Yggdrasil Tree）上，经受九天九夜的剧痛煎熬，直到磨难终结时，他才能俯身取得将秘密知识带给人类的魔法符文。这幅挪威古代木雕中他吐出舌头的形象，并非挑衅姿态，而是绞刑者的自然反应。

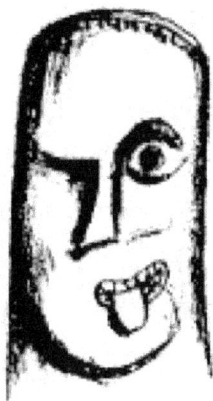

　　这幅画面阴森可怖。然而作为第一人称的你，即便不在其他时候，也该在星期三——沃登之日（Woden's days）——记住这个现实的启示。不过，奥丁的故事让我们能以更明亮的基调结束本章。奥丁的另一个象征是圆环，其变体是某些战士佩戴的金属项圈（通常工艺繁复并镶有黄金），这些战士因受神明护佑而敢于无甲作战。无论他们是否完全明白，这些项圈标定了所有危险、暴力与罪孽终结的界限。用前文章节的术语来说，他们佩戴着终极安全帽——不包裹任何头颅的永恒救赎之盔。

　　此刻你已抵达这条界线，穿越罪孽与苦难，到达永恒的天真之境。现在请看一眼被告席上的人：你的奥丁项圈标明了你的不在场证明。一个倒置无头的被告，连最轻微的过失都无法归咎于他。正如通过承担与家园的距离才能归家，通过承担世界的罪孽才能抵达无罪之境。就在这里，你比新生儿更纯洁无瑕。这条下行之路就是如此彻底！

（八）性问题

本书的核心观点——这个需要日复一日验证的假说——是自我觉知即为答案，是你作为君主的王国钥匙，是解决任何问题的终极良方。正如托马斯·肯皮斯（Thomas à Kempis）所言："若想获得内心平静与真正的目标统一，你必须放下万物，审视自己。"确实如此。接近你的底线或世界尽头，就是逐步放下那些带给你压力、却非你本质的事物，直到抵达那个毫无压力的"空无"——真正的你。这是有意识地剥开表象之洋葱，直到成为核心的现实——即意识本身，完美无缺。

我大概能猜到你的想法：也许自我意识能解决我大部分问题，但肯定解决不了性问题。在这方面，解药应该是无自我意识，忘我投入，自然而然地全神贯注于伴侣，完全被对方吸引。动物之所以完全没有性问题，正是因为它们善于忽视自我；而人类之所以问题重重，正是因为难以做到这点。

对此我的回答是：只要是完全清醒的状态，保持觉知永远不会是坏事。人类的问题不在于太有自我意识，而在于自我意识远远不够彻底。如果我们能贯彻到底，就能摆脱所有困境，包括性方面的困扰。实际情况是，我们两头落空——既做不到像动物那样只向外看，也达不到觉者同时向内凝视、坚定彻底地内观的境界。结果我们重重摔在地上，离那个不再有痛苦的底线还远得很。不，我们无法退回到忘我状态。通往幸福的道路是向前走向完全的自我觉知，这在性幸福和其他任何方面的幸福同样适用。因为这里同样适用这个法则：找到自己就是失去自己。找到真正的"你之所是"，就是摆脱那些后天形成的"你"。最终接受你作为

"空无"的真实身份，就是卸下你作为各种"存在物"的虚假认同。正是这些虚假认同让你和爱人分离，造成了你的性压力。禅宗大师道元（Dogen）敦促我们竭尽全力寻找自我，并补充道："寻得自我即是忘却自我；忘却自我即是被万物所启迪——而非去启迪万物。"完全相同的是，性爱的真正目标是充分享受伴侣——在深刻意义上被伴侣所启迪——而这只有在你不再有任何自我阻碍和遮蔽视线时才能实现。在达到这个目标之前，你们的结合就尚未圆满。

我们内心深处都明白这一点。正因如此，真相会以各种形式在各种场合浮现。举个迷人的例子，看看斯堪的纳维亚的林德虫传说：

他的故事始于所有故事的起点——女巫的诅咒将一位王室成员变成怪物。林德虫王子如今成了一条可怕的巨蛇，他在王国里拥有强大势力，甚至要求——并得到了——国王的女儿作为新娘。然而幸运的是，在新婚之夜，公主展现了惊人的智慧。她穿了十件睡衣。当林德虫命令她脱衣服时，她说他必须先蜕一层皮。他不情愿地照做了，于是她脱下一件睡衣。他再次命令她脱衣，她再次同意——但前提是他再蜕一层皮。就这样，脱衣与蜕皮交替进行，直到双方都赤身裸体——而他重新显露出英俊王子的真容。女巫的诅咒只不过是将王子殿下层层包裹了起来，十层坚硬不透明的鳞皮，各不相同。

围绕这个童话故事（标题可以叫《俄罗斯套娃的婚礼》），结合其趣味与深意，可以创作出多么美妙的芭蕾舞剧啊！

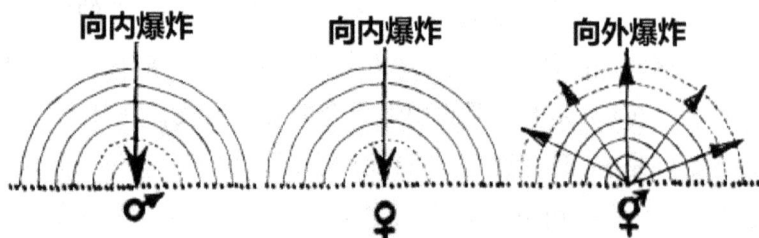

向内爆炸　　向内爆炸　　向外爆炸

对于我们来说，它的意义非常明确。我们的性问题（恐怕不会比林德虫和公主的问题更严重）在我们从边缘行为抽身，深入探究是谁在主导这些行为时就解决了。然后，我们每个人有意识地到达"无"的状态，为了对方的"有"而清空自己。在发生这种核心转变之前，我们仍然执着于自身的一些东西，执着于一个严重偏离中心的自我形象。因此，为自己而成为任何事物，就是心不在焉、古怪、不健全、从中间彻底分裂（或者说是肮脏地分裂？）。例如，分裂成床上做爱的汤姆或玛丽，以及卧室钥匙孔偷窥的汤姆或玛丽。同时扮演表演者和偷窥者的双重角色，至少会确保一场不尽如人意的表演。古怪的人或许能成为合格的交配机器，但他们绝对是糟糕的情人。

夫妻之间无法真正结合，是因为他们珍视各自独立的身份，因为十层（甚至更多）的保护层像正负电缆一样将他们隔离开来。只有当他们剥去所有外壳，直达共同的导体时，才能在爱的火焰中焊接在一起。借用乔治·麦克唐纳的话"唯有在上帝之中，人才能与人相遇"，让我们说：唯有在性爱的"无"之中，男性和女性的"有"才能相遇。（请注意，各种性别沙文主义者！）当一方为了对方的形体而变得空虚时，伴侣各自的内爆最终会汇聚成共同的爆发——他们的性高潮是其中的一个特例，一个推荐但并非必需的额外体验。难怪几个世纪以来，虔诚的藏族人发现，象征形与空本质结合的唯一恰当的符号就是一对夫妇做爱。成千上万对夫妇，在寺庙里，以相当程式化的坐姿快乐地做爱：像保存在琥珀中排列整齐的蜜蜂一样，被捕捉并为后代保存着这一幕。

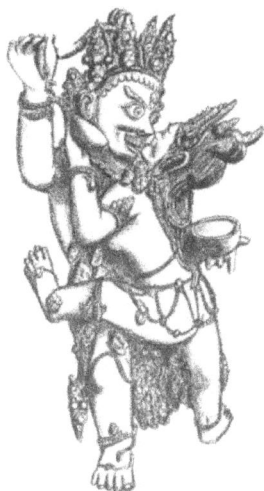

确实，我们长期以来对这些欢喜佛形象过于拘谨的描述，早该同时展现其神圣性与世俗性了。是时候停止扭捏作态，开始用语言直白地表达——就像这些造像用视觉直白呈现的那样。毕竟，遵循"两极相通"法则，淫秽与神圣本就难以——也不该被强行分割。密宗即是明证。古代庙妓习俗亦是明证——庙宇基座装饰着恰如其分的春宫雕塑。无数真实不虚的中世纪与现代灵修大师异常开放的行为也是明证。D·H·劳伦斯（D. H. Lawrence）与詹姆斯·乔伊斯（James Joyce）等天才作家的文字更是明证。诸如此类，不胜枚举。简而言之：宇宙父母——即"空性夫人"与"有形先生"——婚姻美满，而人类的交媾正是对他们永恒狂喜交融的现世参与。

在西方，他们婚床的别称，那个形相坍缩成虚空、虚空爆发出形相的神圣－世俗之地，就是我们内在的天国——爱统治的国度。这里充满双向流动的活力：既向心又离心。推动世界运转的爱贯穿其核心，往复不息。你很难不注意到这种持续进出运动的性感本质。

这是开启王国的钥匙：

在那王国里有座城，

在那城中有个镇，

在那镇上有条街，

在那街上蜿蜒着巷，

在那巷中有个院，

在那院里立着屋，

在那屋里候着房，

在那房里空着床，

床上放着篮——

一篮芬芳的花；

芬芳的花啊花，

一篮芬芳的花。

花在篮中，

篮在床上，

床在房里，

房在屋中，

屋在杂草院，

院在曲巷里，

巷在宽阔街，

街在高镇上，

镇在城池中，

城在王国里——

这便是王国的钥匙，

这钥匙开启王国门。

值得注意的是，这首著名传统诗歌的转折点——内爆达到外爆高潮之处——正是一张床。这个意象多么精妙而多义：它既是临终之床（个人的世界在此终结），又是产床（世界在此重生），还是婚床（整个宇宙进程在此由两人重演，伴随着我们称之为性爱的独特呼喊与缠绵）！这其中蕴含何等奥秘——如此粗俗又精妙，如此丰饶复杂且多变，如此神圣，如此深邃！天啊，又如此普遍！那块戈尔贡佐拉奶酪里正发生着足够多的无压力性爱，足以让它从餐盘升起，也让你那句"把那该死的奶酪递过来"的唐突请求显得合情合理。

是的，我知道。这个关于普遍情欲的故事太过普遍而缺乏实用价值。它确实充满诗意且引人入胜，但对于楼上那张弹性良好的双人床上等待进展的具体情境而言，目前还太过笼统。在那些夜晚——任何夜晚——对我们这些性生活如英国天气般多变，或如极地冰冻般可预测，又或如香格里拉温和气候般千篇一律（且即将变得像其他例行公事一样乏味）的芸芸众生而言，这一切究竟意味着什么？

嗯，我当然不知道你具体的问题是什么。但我知道它们的解决方案是什么。你必须要做的事情很清楚。无论它们是什么，看看那是谁的问题。更详细地说，即使在热恋时——尤其是在热恋时——也要看到为了所爱的人，你自己是缺席的。不要试图去感受或理解你的缺席：没有什么可以感受或理解的。不要想象它或思考它，也不要用语言表达你看到的"我在这里，消失了！"只要同时向内和向外看。这样一来，就再也不是"我多么兴奋！"或者"他或她给了我多么美好的时光！"的确有刺激，但没有人在这里体验它们。不：情况是"他或她多么令人兴奋，多么可爱和令人愉快！"这是一个清晰的"多么令人难以置信的伴侣！"的例子，而不是"他或她正在为我和对我做多么令人难以置信的事情！"刺激之所以令人兴奋，是因为它们是真实的——真正以他人为中心而不是以自我为中心，是客观的而不是主观的。这种基于做你自己而不是某个可怜的替身的性爱——这意味着从零距离而不是远距离看自己——是真正令人启迪的，也是真正性感的。每个伴侣都被对方所启迪。有点像黑人和白人在社交场合相遇时，他们会交换面孔；所以，当男人和女人在性方面结合时，他们会交换身体。每个人都吸收并承担了对方的性别。没有这种转换，那就是自慰式的二人性爱。有了它，就是一种二人冥想，虽然如此肉体，但其灵性丝毫不减。

当然，为了应景，和调暗的玫瑰色床头灯一起试图打开这种状态，效果不大。你必须习惯于在机场、办公室、商店、街道、客厅以及卧室里都处于缺席但临在的状态——直到在任何时间任何地点自然而然地保持自然。然后（在给予足够的时间和注意力来打破自我物化的习惯之后），你会发现，在床上处于缺席临在的状态并不比在餐桌旁、厨房水槽边、书桌前或方向盘后更困难。或者，就此而言，在教堂、犹太教堂、寺庙或清真寺也是如此。这并不令人惊讶。你所做的只是将你在生活的其他方面一遍又一遍学到的教训应用到你的性生活中——那就是，要做好任何工作，你都必须从你感知到的第一人称视角出发，而不是从你构想的第三人称视角出发：从你所看到的奇妙的"无－一切"出发，而不是从别人说你是的那个渺小的"事物"出发。你正在重新发现，虽然所有的谎言都是低效的，但对自己撒谎是极其低效的——无论在床上还是床下，差别不大。依赖虚假自我形象的虚假性爱是令人不满意的性爱：最终，你所有的自我形象都是虚假的。另一方面，依赖于没有任何自我形象的真实性爱是令人满意的性爱。这是很自然的。

那么，你如此自然地在做什么呢？你正在做一件据说是世界上最困难的事情，但实际上却是最容易的。你正在看清你是谁。这个习惯正在你身上养成。它正在扩展到你的性生活中，因此你的性生活也变得更加愉悦。但当然，真正的性爱不仅仅是肉体的愉悦。它关乎爱。否则，它只不过是动物的交配，导致低于动物水平的紧张感的释放——只不过是给轮胎放掉多余的空气——然后随之而来的是性交后忧郁的空虚、酸涩或恶心。没有爱的性爱之所以是一种毫无意义且充满压力的体操表演——为什么赢得性游戏（马拉松、猎艳、收集性爱姿势、权力游戏、床上运动和各种床上技巧）远不如赢得常规游戏令人满意——原因非常简单。田径赛事本质上是分离的，完全是关于竞争和争强好胜；而床上活动本质上是统一的，完全是关于谦让，一直谦让到爱的源头。真正地爱另一个人——无论是否有性爱的益处——就是下降到他或她不再是"另一个"，而是"自己"的层面。林德虫和公主直到都看清了世界的尽头和底线，那是所有爱的基础、目标和圆满，才能圆房，才能真正相爱。

但是，如果他们的剥离和看见是单方面的呢？如果他或她坚持保留某种保护性的覆盖物——一层蛇鳞，或最后一道睡衣的缝线呢？如果你的伴侣希望停留在你能够完全合二为一的那条线之前呢？

答案是你们绝对是一体的，不管愿不愿意，无论他或她此刻是否选择忽视那个始终存在的真理。所以，单方面性的问题，基本上根本不是一个真正的问题。当然，你们两人有意识地共同下降到不再是两个的那个本源是好的。然而，所有必要的只是你管好自己的事，而在这一层面，你的事就是你伴侣和所有其他人的事。

试想：此刻你正在阅读这页文字。页面内容对你而言的"非空"状态，是否削弱了你对页面而言的"空无"本质？你会因为玫瑰无法回应情感，就减少对它的欣赏吗？丝毫不会。那个令人敬畏却不言自明的真理是，你只能将真正的自己看作真正的自己——即，看作所有众生，看作从所有众生之中凝视出来的那唯一的观看者。你不是作为"某个人"来到那个真正的自我意识和真爱的境地——你不是作为"某个人"向后靠，安住在你的底线上的——而是作为"不是谁－每个人"。在性事上，如同在所有其他事情上一样，只要忠于你自己，所有其他人都会被照顾好。

在达到这个终极层面之前，仍然有一个必须面对的事实。那就是，无论你多么成功地将我们激进的自我觉察疗法应用于你的性困扰，有些困扰仍然会挥之不去。新的问题可能会冒出来。它们也会带来压力。我保证。

是的，但是有一种通用的根本疗法可以解决所有这些问题，无论它们是什么。那就是：将问题视为路标。这些路标指引你回到你的故乡，回到那个充满爱意和玫瑰花瓣的国度，所有的问题——性的或其他方面的——都被拒之门外。

看。那真正的玫瑰花床就在这印刷品的十二英寸之内，在你这边。它是一个空旷而芬芳的爱之床，整个宇宙此刻正在其上孕育和诞生——一个空旷的床。

在那床上有一个篮子——

一篮甜美的花朵：

花朵，花朵，

一篮甜美的花朵……

这是王国的钥匙。

这是王国的钥匙。

（九）人生是艰难的

我之前提到的那位不幸的朋友，就是那个本打算推广我的发明却因入狱而未能如愿的朋友，他在一封长信中解释说，他在狱中发现了一个令他极其兴奋的事实。那就是，人生是艰难的！他经历了从公众赞扬到公众蔑视的突然转变（这种转变因为其虚伪性而更令人难以忍受），一场广为人知的审判，以及对家庭生活造成破坏性影响的监禁，才让他意识到了这个非凡的道理。乔达摩·佛陀花了七年的苦行，其严酷程度几乎要了他的命，才得出同样的结论。他非常珍视这个结论，称之为"第一圣谛"，即人生是苦。请注意，是"圣"谛。

我发现这非常奇怪。乍一看，这两个人都为一项从一开始就应该显而易见的发现付出了过高的代价——从婴儿的啼哭到临终的呻吟——而且根本不需要额外的花费。然而，仔细想想，显而易见的是，我们很少有人开始学习，更少有人真正活出这样一个道理：所有超越底线之上的存在都是一场空，一次令人失望的经历。或者——为了不夸大其词，也不要雪上加霜——它是分裂的，积极的一面与消极的一面相对应，我们无法只拥有其中一面。在它自身的层面上，这个问题是无法解决的。任何千年都不会来临。交战双方永远不会签署停战协议，更不用说和平条约了，由此产生的压力和紧张也无法缓解。并非不幸地，生活恰好对许多人来说很艰难；而是它本就为所有人而设的艰难——无论表面如何，无论永恒涌现的希望如何。你就能理解为什么无数的东方现实主义者相信，被卷入快速旋转的生命之轮是最大的不幸，而永远摆脱这种恐惧才是极乐。

令人好奇的是，每次我们重新做出这个意义重大的发现时，我们都会感到多么惊讶——或者更确切地说，是震惊、愤怒、羞辱、痛苦，以不同的组合和程度。年复一年，几十年，甚至一生的不断重新发现，我们的鼻子一次又一次地被按在所谓的"圣谛"上，直到磨损，但这似乎并没有带来多大改变。我们这些无可救药的乐观主义者，尽管有无数证据摆在眼前，仍然继续相信，生活并非一场善与恶、爱与恨、美与丑等等之间无法取胜的战争，而通常和恰当地来说是美好、充满爱和美丽的，尽管暂时时运不济。这不过是白日做梦。人生必须教会我们最艰难的教训之一就是，它本质上是两极的。从婴儿时期起，我们就如同幼苗一样分裂，并且一生都保持这种状态。

这种分裂在实践中的意义起初似乎令人难以接受，然后令人羞愧。最终，例如，我们不得不承认，我们的爱，只要它鲜活而健康，就绝非简单的奉献；我们与那个深爱的人的关系是一种爱恨交织的关系，对此无能为力。我们对工作的喜悦，如果是真正的喜悦，其中也夹杂着一半的痛苦。我们完全真诚的善良和无私，本身也并非没有同样真诚的邪恶和自私。我们最敏锐的智慧也需要某种程度的愚蠢。诸如此类，没有止境。这条规律没有例外。作为人生马戏团里的特技演员，我们从不停歇地进行分裂和伟大的平衡表演。你可以说，人生本身就是"二"，是一场巨大的二元性练习，充满了根本的不一致和内战般的冲突。"压力"是我们对此的称谓。

以下是一些随机抽取的现实生活中这种不一致性的例子：

（i）首先，我们再次回到利雪的特蕾莎修女（Thérèse）。如果圣洁不仅仅在于善良，而在于谦卑和爱，那么特蕾莎完全配得上她的封圣。但是我们不能过于简单化。请看她自传中的一段摘录：

一种伟大的恩典降临于我；我认为，这是我一生中获得的最伟大的恩典之一……我感到我生来就注定伟大；但是当我问自己如何才能实现它时，天主在我心中放入了我刚才提到的那个理想。（她指的是圣女贞德。）为我保留的光荣是人类的眼睛无法看到的：我必须致力于成为一位伟大的圣人……这种渴望伟大圣洁的勇敢的雄心从未离开过我。

好吧，如果那是谦卑，我很想知道什么是自负！而特蕾莎实现了她的雄心。她成为了近代最真诚和最可爱的圣人之一。达到那种程度的谦卑需要那种程度的骄傲，因为（除了是圣人之外）她和任何人一样都是人。

（ii）我们第二个关于这种一分为二的例子，你可能会觉得来自完全不同的世界，但实际上离我们更近。我请你来提供这个例子。想想你非常非常爱的那个人，以各种各样的方式——可能是你的丈夫或妻子——并且他也爱你。你们之间的爱是稳定而平静的吗？没有反复出现的误解和怨恨，没有任何形式的危机来打扰吗？你真的相信，只要你更成熟、更有爱心，你就能享受那朵爱的玫瑰，而不会偶尔被它的刺扎伤吗？你是否天真地认为，在这个世界的某个地方，在浪漫小说之外，有些人比你更幸运或更好，因此享受着一生稳定而简单的爱，没有其对立面的存在？如果是这样，亲爱的读者，你最好再想想。

（iii）轮到我来提供第三个例子了。一位交往已久且我很珍视的朋友打电话来说今天来看我，但要我做好震惊的准备。不，他没留胡子。不，他也没在事故中毁容——嗯，不完全是。他有一只黑眼圈。我确信，不是在街头斗殴或酒吧冲突中弄的。他不是那种人。"在家里？"我尽可能委婉地问道。"正是，"他回答说。而我认为他的婚姻是属于一般恩爱的类型。但是……人生是艰难的。它在给予明亮而微笑的眼睛的同时，也毫不吝啬地给予我们真实的和比喻的黑眼圈。

（iv）昨天我也收到了来自以色列一位同样亲爱的朋友寄来的一个鼓鼓囊囊的信封。里面装满了年轻的犹太女孩埃蒂·希尔图姆日记中的许多引语。她二战期间住在阿姆斯特丹，后来从那里被送到奥斯威辛集中营，并在那里去世。以下是我朋友从希伯来语翻译过来的一些摘录：

我们试图用模糊的神秘主义来拯救生活中的许多事物，但神秘主义必须建立在完全坦诚和对事物进行冷静而深刻的审视的基础上。

大多数人只看到生活中允许看到的东西，但我们必须摆脱所有现有的观念……然后，即使在深切的苦难时刻，生活也会变得丰富而充实。

这里的苦难真是太可怕了。然而，到了晚上，当白昼消退时，我仍然迈着轻快的步伐走在铁丝网旁，我的心中总是涌起一种感觉：生活是美好而伟大的。

我对埃蒂日记中这三段摘录的评论是，它们是一体的，前两段残酷的现实主义应该被理解为第三段及其温柔喜悦的前提和另一面。她拥有智慧、内心和优雅，能够从它们的起源之地，从我们称之为她的底线的地方，看待她生活中这两个剧烈对立的方面，并将它们在那里联系起来。她写道："我在自己内心找到安宁。而这个'自我'，我最深沉、最丰富的部分，我称之为上帝。"

这些随机收集的例子将使我们对"伟大的平衡行动"在现实生活中是如何运作的有所了解。我想我们毫不费力就能从自己的经验中提供更多类似的例子。真正的困难在于，我们总是放松地陷入片面的乐观主义——如果不是欣快症的话——并继续假装我们可以拥有任何光明美好的事物而没有其阴影：光明的一面越亮，阴暗的一面就越暗。随之而来的是摊牌，不可避免的幻灭。这样生活对我们不利。承认生活是一场过山车，它的起起落落就不会让我们生病。否认它，它们就会让你生病。为了避免有毒的压力，至关重要的是说出真相，即"人生在世，难免有祸患，如同火星飞腾"，对此他无能为力。也就是说，除了不再忽视那未出生的事物之外，他什么也做不了。

走钢丝的表演者需要左手中那份沉重的麻烦，那份消极的东西，来平衡右手中的积极的东西。这是一场令人焦虑和疲惫的表演——直到他看到下面铺开的安全网。

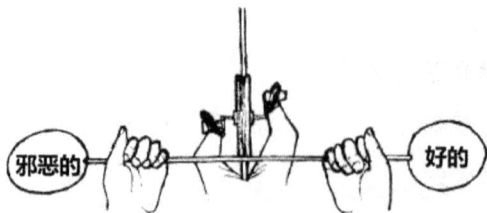

请再次低头看向表演者双臂交汇之处——更准确地说，是双臂未能交汇却逐渐消融成"无肩之境"，彻底化为"空无"的地方。再次看看你的底线，世界的尽头，所有多余和有毒压力倾泻而下的悬崖边缘。现在，我们为这个最非凡却最少被提及的地方的名称列表中，又增加了一个新的名字：安全网。因为只有它超越了一切对立，不可分割，不可撕裂，稳定，坚不可摧，是所有冲击的减震器。悬挂在高处，远高于那张金色的网或蹦床，或永恒坚韧的天堂地板（它也是地狱的地板），所有生命都是地狱般的艰难。应对马戏团生活磨损的方式，就是永远不要失去那张缓冲它的魔毯的感觉和景象。

那奇妙的地毯让我想起了一个小故事，我不知道它出自哪里。很久以前，天堂位于世界的最高处，如此之高，以至于很少有圣人（更不用说像你我这样的罪人）能够到达那里。天使们商议后，决定将天堂降低一些。但仍然很少有人能到达。他们进一步降低了天堂，结果也没有好多少。最后，他们放弃了，将天堂降到了世界的底层和地下室，然后，它终于被充满了。

正如你现在能为自己清楚看见的那样：要抵达天堂，先让生活将你击倒。生活注定会如此行事，让你坠落——直至落入那张永不令你失望的安全网。生活注定令人失望。但对支撑生活的"空无"无所求时，它便无从令你失望；若对其无所不求，同样不会失望。正是这种对生活假意谦卑的索求——期待某朵特定的无刺玫瑰——制造了压力，阻碍我们享受整座玫瑰园。

你莫名其妙地出现了。鲁莽地，你选择了生命——一场可怕的、充满压力的冒险，让你深陷其中。更重要的是，尽管外表看起来并非如此，但这是一场方方面面都充满压力的冒险。并非说，作为一个成熟的成年人，你注定要承担每一种压力、每一种表现和每一种变化，而是说，成熟就是承担这一切。而真正成熟，就是有意识地从其本源，从根基开始承担这一切——所有压力涌现又回归的那个根基。特别是，并非说你和我——哎呀！——只承担了我们在本章中权衡过的一两种（或者，最坏情况下，三种）令人痛苦的负担；而——多么幸运！——我们摆脱了其余的负担。例如，并非说，当我们充分地承受了无聊和孤独的重负后，就能免于内疚和失败感。不。承认与否，我们都深陷在这艰难的事业中（我的意思是深陷其中，当然），这是一场要么全有要么全无的事业——一场责任无限的全有全无的事业。我们对生活的认知总是片面而肤浅的：生活本身却是完整而成熟的。无论我们如何尝试，都无法只品尝美味而吐掉其余。无法在其本质成分中挑挑拣拣——尽管其中许多成分苦涩如艾草。

　　我们大多数人在远离公众视线的私人生活中，能够向他人——在较小程度上也向自己——隐藏全方位的压力状态。少数人更多地暴露在聚光灯下，无论他们是否愿意。由于这样或那样的原因，整个令人遗憾的事情都暴露了出来。资产负债表被公布了。让我们举一个例子——一个对我们来说非常有启发性的例子——那就是著名且有详细记载的故事，讲述了一个毫无疑问没有逃脱我们列出的任何麻烦的人：一个坚称自己遭受了所有这些麻烦，并且在某种程度上以相同的程度遭受这些麻烦的人。一个天才——正如我们稍后将看到的——他深入并自由地汲取了那些麻烦的根源，却设法远离了那些麻烦得到完美解决的基础。我指的是彼得·伊里奇·柴可夫斯基，通常被认为是俄罗斯最伟大的作曲家。

　　在他的一生中，躁狂和抑郁的阶段交替出现。前者短暂，后者则往往持续不断。例如，他的朋友尼古拉·鲁宾斯坦严厉批评了他的第一钢琴协奏曲。结果：在接下来的九个月里，柴可夫斯基陷入了严重的抑郁症，他将其描述为一种可怕的绝望，以至于他经常希望自己死去。在此期间他唯一的作品——他的《忧郁小夜曲》（Sérénade Melancholique）和几首悲伤的歌曲——反映了他情绪的黑暗。这不是年轻时缺乏自信的表现。他当时三十五岁，并且已经走上了成名的道路。

　　即便后来享誉国际，事业成功堪称辉煌，他仍会周期性陷入对职业生涯的抑郁和自我创作能力的怀疑。频繁的成功丝毫不能抵消偶尔失败的影响。"赢几次输几次"的平常心与他无缘，他本能奉行的是"输一次全盘皆输"的信条。评论界的负面评价带来的打击，远非大众追捧所能弥补——至少在他自己的计算中是如此。

　　伴随这种令人崩溃的自我怀疑而来的，是优柔寡断。他时而对某些作品寄予厚望，时而又厌恶至极将其乐谱销毁，事后却追悔莫及试图复原。关于耗费心血完成的歌剧《禁卫兵》（Oprichnik），他写道："你无法想象还有人比我更痛苦…这部歌剧太糟了，我总是逃离排练现场，以免多听一个音符。它既无戏剧性，又无风格，更无灵感。"

　　很自然地，这种自我鞭挞的狂欢并没有带来轻松的人际关系。某种程度的社交，在大量饮酒的推动下，与厌世和孤独交替出现。虽然他对个人友善慷慨，但他声称"从整体上憎恨人类"，并经常在乡村的孤独中和在国外无人认识的地方寻求慰藉。然而，他抱怨说，在访问罗马、那不勒斯、佛罗伦萨和威尼斯期间，他和遇到的当地人之间没有说过一句友好的话。他渴望家庭生活带来的温馨陪伴。而当他最终决定结婚时（对于一个已确定的同性恋者来说，这简直是疯狂之举），结果却非常糟糕，导致他企图自杀，而且几乎成功。内疚感一直困扰着他直到去世，主要是关于他的性偏好和性行为（他隐晦地写到"Z感觉"），但也包括在他周围许多人缺乏生活必需品时，他自己的挥霍无度。

你可能会认为（至少作为一种补偿），这汹涌澎湃的苦难之海永远不会让他平静下来，成为无聊的牺牲品。事实并非如此。他经常觉得生活极其枯燥乏味。在创作《天鹅湖》之后，他为"脑中缺乏灵感"而苦恼，但他主要的抱怨不是贫瘠，而是厌倦。除了懒惰（实际上，很少有作曲家比他更努力工作），他还将厌世和倦怠列为他最讨厌的事情之一。二十九岁时，他哀叹自己"忧郁、厌烦、贫穷、不擅长教学、被忽视并且肥胖"（照片显示他身材匀称！）。三十一岁时，他写道："我老了，什么都享受不了了。我生活在回忆和希望之中。但我还有什么可希望的呢？"

总而言之，很难找到这位才华横溢的作曲家没有严重遭受的任何实质性的压力表现，这都是他自己在大量的信件和谈话中坦诚承认的。令人称奇的救赎——如果不是悖论的话，至少是一个谜——在于这样一个饱受折磨的灵魂，竟然创作出了如此崇高的音乐——温柔的、抒情的、欢快飞扬的——这些音乐曾落入一个欣喜若狂的世界的耳朵。

这个问题也许是荒谬的，但它仍然坚持要被提出：如果他的生活更稳定，不那么充满焦虑，在许多方面不那么黑暗和残酷，他还会创作出如此美妙的音乐吗？如果他接受了生活无论如何都是地狱般艰难的这个事实呢？例如，如果他的性格更像勃拉姆斯，他那位相对稳重、平衡但才华横溢的德国同时代人呢？而不是如此执着于自我毁灭？（他最终是否故意自杀，这是一个悬而未决的问题。）所有那些狂风暴雨般的压力，是否就是那些宁静乐句的代价，巨大的平衡成本？一个有意识地下降到自己的悬崖边缘，并看到他可怕的压力负担被倾倒在悬崖下的柴可夫斯基，还会是我们今天所认可的那位伟大的作曲家吗？或者，恰恰相反，他只会是一位普通的、平庸的音乐家，只为他自己的时代所知？

对此我确信：当所有该说和该做的事情都说完做完之后，人们必须接受他们本来的样子，必须认可甚至爱他们不得不成为的样子，并且停止假装知道此刻对他们来说什么是对的什么是错的，什么对于他们必须要做的工作和他们必须探索的严酷之地是必要的。最终，一个人能够安全且有益地做的，就是管好自己的事。然而，我们一直在提出的关于柴可夫斯基的那些无法回答的问题非常值得提出，因为它们引出了另一个真正属于我们自己的问题，并且需要一个明确的答案。那就是：我是否面临着一方面是高度的压力和创造力，另一方面是较低程度的压力和创造力之间的选择？残酷地说，如果我们倾倒掉有毒压力的所有努力，却连同我们的独创性和天赋、我们珍贵的灵感天赋、我们对我们的文化、物种和世界独特的、不可重复的贡献（无论付出什么代价）也一并失去了，那到底有什么用呢？

嗯，我希望我们共同取得的这些发现能让你和我一样确信答案。就我而言，我不相信，在任何意义或程度上，我们的健康会对我们自身和我们对他人的影响不利，对我们为人类服务不利。我不相信如果柴可夫斯基更理智，音乐就会逊色，他的获得就会是我们的损失。我不相信宇宙是一个地狱，苦难和邪恶拥有最终的发言权：一个苦难没有减轻且毫无意义的场景，我不相信其中不蕴含着可以转化为特殊的和意想不到的快乐的种子。我的心，我的思想，我在这片被称为"生命"的危险海洋中受洗的全部教训，都让我确信情况根本不是那样。恰恰相反，一切都在告诉我，不是（请注意，不是）我们中的任何人都能免于即将到来的苦涩，而是那种突然的、神奇的化学变化，转化为其对立面，永远不会遥远。这个公式不仅仅潜伏在拐角处。它会直接击中你的脸，击中你的本来面目，你在这里没有的那张脸。这根食指随时准备着指向我的家。那首老掉牙的歌是对的：真的没有别的地方能与之相比，没有其他地方的甜蜜永远不会变质。

不：我们不是在逃避或麻痹痛苦，而是要将痛苦定位在它所属的地方。这本书是关于发现并进入那个痛苦永远无法侵入的唯一的圣所。它是关于阻止压力，就像你将你的马从花园引到马厩一样。

每当灵感来临时，彼得·伊里奇·柴可夫斯基都能畅通无阻地进入那个快乐的花园，花园中央的喷泉源源不断地涌出灵感。那时，是的，至少在那时，他不再堵塞那个喷泉。在优美的音乐中，他尽情地欢笑歌唱。他砰的一声拔掉了瓶塞，香槟酒自由而充裕地涌出，闪闪发光。

但可惜的是，大部分时间里，他天生的开阔心胸都被一个巨大的九英寸的塞子堵住了——尽管那只是幻觉——但它仍然牢固地存在着，将灵感的流动限制在涓涓细流，一种可怜的渗漏。不管怎样，他设法保持着清醒——当然，不像我们大多数人那样稳固而持续地保持清醒，但足以让他饱受各种折磨。

例如，他的朋友描述了他第一次公开担任指挥的场景。

我看到他心烦意乱。他怯生生地走上来，好像想躲起来或逃跑，登上指挥台时，他看起来像一个痛苦的人。他似乎完全忘记了自己的作品。他没有看眼前的乐谱，给出的所有提示都是错误的，或者将指挥给到错误的乐器。幸运的是，演奏员们对乐曲非常熟悉，以至于他们没有理会他……事后，彼得•伊里奇告诉我，他在恐慌中产生了一种幻觉，除非他紧紧抓住自己的头，否则他的头就会从肩膀上掉下来。为了防止这种情况发生（另一位朋友报告说），他一直紧紧抓住自己的胡须。

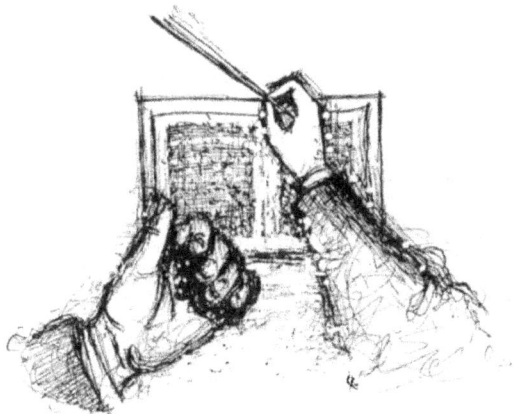

事实上，当然，放开那可怜的东西反而会拯救演出和这个人。为什么对柴可夫斯基来说，没有头的存在比有头的存在的现实更令人恐惧？为什么我们所有人，即使不是一直，也总会在某个时候为了苟延残喘而紧紧抓住那怪物？甚至会去爱抚折磨我们的工具？

答案不言自明。我们认为，苟延残喘总比没有生命好。我们认为，生命那灯火辉煌的刑讯室里的尖叫声，比死亡那无人居住的黑暗中的永恒寂静要好。我们认为，把我们煎成脆皮的煎锅，比彻底毁灭我们的火焰要好。我们认为，无论是在天堂、地狱还是地球上，没有头的存在一定是虚无。我们认为，即使像柴可夫斯基那样脑袋松动得令人痛苦，但脑袋掉下来一定更痛苦——他这样认为，我们也这样认为。假设，假设，假设……

与其进行广阔的假设，不如稍微看看，检查一下我们的恐惧是否毫无根据？现在就开始：自己当自己的刽子手——然后活下来。一刀下去，把自己从那比铁还重的浓稠悲伤之球上解脱出来——然后像整个世界的光明和轻盈一样，欢欣自由地逃脱。现在就看看死亡是什么样的——然后毫发无损地从另一边出来，不仅毫发无损，而且被净化和刷新，扩张到无限，并获得永恒。如果你发现自己不是温顺地走向那个黑夜——而是愤怒地踢打，自怜地呻吟——那是因为你拒绝去看它，拒绝发现那黑暗是过度的光明。那是数百万个太阳令人目盲的眩光。

但是，你到底有多一致呢？尽管你对显而易见的事实，对呈现给你的事实，怀有如此深刻的恐惧，难道在你内心深处，就没有某种更深的东西在热烈欢迎它们吗？在某个层面上，你是否知道，当你顺从既成事实——当你谦卑地臣服于"第一人称单数，现在时"的存在状态时——你的救赎就在其中？如果是这样，那么就感谢上帝赐予的不一致吧！但这又是多么巨大的不一致，更确切地说，是多么的虚伪！这种矛盾思维与矛盾感受，偏偏还关乎最根本的命题——关乎主体自身，无论是 " 他 " 还是 " 她 " ！

你还记得吗，早些时候，那位古埃及旧王国的女神，她积极地炫耀她的第一人称主体性，并如此有效地指向我们的主体性？嗯，考虑到我们所有人共有的这种内在的虚伪性，她同时兼具美好和丑陋、最神圣和最野蛮、最令人安心和最令人恐惧的特质，也就不足为奇了。在新王国时期，她被称为蝎子女神。你可以理解为什么了。

是的。生活确实是艰难的。女神和蝎子不安地、永远地共存着。那些带来幸福的手，不会停止变成那些抓住、碾碎和撕裂的爪子。

但是，不要忽视两者都来自哪里。在每一幅图画和现在的你的图画的底部，都是那个底线，在那里，你们三个都是一体的，超越了一切美好和丑陋。

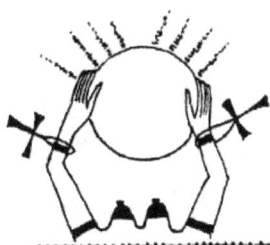

女神塞尔凯特
1500BC

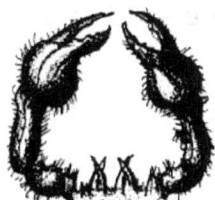

蝎子看到的它自己
却是这样的

看见这个和成为这个并不困难。

事实上，永恒的生命——生命背后的生命——简直易如反掌！

（十）结论——三种应对方式

在本次探究过程中，我们一次又一次地得出了关于你个人——第一人称的——结论，这些结论按照任何普通标准来看，都极度令人受宠若惊。对此进行投票，谁不会同意将你描述为"存在的根基"，或"万物之源"，或者更进一步的"独一的"，委婉地说，都是一种陶醉？既然如此，现在就是宿醉的清晨。我们将以几乎所有人都会称之为对你清醒而冷静的估计来开始本章的结论部分——可信的、不令人尴尬的、"现实的"：这与另一种完全相反的估计形成鲜明对比。我心中可接受的人物素描大致如下：

你没什么特别的，只是无数人中的一员，并不比其他人更像神。毕竟你只是凡人，这意味着你有缺陷，并不完美。事实上，你出了问题，而且是非常严重的问题。首先，你正在阅读这本关于压力的书，这相当于承认压力正从你身体的某个地方冒出来，让你日子不好过。而这只是从那里涌现出来的众多麻烦之一，就像腐烂植被产生的沼气一样。我们已经看到了你的压力所呈现的七种左右可怕的形式，但事实上，这些形式是无限的。这确实是个坏消息。然而，不要绝望。很多事情可以做，并且迫切需要迅速采取行动来改善你的状况。各种各样的救援尝试，各种各样的疗法都在提供。所以不要只是坐在那里抱怨人类的处境。看在上帝的份上，看在你自己的份上，做点什么！停止所有这些沉思和内省。行动起来！

千真万确，这正是社会在我们一生中，以一百种微妙和不那么微妙的方式，不断向我们灌输的东西。我们多么早就听到了这个教训并铭记于心！我们现在是多么兴高采烈地确信，多么渴望相信这一切，甚至感到如释重负。我们多么高兴摆脱了我们孩子气的那种自负，即世界之王就在这里统治，世界的中心就在这里，那个独一无二、绝对非同寻常、绝对重要的人就在这里。我们多么高兴加入了人类这个卑微的群体。我们简直是津津有味地接受坏消息。我们中的许多人渴望跪倒在任何一位能够令人信服地解释我们身处何种困境的宗师或反宗师面前，并且会年复一年地追随他们走遍世界，只是为了听到更多关于这种困境的消息，以及我们摆脱困境的可能性有多小。

我并不想扫人兴致，去泼那些热衷于听闻自身糟糕状况——越糟越好——之人的冷水。这本书不是写给他们的，而是写给那些乐趣正在消退，需要少一些阴郁和厄运的人。写给那些既不沉溺于也不否认长期以来从四面八方涌来的可怕消息，而是希望以真正诚实、聪明和务实的方式来对待这些消息的男男女女。

我对你们说，让我们以冷静和不歇斯底里的态度来对待这非常个人的悲惨故事，就像我们对待不太个人的悲惨故事一样——例如，在我们的商业生活中。

假设你是一家公司的董事长，有一天，每个人都在说灾难迫在眉睫，公司正走向破产，其老板将面临耻辱和毁灭。你会如何反应？你可以做三件事，它们形成了鲜明的对比：

（i）你可以拒绝做出反应，开始一次环球航行，把所有该死的事情都抛在脑后。你可以让它自行纠正——你认为这很可能自行发生。

几乎可以肯定的是，它不会自行纠正。你很可能会回来发现自己身处困境，而且朋友所剩无几。活该。

（ii）你可以惊慌失措。你可以左一道右一道地发布命令。你可以解雇工厂经理和销售经理，关闭一两家子公司，解雇工人，报废几款旧的生产模型，并启动新的模型。"行动起来！"你喊道。"不要只是坐在那里希望！赶紧行动！任何改变都比没有改变好！"

几乎可以肯定的是，结果会变得更糟。盲目地对医生没时间检查的病人施用冲动的疗法，很可能会杀死他。这些疗法治愈他的机会微乎其微。

（iii）如果你是一位通常称职的商人，你不会采取这种疯狂的过度反应，而是会按兵不动：在了解事实之前，什么补救措施都不采取。因此，你召开一次特别董事会会议，销售经理在会上展示他的图表，说明当前的趋势和未来的市场前景；工厂经理报告生产力提高和原材料成本下降的可能性；会计师预测本财政年度的损益，透支额增加或减少的需求等等。

然后，只有在那时，你才会决定该怎么做。充分吸收和理解这些信息，是做出明智决策的必要前提。这些信息可能表明需要采取哪些短期和长期的严厉措施来整顿业务。这些信息可能表明，在事态的实际情况变得更加清晰之前，根本不应采取任何仓促的行动。或者，这些信息可能表明，所有最初的恐慌冲动都是完全没有根据的，所有关于厄运临头的谣言即使不是恶意的，也是毫无根据的，并且经过仔细检查，公司实际上非常繁荣。事实上，情况再好不过了。

如果我们有任何实际的常识，我们就是这样处理我们的商业事务的。

但愿我们能以一半的智慧，以同样"事实第一，行动第二"的商业化原则，来处理我们的私人事务——特别是其中最私密的，我们自己！当我们从生活的外围转向其核心时，我们中很少有人能如此明智！当处理仅仅是事物、财产、市场、金钱和商品时，我们还算理智；但是当处理"交易者"，即它们的主人时，我们却悄悄地发疯了。在没有任何证据的情况下，仅仅基于道听途说和一厢情愿或恐惧的想法，我们就断定我们的生活出了问题，我们有严重的缺陷，不幸，甚至被诅咒。因此，我们惊慌失措地挣扎着，寻求我们从未调查过的病症的治疗方法，而这种病症可能与我们如此确信的情况完全相反。

但是现在你和我正在恢复理智。我们正变得像处理一项伟大的事业一样，以商业化的方式来发现我们的真实本性并与之和谐地生活，做我们自己而不是别人。抛开谣言，拒绝恐慌，我们正在寻找确凿的事实。既然如此，下一步该怎么做呢？

在我们现代世界，最像商业活动的活动根本就不是商业。它是科学。我指的不是应用科学（看看它所做的那些荒谬和自我毁灭的事情），而是那种纯粹的科学或基础研究，它源于在证据面前的谦卑，源于对既定事实的真正敬畏的臣服，而没有想着如何利用和滥用它。为了在几个世纪里取得如此惊人的进步，它不得不不断清除各种各样的一厢情愿的恐惧想法和出于自身利益而对事实进行的篡改。这是一项艰巨的任务，一场永不停止的反对偏见和既得利益的斗争。现在，如果有什么东西能够摧毁我们自大的幻想，或者相反地，摧毁我们可怜和个人微不足道的幻想，那就是这种极其像商业活动、耐心、自我否定、公正的学科，即纯粹的科学。如果它恰好认可我们的完全伟大和包罗万象，或者相反地，认可我们的完全渺小和排斥一切，或者（可能）两者同时认可，那么我们最好坐直身体，注意听。如果我们知道什么对我们有好处，我们就应该认真对待它的发现，并学会接受它们，无论我们最初的感觉是恐惧、不信、虚假的或真实的谦虚、狂喜，或其他任何感觉。

那么，科学对你有什么看法呢？首先想到的答案是：太多了，我们无法在此处或任何其他地方完全理解和处理。然而，我们能够轻易辨别出你的总体模式。我们能够勾勒出你作为一个多层次的自然现象系统的简略轮廓——现象意味着你无数的显现围绕着那唯一的本体或实在而排列，而那些显现正是它的显现。只要我们敢于发问，科学就已准备就绪，装备精良，可以揭示本章和本书的结论是无稽之谈，或者证实它们是相当合理的。它有资格为我们提供这项伟大的服务，因为它建立在清晰的事实基础上，并不断回到所见而非想象的事物上。这座最高耸建筑的基础必须是卑微的感官经验，没有感官经验，它就永远无法拔地而起，更不用说保持高耸了。

在对你的形象进行简要勾勒之前，让我们先指出两个构成这一勾勒的原则。第一个原则是，你被观察到的样子，乃至你本身的样子，取决于观察者从何处观察你，取决于观察者与你的距离，是靠近还是远离。第二个原则是，没有哪一种对你的观察是"正确"的，能够揭示"真实的你"。所有的观察都是正确的，缺一不可，它们共同构成了关于你是什么的漫长叙述。而且，它们相互关联，每一个都通过"帮别人洗衣服"来谋生。它们相互依存，彼此都与你所称的自己的生活和存在密不可分。单独挑出一种对你的观察，比如在某一距离范围内（例如200米到2米之间，A–B段）所揭示的你的形象，并将其标榜为"现实"，甚至是特殊的现实，是荒谬的。作为一种表象或现象，它没有权利拥有这样的地位。而且，脱离了围绕那个中心现实C的所有其他区域性表象，这种观察只是空洞的抽象——那个中心现实C是你那独一无二的点，观察者在接近你的过程中始终将注意力集中于此，而这个点正是我们在探究过程中你常常指出的那个"点"。

现在开始内在的旅程，归乡，来到那个"点"：

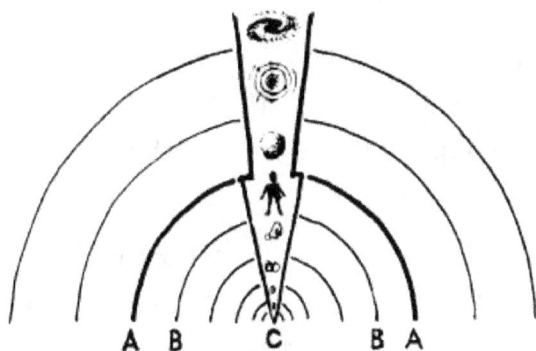

你的装备精良的观察者，从遥远的距离观察这个"点"c，发现广阔的空间，点缀着针尖般的光点。它们呈离心状，以缓慢的爆炸向外移动，超出视野范围。他所关注的那一个光点变成了一群光点，仍在爆炸，其中一个光点变成了一个螺旋星系（银河系，我们自己的岛屿宇宙）。这又逐渐让位于其无数恒星中的一颗（即我们的太阳，我们自己的太阳系），然后是它的一颗行星（地球），然后是一个国家，一座城市，一个家，一个人，一张位于中心大约一米处的脸。你的来访观察者配备了一套新的光学和电子仪器，继续发现他旅程的最后一米中发生了很多事情。这张脸分解成一片皮肤，然后是一组皮肤细胞，然后是其中一个细胞，然后依次是分子、原子和粒子。然后呢？

他是否一直到达整个旅程的"点"？到达真正的你，那个位于整个宇宙景象核心的你？到达你本来的样子？

在尝试回答之前，让我们注意一下在你接受这次穿透装甲般的射击，这次揭示的过程中，你身上发生了什么。你的洋葱几乎被剥到了核心。你的资产几乎被剥夺得一文不剩。你的所有区别性特征都逐渐消失了——你的天体般的明亮和自我发光，你那不发光而尘世的人性，你作为玛丽·史密斯或约翰·罗宾逊的独立身份（作为细胞，你不再是任何类型的人），你的生命（作为分子，你不再活着，并且失去了色彩），你的坚固性和物质性以及独特的地点（作为原子和粒子，你甚至失去了这些）：直到非常接近"家"时，几乎没有任何明显的"你"留下了。尽管如此，你的来访观察者作为观察者本身，永远无法完全完成他的旅程，永远无法揭示那个产生全球显现系统的中心现实（central Reality）。他永远无法抓住那颗闪耀的宝石，那颗被投入宇宙之池并引发所有涟漪的宝石。不：他依然是个局外人，与你（此处的"错过"无异于光年之遥）仍有距离——唯有你才能通过揭示"你真实为何"、"你于你自身而言为何"来补全他的故事，而这真相就在中心处，与你零距离。

与其告诉他（他不是最好的听众），不如你展示给他看。你可以邀请他转过身180度，将你们两个"无头"并在一起，与你一同向外看，而不是向内看向你。那时，也只有那时，他才会完美地完成并证实他对你是什么的漫长调查。在几乎没有距离的地方，他发现你几乎化为乌有。在完全没有距离的地方，他发现的正是你发现的，发现你化为绝对的空无——那个觉知的空无，它意识到自己是空无 – 一切。

简而言之，这就是当代科学在被要求暂时放下其部门化和外围职责，而变得彻底跨部门、呈放射状并直指核心时所发现的。在围绕着客体或第三人称建立起这个复杂的同心圆系统之后，接近的观察者不可避免地会将它们编织在一起，并指向它们的共同中心，即主体或第一人称单数。只要拥有足够的诚实和彻底性，他对客观证据的深深敬礼必然会最终变成对他自身的主体的最深敬礼。

这不正是我们喜马拉雅山但丁式体验的另一种版本吗？它被去神话化、充实和更新了。对于本书迄今为止描述的你那宇宙般的宏伟，我们还能期望有比这更有说服力的证实吗？或者，对于本节开头概述的、将你视为"毕竟只是凡人"并且远非宏伟的常识性观点，我们还能期望有比这更有说服力的驳斥吗？无可否认的事实是，要成为男人或女人、孩子或成人，你必须无限小于那个，也必须无限大于那个。你无法摆脱你的神秘和你的宏伟。你无法逃避在没有开始也没有结束的那一天结束时，成为最好和最伟大、唯一的那一位。

否认你的本质是什么，便会遭受压力。

　　我们贯穿本书一直在拼凑的关于你的图景，以及由此产生的应对压力的技巧，都基于两位主要证人的证词，他们的背景差异如此之大，以至于排除了串通的可能性。首先，诉诸显而易见的事实，我们采纳了孩子般的观察者的证据，他告诉我们关于他自己和既定的世界。其次，我们诉诸经过检验的事物，采纳了那位务实的科学家提供的证据，他向我们讲述了他所谓的自然世界。我们已经看到他们是如何完美契合的。但这还不是全部。还有第三位证人，我们偶尔提到过，现在必须更仔细地审视他。诉诸直觉，让我们简要地采纳人类学家的证据——比较宗教学和神话学的研究者——他告诉我们关于超自然世界，正如人类从历史初现时期，在各种文化和地方，一直到今天所体验到的那样。现在，如果所有三位证人都同意基本要点，你我就确实应该坐直身体，注意听。

　　当我回归本真、回到自己的核心时，我所发现的——自然科学家在此处所发现的——是：我并非远处看起来的模样。我经不起仔细检视。我被逐步解构，直至抵达时彻底消融，随即又在全世界范围内重构。内爆引发外爆。现在，我们的第三位见证者——超自然主义者——对此有何说法？让我们从可能持对立观点的证源——一个看似会反驳我们发现的源头——获取证据，事实上，就是从被称为萨满教的奇异现象中获取。比起西伯利亚萨满在梦境和恍惚中的狂野幻象（若非身心俱病，至少也是高度神经质的表现），还有什么能离"显而易见"更远——离直白呈现的事实、离耐心研究的结果、离所有冷静超然与对证据的深深俯首更远？

　　萨满教至今仍活跃于全球各地的"原始"部落中。某个萨满虽是部落核心成员，却在多方面显得格格不入。职业生涯初期，他显然承受着巨大压力，独自离群索居，行为难以理解——时而狂躁奔走，时而呆滞不动。成为萨满的入门仪式（他必经的初步体验）是逐步肢解的痛苦过程。他梦见自己的头颅被劈开斩断，四肢也被分解。鲜活的器官被石头等无机物取代。要完成这场消解，他可能还需忍受大锅沸煮的煎熬。通过旧我的死亡，他可能发现新自我化作头顶与躯体的光芒，居于宇宙正中心。此后他挣脱大地束缚，飞越多层上下世界。在那里，他向灵界居民学习部落所需的奥秘，并获得治愈之力。这些冒险经历反复上演后，他自身终得痊愈：器官被更优的替代，精力与智慧显著提升。他与自然（尤其是动物）的关系变得无比亲密，某些案例甚至令人惊叹。最重要的是，他现在能行使治愈疾病的超凡能力。

当然，这个故事的细节因部落和地区差异而大相径庭，内容也充满奇幻色彩。但令人震撼且对我们至关重要的，是故事核心要素的惊人一致性——它超越了所有文化差异。用我们这里的语言来说，它宣告：压力（无论表现为哪种病症）无法在其自身层面（或看似其所在的层面）治愈，也无法通过直接攀升到更高层次治愈，唯有沉降至最底层——即一切真正治愈之源的底线——才能解决。压力根植深远，需要深度疗法。那些将患者视为"终究只是凡人"的肤浅缓解法和江湖骗术，根本触及不到问题本质。真正的疗法再彻底不过：它摧毁旧我，按全新设计重建自我。难怪这药丸苦涩难咽——它可是整个宇宙！那炽烈、冰冷、多层、不可思议的宇宙。要痊愈，就成为整体。萨满以其迂回生动的方式（比他奇异的装束和举止所暗示的更务实）向我们传达的正是这一点。

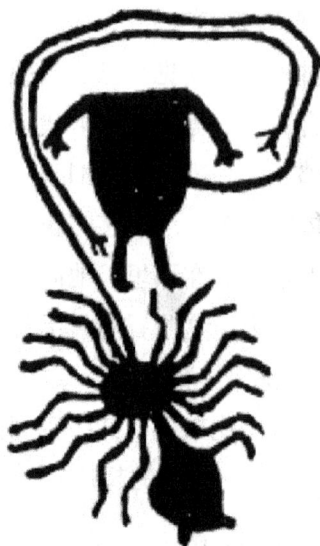

当你失去头颅时，力量之根便在腹中觉醒

——这似乎是密歇根州梅诺莫尼领地这幅萨满岩画传递的讯息。

回到本节早前讨论的三种应对自身坏消息的方式。

第一种是视而不见，这很不实际。它无法缓解痛苦，但至少不会雪上加霜。多数人这样凑合着过，既未大幅增加也未明显减轻压力。

第二种是绝望慌乱，试图对尚未诊断的患者接连实施治疗。这确实极不实际。往好了说，它只治标不治本，毫无持久效果；往坏了说，它会害死患者。许多指望以此减压的人，若压力反而加剧，也不该惊讶。

第三种方式主张先弄清事实，再采取行动。在找到时间和勇气重新诚实地审视那个所谓的"承受压力者"之前，不要对压力采取任何措施。届时很可能会发现（正如我们一再见证的那样），我们压力的根源不仅在于误解事实，更在于颠倒了事实。我们绝非因懒惰或恐惧而疏于检查"患者"状况，也绝非随意忽视，而是彻底颠倒了证据。正如我们在探究过程中屡屡所见，关于自我的传统或常识观点不仅荒谬，更是彻底悖谬。压力滋生于谎言，反之，事实则是压力的终结者。唯有真理能让我们获得自由。

在奥斯维辛集中营死去的犹太女孩埃蒂，实践了这第三种应对方式——面对你能想象的最坏消息及其带来的压力。在本章关于成年压力的结尾，我再次引用她的话，无需致歉：

多数人只看见生活允许被看见的部分，但我们必须从一切既定观念中解放自己……如此，即便在深陷痛苦的时刻，生活也会变得丰盛富足。

每当暮色降临，白昼退去，我踏着轻快的步伐走过铁丝网围栏，心中总会涌起一种感受：生活如此美妙而壮丽……

我在内在寻得安息。而这个"自我"，这个我最深邃、最丰盈的部分，我称之为上帝。

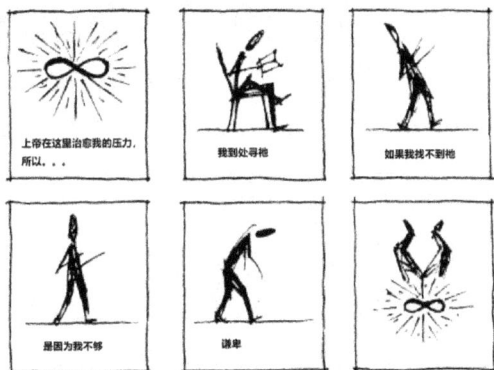

第十五章　老年

　　我们在此不打算详细探讨老年问题，主要原因在于前文已涵盖其大部分内容。尤其是，我们已经讨论过抑郁、孤独与厌倦。尽管我们认为老年人更容易受这些困扰，但年轻人同样无法幸免——正如他们也无法摆脱优柔寡断、失败感、罪恶感与性问题一样。这七种困境从童年起便伴随我们一生。

　　然而，有两种压力状态会随着年龄增长而凸显。其一是对死亡的恐惧——包括死亡的时间、方式与痛苦，以及对死后未知的畏惧。我们将在下一章探讨这种恐惧。另一种则是此处的重点：无目的性。它表现为我们曾经追求的目标逐渐消逝（组建家庭、养育子女、求职晋升、树立理想中的声誉、为退休储蓄等等），而新的目标却未随之展开。当我们步入七十岁、八十岁甚至更老时，还有什么能规划我们的时间、唤醒兴趣、激励行动？当生活既无可为之生、亦无可为之死的事物时，除了习惯或惰性，我们还有什么理由继续活下去？难道仅仅因为害怕放手、害怕沉入比老年更无意义的深渊——即死亡本身深不可测的虚无——我们才紧抓着生命中仅存的零星残骸不放？

　　对于老年时期无目的性与空虚感的常规解答（至少来自中年人充满关怀与深思的建议）是：我们应抓住天赐良机学习新技能、精进旧才艺，深入现有爱好，尝试改变环境，总之振作起来。无论这建议多么合理善意，它有一个致命缺陷：它要求老人不再像老人。它要么建议他们回归昔日真实追求过的目标，要么转向完全不切实际、人为捏造且无法激发热情的虚假目标。两者皆不可行。必须正视的事实是：老人就是老人，与过去的自己已截然不同。试图通过灌输虚假热情让他们返老还童，就像我年轻时热议的"猴腺注射"疗法一样徒劳。

我们这些老人暗自困惑（尽管很少说出口）：学习一门永无用武之地的语言有何意义？种植永远看不到成荫的树木有何意义？编织篮子、刺绣跪垫或雕刻小木偶——这些对谁都无半点益处的事——有何意义？拖着疲惫身躯逛完更多美术馆，强迫消化系统适应异国饮食，再次睡在可疑的床上、靠行李箱而非家度日，又有何意义？买一辆很快将无力安全驾驶的新车，或定制一栋来不及入住便会离世的新房，究竟图什么？毫无意义。一切都是虚空，都是精神的烦恼。不，我们无法重回中青年时期的干劲与冒险。它们已永远逝去。若老年人真要活出真实而非虚假的人生，就必须以自己的方式生活。为什么？因为尽管我们的困扰（抑郁、孤独等）与年轻人相似，但承受困扰的主体已截然不同。我们亟需的是能被年老助推而非阻碍的目标、追求与生活方式——不是克服所谓衰弱而达成的成就，而是借由这份衰弱实现的境界。

这要求可不低！真有这样的生活方式吗？是否存在一种适合老年、能赋予其尊严、意义、灵感甚至——没错——动力的活法？我指的不是专属于老人的追求，而是那种适合人生各阶段、直至生命尽头仍充满活力的目标。或者更理想的是：一个老人特别适合全心投入、甚至可能比以往任何时候都更容易达成的目标。就像童年是"自我人性化"的时期，成年是"表达与发展人性自我

" 的时期，那么老年则是……什么呢？

是 " 认识真我 " 的时期。是认识那个超越人性的 " 自己 " 的时期。老年尤其适合探索生命的意义，以及体验者（即自己）的本质。在这方面，老人比年轻人具有明显优势，至少有以下四点：

（i）埃德加（Edgar）在《李尔王》中说：" 成熟就是一切。" 真正的年老意味着被生活启迪且充满生活，生命盈满至溢。就意识层面而言，年老意味着看透无关紧要之事，直指本质；意味着懂得失败与成功、失去与获得、坠入深渊与攀至巅峰的滋味——更懂得何者不会如此起伏如悠悠球。它是对人性及其根基的直觉，是辨别金玉与败絮的能力。若我们未能达到这种实践智慧的高度（坦白说多数人确实没有），这不是年龄的过错，而是因为我们拒绝顺应年龄，紧抓着过去不放。拥有年岁的智慧，意味着与你的人生故事同步，与当下的自己同在，最终明辨真伪。这不仅是畅饮生命之酒，更是发现贯穿始终的永恒之味。我们的实验始终关于那个 " 何者 "——你真正的本质。你究竟为何、为谁。如今你真正成熟，不仅准备好看见它，更准备好活出它。

（ii）要全神贯注、心无旁骛地投入这场生命巅峰的探险，你需要时间。而你现在拥有时间。除非你极其不幸，或是刻意用琐事填满日子来麻痹知觉，否则你有足够的闲暇来完成这项功课。那就行动起来吧。这不仅仅是明智地规划从职场退休到人生谢幕之间的过渡期——因为偶遇某个值得投入且引人入胜的爱好。更在于：辞去屠夫、面包师、烛台匠或其他任何临时性职业后，你终于开始从事真正的工作——弄清那个 " 执行者 " 究竟是谁，以及他是否像屠夫、面包师等显然易逝的存在。因此你非但没有退休，反而接手了有生以来最艰巨、最重要的任务。这绝非轻松选择，而是从多重意义上都坚硬如钉的工作。要出色完成它，你具备全部必要经验，拥有全天候的时间，以及毕生积累的阅历、消化这些阅历的时光，还有这场真正非凡盛宴所能转化的能量——那足以让你在生命尽头遇见静候多时的"你自己"：盛装相迎，笑靥如花。

（三）这项事业最需要超然的禀赋，而老年正将其慷慨赠予你。幻灭、失望、未竟的目标，以及那些达成目标后却未获预期持久满足的落差——如今以事后的睿智回望，这一切构成了珍贵而不可或缺的礼物。早年阻碍你认识真我的，是对种种外物的执着追逐：你需要抓住这个，达成那个，紧握其他——那时的激情与需求在于行动。但如今，你终于逐渐超脱于必要行动，也超脱了常为行动而行动的惯性，得以自由地去发现那位"行动者"，去成为祂／她／它。障碍无需搬除，它们自会识趣地消散。

（iv）你正整装待发，准备启程生命中最壮丽的冒险——相较之下，年轻时最大胆的越轨冒险都显得畏首畏尾。你蓄势待发，不是跃入黑暗，而是跃入你日渐熟悉的光明。你将终止"自己是青蛙"的顽固幻梦，永远觉醒于"实为美丽王子"的真相。不，是国王。不，是万王之王。

而他们竟说你大势已去，说你行将就木！随他们去吧！

综上所述，我们拥有老年赋予的四重无价优势：成熟的阅历、广阔的闲暇、卸下如牛马般背负的重轭，以及伟大探索的临近。

我似乎听见你反驳：尽管这些听起来美好，却完全不切实际。有多少老人——尤其是终生从未想过探究真实身份的大多数——可能在此阶段改变根深蒂固的思维习惯，对此产生丝毫兴趣？

对此我的回答是：第一，暂且别担心他们。管好你自己的事。这本书关乎你我的探索。我们一路同行至深水区的事实，已充分证明这场冒险适合你。若非如此，你早该仍在浅水区扑腾，或更可能像街上任何男女一样早已离水上岸，擦干身子穿戴整齐了。

其次，虽然老年时转向一个全新的兴趣的难度确实非常真实，但我们要指出，这更多的是一种文化现象，而非与生俱来的。在人类历史上的某些时期和某些地方，人们普遍认为老年时期的恰当任务是获得最终达到自我实现的智慧；虽然越早开始这项任务越好，但开始永远不会太晚；而错过老年提供的实现这一目标的良机，就如同错过了人生的班车，简直是一场悲剧。这种态度的最显著例子是古老的印度人生阶段范式。简而言之，这个模式是：首先是儿童和青年时期，他们的任务是学习如何在社会中运作；其次是成年时期，他们的任务是通过工作和养育家庭来为社会做出贡献；第三是老年时期，老年人的任务是找出是谁一直在做这些事情，他或她真正的身份是什么，以及它如何融入宇宙的同一性之中。在印度，这种理想的人生模式尚未完全消失。我们当代的西方文化，说实话，几乎没有时间考虑这种生老病死的生命设计，也几乎不知道它的存在以及它是一个真正的选择。它信奉一种荒谬的，甚至可以说是侮辱性的观点，即老年只有在不像老年本身，而是模仿中年和青年时才能够被容忍。但是时代正在迅速变化。我们的文化正处于熔炉之中。这取决于你和我来帮助煽动熔炉下的火焰，塑造从中产生的东西。

好的，现在让我们回到你个人，假设你是一位饱受漫无目标、毫无追求的生活压力困扰的老人。你会怎么做呢？首先，你可以将那种漫无目标的状态重新命名为纯粹的恩典，为你人生伟大的目标——自我实现——扫清道路。至于所谓的难以到达那个目标，一个字都不要相信。你一直在做的实验已经一次又一次地表明，看清你是谁是世界上最容易的事情。说保持这种觉察是世界上最困难的事情也并不完全正确。既然它只是如此简单的重复，直到变得完全自然和毫不费力，那又怎么会困难呢？因此，这就是你晚年真正的任务。记住，这不是一个人为或刻意的任务，而是比自然本身更自然的事情。你很可能会发现，一旦你全身心地投入其中，从你的本真出发的有意识的生活会如此顺利和迅速地到来，以至于你会感到惊讶。最后，关于你我可能会老年痴呆，在去世前失去理智这种令人担忧的可能性呢？那样的话，这个取代所有次要目标的伟大目标——自我实现的价值又在哪里呢？

嗯，事实是，你，那个真正的你，也就是觉知本身，从未拥有过可以失去的心智。另一方面，它所觉察到的，你所有的那些心智活动，在你出生时就像一场巨大的轰鸣的混沌开始，然后组织成一个宇宙，并且在你临终前或临终时注定会再次瓦解。这就是宇宙的运作方式，它们被呈现出来的方式。是它们在遭受衰老。那又怎样呢？它们的本源，也就是你的真正本性，依然不受干扰。

尽管如此，对衰老持悲观态度实属自然。预防衰老的最佳保障，就是去认知并活出那个完全不受此类侵扰的本体。虽无法给出保证，但若想保持头脑清醒，就请将心智维系于外在、非中心处，同时成为内在那个作为其源头的"无念者"。保持神志清明的最佳方式，就是看着你的 " 弹珠 " 在莎士比亚笔下那 " 全然透明的甬道与玻璃精髓 " 中弹跳。莎翁的承诺是：如此你便不会退化成暴怒的猿猴——容我补充：任何猿猴都不会，尤其不会是老糊涂的猿猴。

疑虑仍然存在吗？嗯，你我都有充分的理由对"第二次童年"感到担忧。担忧退化成愚蠢的老东西，忘记我们辛辛苦苦获得的知识的十分之九。担忧变成近乎白痴的人，他们的头脑动不动就会一片空白，以至于我们常常叫不出熟悉的面孔的名字，或者把熟悉的名字和面孔对不上号，或者搞不清今天是星期几，或者记不起昨天做了什么。担忧衰退成愚蠢的老糊涂，对自己和几乎所有其他事情一样不确定。进入老年，如果不是完全老糊涂的话。变成安静的白痴，如果不是语无伦次的话。所有这些以及更多，我们恐惧，这是有道理的。

且慢！这种所谓的 " 退化 " 真如我们确信的那般可悲吗？道家圣人甚至断言：绝非如此！恰恰相反！事实上，我们恐惧成为的模样，正精准对应他欣喜已达的境界。在那部中国经典《道德经》中，这位圣人以世俗标准衡量，将自己描绘成十足的残缺之躯——且反复如此自陈，带着奇特的热情与坚持。我们视为压力源头的缺陷，在他眼中却是瓦解压力的凭证，恰是成圣的资格。我们与他的唯一区别在于：他清醒认知、欣然接纳、彻底融入并由此圆满自己的 " 痴愚 "；而我们却在退缩。但不必再退缩了！与其等待岁月将我们推入，不如主动跃入！通过深入 " 病理性衰老 "（它从不曾完全占据一个人）直至穿越其尽头，来防范它。就是现在！记住：要确保永不 " 失去理智 "（如常言所说），就先确认它从未真正属于你。无论你多么失败，都无法失去从未拥有之物。看清这显而易见的事实，持续体味它，你就能毕业成为一位深藏不露的道家圣人。若你不喜"道家"标签，满足于单纯的"智者"身份亦可——它仅意味着有意识地成为你真实的本然状态。

无论如何，这神秘的"道"究竟是什么？它是"道路"——宇宙运行之道，也是你与宇宙和谐时生命运作之道。它是你真实的内在本质。它近似我们所说的"上帝"，更接近耶稣以第一人称宣称"我就是道路、真理、生命"时的深意。用本书的语言来说，它正是你的"底线"，是珀尔修斯那把致命又治愈的魔法之剑——斩断使你与上帝及众生分离的头颅，让你与他们绝对且永恒地合一。

这一切都浓缩在中国篆书的"道"字中：由"首"（头）与"辵"（行走）组成（道——头，走了）。

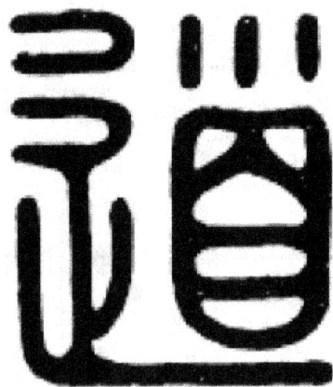

第十六章　死亡

　　动物和婴儿自然经历死亡，他们不会预知即将到来的终结。而对于预知死亡的我们，这种前景在不同程度上带来深重压力——尤其当我们不愿承认自己知晓时。我们最好认识到：压力与死亡之间的联系确实极为紧密且错综复杂，而恐惧正是编织它们的纤维。本章的目的并非剖析这种恐惧，而是穿透它，看清其后的真相。

　　常言道，我们所有的恐惧归根结底都是对死亡的恐惧。果真如此吗？你或许认为相反，许多恐惧是对生命的恐惧。但看似对生命本身的恐惧，更可能是对其终局——那场终极对决——的恐惧。事实上，当我们检视具体恐惧时，往往会发现其底层正是它们暗示或直接构成的死亡威胁。例如我们恐高有充分理由：高处极易坠落丧命。若我们害怕蜘蛛，是因为隐约感觉（或祖先的记忆）提醒：某些大型黑蜘蛛剧毒，为保险起见最好避开所有蜘蛛——除了幼蛛。若我害怕站起来演讲，害怕众目睽睽，我想这与那些大胆闯入我花园的鹿——当我直视时便逃窜——出于同一原因：杀戮者的第一件事就是用目光锁定猎物。同样，我们有充分理由害怕事业、运动、爱情等方面的失败、耻辱与嘲笑。这些不正是死亡进程的序幕与初期阶段吗？不正是最终将我们击倒、永不复起的首波打击吗？死亡本身确实该被畏惧为一种奇耻大辱与终极荒谬：临终时我们多么自我封闭、举止失态、给周遭添乱、面目可憎！它是最确定的结局，也是最不光彩的溃败。有什么失败比"生存失败"更彻底？有什么念头比"每分钟都逼近这种失败"更催生压力？卡尔德隆（Calderón）说，最大的罪过是我们出生。活着是死罪，而我们很快将为此付出代价。令人惊讶的是，这种处境的压力竟未在官方（却隐秘）的行刑日前就让我们崩溃。

若这些思考在我们看来过于阴郁，或夸张离奇，那恰恰说明我们不愿面对事实的程度。这些无可逃避的事实，使得本章——我们探索的倒数第二章——至关重要。现在，我们必须直面《奥义书》中称为"死神之王"的对手。"你永难逃脱！"他逼近时喊道。他说得对。既然如此，我们转身直面他，又会失去什么？战胜他的唯一机会，是承认他的胜利，但以全新的眼光看待它。通过屈服于威胁、深入其中，并沿着我们日渐熟悉的路径，希望从另一端走出，来克服威胁。

换个说法：与其在地面上与如此稳固且防御森严的敌人交战，不如再次尝试挖掘和坑道作业，深入死亡的根基，尽可能将其瓦解。为此，我们需要精良的采矿工具——谦卑的铲子、迅捷的钻头和强力的炸药。那么，让我们试试这套装备：

（一）常识 = 谬误

所谓常识，在涉及自身时纯属荒谬。它适用于他人——即第二、第三人称时颇为管用，但用在这第一人称身上就彻底失效。若我真要探究这个最严肃的议题而非回避或推诿，那么问题核心必是我自己的死亡，而非他人的。他人的死亡易于接受，因其稀释、平淡、相对无害；而我的死亡却是百分之百的纯粹，直击要害——猛烈无比。若我们的探索阐明了一个事实，那就是：常识与大众观点关于我（这第一人称单数）的一切言论，不仅是谬误，更是颠倒的认知。举几个简例以作提醒：他们说我通过两个小孔窥视世界，说孔周围有张脸，用它面对所见之脸，说我渺小、不透明、确实灵活多变，说我嵌在身体里……不胜枚举。可以毫不夸张地说，常识断言我是什么，我就很可能（几乎确定）恰恰不是那样。由此可得：我可以将常识作为向导——只要它说"往北"时我向南，说"攀登"时我下降，说"是"时我回以"不，谢谢，绝无可能！"当常识主义者坚称我将消亡，我答："诸位请便。你们对我必死性的宣誓，恰是对我永生性的证词！"

有位熟人以一贯撒谎著称，但若我将其所言全部倒置，他便出奇地可靠。常识正是这样的"挚友"。通过其代表（几乎涵盖我遇见的所有人），它毕生向我预言生命终局的模样。因此，真实结局必截然不同。我并非将此视为确证，而是作为指向性证据。"常识＝谬误"公式提供的虽非炸药，只是镐铲，但仍是展开挖掘的利器。

（二）你本非此类

世人皆有一死，每个张三李四都不例外。但这些凡人——根据他们自己的表现及你我的仔细观察——究竟是什么？

他们是背景前轮廓分明的渺小物体，如他们沉睡时倚靠的原木般不透明且实在。他们四处奔波，定期将异物塞进头部的齿洞。他们持续朽坏，终将变质。这些正是死神标记认领的所有物。终有一日他们会彻底腐坏，躺下不再起身，呼吸停止，冰冷僵硬，被火焰或蛆虫分解。若你与他们别无二致，你必入此行列。现在就看看你是否属于 " 将死型 "。

（三）死者不再死

没错，那些人的确活着——所以他们才会死。但你呢？现在就审视一下：你不是早已以最戏剧性、最彻底的方式——斩首——经历死亡了吗？得了吧，你总不会被斩首两次！

要绝对确定你永远不会失去生命，就要确认你根本没有属于自己的生命可失去。

若你认为我在开玩笑，或简直荒谬，请再思考。允许你的 " 洋葱 " 再被剥开一层。以科学的威望与力量为证，它坚称：在你存在的核心处，你比门钉更死气沉沉——死得多得多。容我提醒：在一两米外，你看起来是人类，活着，实在的。

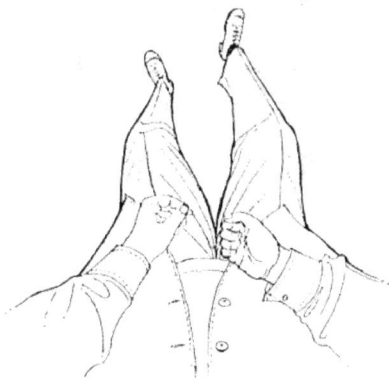

要绝对确定你永远不会失去生命，就要确认你根本没有属于自己的生命可失去。

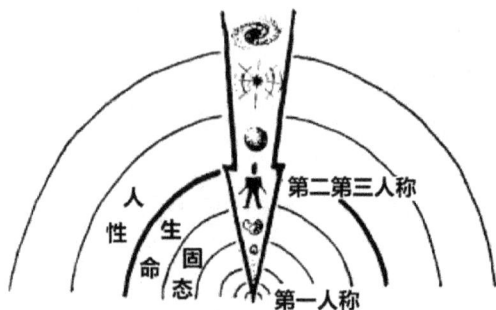

在一厘米距离，你显得有生命却远非人类；在一毫米距离，你显得坚固却既非人类也无生命；当距离继续缩小，连那点虚幻的坚固感也被驱散，你几乎无物可显。最终，在零距离处，你亲眼所见：这里找不到人性，没有生与死，毫无坚固或实质，只有对他人身上展现的这层层属性的觉知。你享有的所有生命都是他们的生命——那些出生因而必将死亡的众生的生命。既然你本无属于自己的生命，你便是世界生命不朽的承纳者。哪怕一丝个人生机的火花或颤动，都足以签署你的死刑令。

射向你的箭矢或子弹——任何从彼处来袭之物——必须穿透你层层区域的巢穴，在其中逐渐消解物质性，使作为第一人称的你毫发无损。我们在深处知晓这点。比如圣克里斯托弗（St Christopher）的传说：他肩负基督孩童渡河。在他殉道时，射向他的箭全都未能击中目标。于是他被斩首：不过这没关系，因为他本来就是无头的！

（四）觉知，这个 " 无物 " 只在此处，只在当下

没有任何事物能够觉知事物。即使搜遍整个宇宙，你也只能在作为搜寻者的自己身上找到觉知——你这个不是物体却能容纳万物的存在，你这个空无自我却因此包容一切凡俗事物的存在。

觉知在哪里？只在此处。觉知在何时？只在当下。能被记忆或预期的只是觉知的内容，是它呈现的短暂景象，而非觉知本身——它永不消逝、永不改变、永不停歇。其他人作为 " 他者 "，显然会睡觉、昏迷、被麻醉甚至死亡。但对你这个 " 第一人称 " 而言，这些显然都不会发生。你不会经历 " 晚上入睡 " 和 " 早晨醒来 " 之间的觉知空白，也不会在手术台上经历觉知中断。当然不会：因为你本身就是觉知——与觉知对象截然不同，觉知永不间断。对真实的你而言，既无生也无死，甚至不会有瞬间的意识丧失。

难怪作为觉知的你不来不去、不被开关，完全超越时间。难怪你根本不在时间之中，反而是时间存在于你之内。根本原因在于：从核心本质上说，你根本什么都不是，因此不变，因此永恒——在没有事物记录时间的地方，时间就不存在。证毕。

当你把手表举到眼前时——或者我该说举到 " 我 " 前？提醒自己看看你所在之处的时间吧。

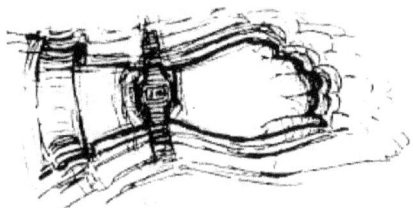

（五）濒死体验

对你而言，死亡并不存在——这一事实将在你（根据外部观察者的判断）濒临死亡时得到验证。那些从重病或事故中康复的幸存者所讲述的濒死体验，实际上根本不是对死亡临近的体验，而是对死亡无限退却的体验——取而代之的是一种被解读为永恒的光与爱。这些故事虽惊人地一致且鼓舞人心，但作为道听途说而非当下可验证的一手证据，严格来说并不能证明任何关于死亡的真相。不过，它们确实强化了我们在其他更确凿基础上得出的发现：你真正所是的那个"什么"和"谁"，远非易朽之物，而是唯一不朽的存在。

（六）死亡的退却

死亡（我指的是自己的死亡）这种奇特的习性——不断退向远方、难以捉摸——早在濒死体验出现前就已显露。众所周知，许多睿智的老人（不仅限于我们这些糊涂虫）在八十岁时对死亡的临近感，并不比十八岁时更强烈。值得注意的是，我们并不感到时间紧迫，也不觉得生命将尽。我们不会清晨醒来时颤抖着担心能否活过今天或这周，也不会怀疑自己能否看到下一季盛开的水仙。我们此刻并不觉得自己比风华正茂时更短暂。但更关键的是，这种"永葆青春"的信念并不会投射到他人身上。他们明显在衰老——可怜的人啊！每次来访都更迟缓、皱纹更深、白发更多，显然离坟墓更近一步。唯有"第一人称"享有这种"荒谬的"不朽确信。单独来看，这不算确凿证据。但结合前五章内容，这绝对是一条不容忽视的线索。不妨常备此念，不失为一件利器。

那么，这就是你的工具，你那用来深入挖掘死亡问题的装备。当你在矿井最深处掘进时，会触碰到什么？不是沙土，也不仅仅是缓解死亡恐惧的"白银"，而是纯粹的"黄金"。就在这矿井的最底层，宝藏再次显现。

这宝藏究竟是什么？它正是你从死亡中想要得到的——不多不少，恰如其分。它分三步呈现：首先，你会发现你想要的是镜中人和护照上的那个"你"继续活下去。其次，你会明白你真正想要的是——当那个"他"活够了、完成了使命时，就该安然离世。最后，你真正、真正渴望的是——作为超越生死的本源，你希望生命与死亡及其所有压力，都恰如当下在你之内的运行方式那样继续下去。这第三步终结了所有恐惧之下的根本恐惧——对死亡本身的恐惧。在你的"底线"处，世界及其生死、恐惧与压力，都触底了——而你，满足了。啊，多么满足！

与其只是描述这个"触底"的过程，不如让我们再仔细看看它。

实验 22：再次向证据致敬

你需要一张卡片，上面有一个头部形状和大小的洞——我们在之前的实验中用过它。

最好站在户外，或窗前。

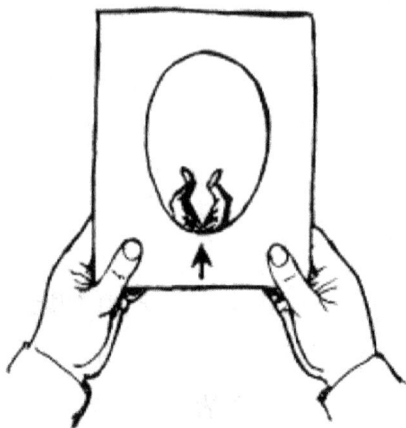

在整个实验中，专注盯着洞的底部边缘——就是我标记箭头的地方。

将卡片举到一臂远的距离，让远处的景色填满那个洞……

慢慢将卡片拉近，让更近的景色填满它……

现在，缓缓将它完全拉近，贴合在你的"脸"上，让最近的景色填满它——包括那些倒置的小腿，和截断的衬衫前襟……

多么奇妙，多么贴切啊！像一件破旧衬衫这样微不足道的东西，竟能揭开一切奥秘中的奥秘，一切宝藏中的宝藏！看啊，死亡之王被击败了。

通过这最卑微的"退出生命"的方式，你已彻底死去。因此，你永远摆脱了死亡，并在它的游戏中击败了它。彻底地。而现在，死亡成了你真正的朋友——它让你不必再扮演玛丽·罗宾逊、约翰·史密斯，或是任何人。也让我不必再扮演道格拉斯·爱迪生·哈丁（Douglas Edison Harding）。只有它，再无其他。多么大的恩典啊！

圣杯传说

在本章关于死亡的讨论中，我们一直关注的是它暴露在光明中的那一面——清晰明确地呈现在意识中，一览无遗。但死亡当然还有另一面：模糊、幽暗、隐秘，且无比复杂。这一面对我们应对压力的目的至关重要，正如它对整体健康和生命本身的重要性一样。它以幻想、梦境、民间传说、传奇故事、神话、宗教教义和仪式等形式呈现——这些形态都如此朦胧难辨。

此刻，我从这片幽暗密林——这片广袤无垠、难以驯服的荒野中——为你我采撷了一朵特别的花：圣杯传说。因为它比其他传说更能体现死亡与蜕变的土壤，也是这片神秘地带植被的绝佳代表，充满野性的活力和多样性。不过在细看这个精选范例之前，我想先谈谈它的生长环境——也就是神话的普遍意义，以及它们对我们探索压力（尤其是死亡压力）的重要性。

神话就像世界的纸币，面额从一文不值到价值连城不等。有些相对崭新洁净，有些则皱皱巴巴、破旧不堪，几乎无法流通。有些早已失去法定价值，还有不少是粗劣的赝品。我们随身携带着这个混杂可疑的钱包，却无法摆脱它。但有一种通货绝不可疑——它像乘法表一样全球通用——那就是"永恒的伟大神话"。它给每个人都提供了一本厚厚的旅行支票（可以这么说），全球都能兑现。迄今为止，这个"神话中的神话"是最有用、最持久的，已有百万年历史，至今仍在流通。它几乎从未受到质疑，被视为理所当然的"铁律"，甚至不被看作神话，而是神赐的自然法则。它文雅的名称叫"常识"（Common Sense），粗鲁却真实的名称叫"无稽之谈"（Non-sense）。我们可以用公式记住它：CS=NS。它的格言是："我就是我看起来的那个凡人"。它的标志是一根指向四面八方、却唯独不指向内在不朽的手指。在漫长的鼎盛时期，这个神话曾极具活力与生产力——但代价高昂。过去这个代价虽高却尚可承受，如今却已得不偿失。事实上，它正迅速适得其反，甚至可能引发种族灭绝——或者该说是"万物灭绝"？它始终是制造有毒压力的罪魁祸首，也始终是神圣不可侵犯的——神圣到凡人根本无法清醒意识到它，更遑论质疑了。

是的：确实存在坏的神话，也存在好的神话。它们属于每一个时代。如果你对此有疑问，想想人类不得不忍受的所有极权主义神话吧。

其中最为阴险且持久的——在某种意义上最为极权的神话——是这个自诩为"常识"、以其备受尊崇的头衔而骄傲自满的超级神话。好消息是，它有三个不可调和的敌人。第一个，如我们所见，是幼童。第二个是非凡的常识（别名"恢复理智"和"用心观察"），这是本书存在的根本理由，也是我们实验的全部意义所在。可以称之为激进的去神话化。它的任务是耐心地用镐、铲和炸药，瓦解敌人的堡垒。第三个看似与敌人站在一边，实则是强大的盟友。可以称之为激进的再神话化。它的任务是协助同样的挖掘和破坏工作，使用一套古老神话和民间传说的强大工具箱，这些工具经过调整和润滑，适应当代需求。因此，它们被重新投入到它们一直以来的任务中——那些古老的美好故事，颠覆当代坏神话的工作。珀尔修斯（Perseus）与戈尔贡（Gorgon）的故事就是一个典型的例子。我们已经看到，这位英雄如何忠实地对付蛇发女妖——那位"常识女士"，她将所有注视她的人"物化"；他如何因此戳穿了常识关于第一人称与第三人称对称的谎言，并清除了常识带来的对抗诅咒。 另一个例子是《珍珠之歌》（Hymn of the Pearl），它已经为我们揭示了许多关于死亡与转化的智慧，以非凡的常识和独特的魅力。还有更多内容将在下一章中呈现，正如你即将看到的。

不过需要提醒的是，对于这些"美好神话"能否作为证明我们真实本性及生死意义的证据，我持谨慎态度。我对它们点头致意而非顶礼膜拜，将它们置于证人席上。正因我如此重视它们，才要以感恩而审慎的态度从中提取所需证词，剔除那些无关紧要或混乱不清的部分——而这部分可不少！我正进行一场生死攸关的审判，因此必须坚持：花一分钟凝视那个"正在看出去的那个我"，比花多年研读弗雷泽（Frazer）、坎贝尔（Campbell）或伊利亚德（Eliade）的著作更重要。这是必然的，因为除非将注意力180度转向"阅读者"本身，否则我无法验证所读神话对我生活、爱与死亡的真正意义。我用此处的直接证据检验彼处的间接证据，用亲身体证衡量旁证材料，以"我所是"验证"我所拥有"。唯有如此，我才能在世界神话的幽暗密林中点亮火把，开辟道路。而后呢？多么令人安心啊——当我在这片迷人森林中（它容易进入却难以脱身）不断邂逅那些简单发现的佐证与深化。真实的 神话释放出令人心暖的解放力量，与虚假神话那种令人战栗、缺乏爱的蛊惑力形成鲜明对比。关于生死的救赎知识及其蕴含的喜悦，就这样从清晰认知沉淀为深切感受，从冷静领悟渗透到热血沸腾，从"无头的我"流淌至我的心脏与骨髓——而非相反方向。

但丁再次道破真谛——

蒙福的源头在于看见，

而非随后产生的爱。

——但丁的诗句（我多希望用加粗大写字母印满全书）

于是我们来到12世纪盛行于英法的圣杯传说。这个关于爱（虽非爱情故事）的传说中，"看见"始终占据优先地位。这个在当时已极其复杂（却出奇地未完结）的故事，在后世欧洲各国衍生出各种续篇：有的结局圆满可信，有的则充满悬疑。为达探讨目的，我从这个包罗万象的神话中选取以下核心片段。

圣杯最初是耶稣最后晚餐时盛载逾越节羔羊的浅盘，后世传说逐渐将其与耶稣饮酒的杯子混同——据说这杯子后来还承接了十字架上滴落的鲜血。更神秘的版本认为，它是路西法堕入地狱时从其冠冕上坠落的宝石，一块保留着天国特质的翡翠。无论如何，它被视为最神圣的器物：拥有不可思议的魔力，是不死者的护符，永恒真理的容器。因此，寻找圣杯成为亚瑟王圆桌骑士唯一值得追求的使命。无论危险多大、耗时多长、成功几率多渺茫，这都成为他们毕生的挚爱追求。

踏上圣杯追寻之旅的骑士根本不知该去往何方。他只能漫游，依靠上帝与运气指引。若有幸历经奇遇，会抵达一座矗立在荒芜之地中的辉煌城堡——圣杯就在其中。城堡主人是神秘的"渔夫王"，一位大腿或生殖器受创的病人。他无法亲自触碰圣杯获得治愈，但敞开的伤口使他无法死去，而他持续的病症正是土地荒芜的根源。奇怪的是，他仍有体力去钓鱼——唯有垂钓时，他才获得片刻安宁。

骑士在城堡中目睹圣器游行，其中一件光芒四射的器物——

他认出那就是圣杯。此刻他本应追问："圣杯为谁而存在？它供奉何人？"但他错失良机。次日清晨醒来，城堡已成空城，圣杯消失无踪。只因未能提出关键之问，眼见圣杯却未悟其义。某些典籍记载，对"圣杯为谁而存在？"的正确回答是："为圣杯王而存在。"而这又引出更深的诘问："圣杯王是谁？"

在另一些版本中，一位纯真的愚者骑士来到城堡，意外治愈了渔夫王的创伤。这使国王终得善终，随之荒原重现生机，生命得以更新。圣杯的完整意义于此显现——愚钝的骑士反而参透了死亡与重生的奥秘。

圣杯传说的解读

这个形态多变、支离破碎的故事，对每个觉得它意味深长、令人不安或莫名着迷的人而言，都能从中找到属于自己的意义。有人浅尝辄止，有人大快朵颐——这正是神话的妙处：能为众人提供万千解读。以下是我的理解，如同简约的自助餐任君挑选：

(i) 神奇餐盘

你或许已意识到，圣杯餐盘不过是"生命底线"与"世界尽头"的另一种称谓。这个命名恰如其分——就在我这衬衫前襟终止之处，是宇宙为我独设的餐位。何等丰盛的筵席啊！从"不存在的"厨房的不可知深处，端到我面前的是一道名为"存在"的神圣菜肴：热气蒸腾、香气四溢、精心装盘，啊——还带着辛辣滋味。多么琳琅满目的菜单（既有单点也有套餐），多么慷慨的分量，多么周到的全天候服务！却无人知晓主厨是谁，更不知他如何独自完成这一切。

这就是生活。

圣杯餐盘的另一个用途是呈上死亡。它曾盛载献祭羔羊的身躯，后来又承接被钉十字架之主的热血。在这里，人不是食客而是被享用的菜肴。在这里，人被"装盘"了（"装盘"这个英语词在美国不常用，意指彻底失败）。在这里，人被彻底"伺候"得恰到好处，被击败、被焚毁，不是被喂养，而是对这一切感到绝对的厌倦。

当我在此处感受圣杯时，神秘地获得了调和这两种完全对立用途的能力，几乎无需言语。我莫名地能够为死而生，为生而死，而不必反复向自己解释这个双重悖论。此刻，圣杯就是我的餐位——在这里，我既充满世界又被世界掏空，从而卸下它的重负。正如我在探索之初就发现的。

(ii) 圣杯体验与圣杯意义

T.S. 艾略特（顺便一提，他的《荒原》（The Waste Land）正是圣杯主题的变奏）在另一首诗中有句："我们有过体验，却错失了意义。"他说的正是那位骑士——在渔夫王城堡目睹圣杯游行，却任其经过不发一语，未提出任何疑问。由于未能认识珍宝，他失去了它，至少暂时如此。

他在踏上征途时的任务和目的是什么？并不是在发现圣杯后，将它带到亚瑟王的宫廷，让所有人连同勇敢的发现者一起赞叹。不，他的目的是去看圣杯，而不是占有它。圣杯将其丰饶的礼物赐予那些接纳它的人，而不是试图夺走它的人。这些礼物就在那里，免费的给予，与观者的任何功绩或行动无关。尽管如此，在他准备好接受并从中受益之前，他需要重视这些礼物的来源，认真对待。否则，就如同他从未找到圣杯一样。就像他在一家旧货店里发现了光之山钻石（Koh-i-noor diamond），清楚地看到了它——却只当它是垃圾——然后像来时一样贫穷地离开。

不得不承认，我猜十个读者中，会有五个根本不做这些实验。而做了实验的五人中，三四个会说："我当然看见了。可那又怎样？"——或许伴着一声叹息，又或是世故者厌倦的哈欠？对此我只能回答："这意味着你与别人告诉你的完全相反。意味着你是不朽的光辉。意味着你由神构成。意味着万物皆属于你、源自你、归于你。还有太多，太多。仅此而已。仅此而已！"说完这些，我只能放弃。现在转向你，我亲爱的读者——你不仅完成了实验，更以孩童般的真诚将其铭记于心。你是治愈渔夫王、让王国重获生机的那位纯真骑士的合格继承者。我要对你说："看啊，这安排多么完美——你真正是谁的景象永远不变且完整，你所看见的意义无穷无尽，能不断丰富。观察你如何需要两者结合。只要稍加时间和关注，它们就会自然交融、密不可分。"

圣杯为圣杯王而存在——这句话蕴含着深刻的意义。圣杯不属于骑士，也不属于你我的世俗身份。事实上，以凡人之躯，我永远无法看见我真正、真正是谁。作为玛丽·罗宾逊、约翰·史密斯、道格拉斯·哈丁或其他任何身份，我的真实本质始终对我隐藏。当我见证这个终极真相时（我怎可能错过？），我所见的是我们共同的本体——那唯一真实的存在。领悟这一点既令人谦卑，又令人升华。这意味着你我在此共同进行的双重"自我工作"——认识并珍视我们的真实本性——是为整个世界而做的工作，是最崇高的事业。我们的觉醒必然惠及众生，只因我们本就是众生。那么，这个作为你的珍宝、生命底线与世界开始与终结的圣杯，究竟为谁而存在？不是作为凡人的你，不是作为负伤渔夫的你，而是作为"人的渔夫"的你——作为一切、王中之王、独一不朽者的你。得救就是成为祂，而成为祂就是拯救祂的世界。

(iii) 荒原之境

骑士并非在什么瑰丽奇境中寻得这神奇的圣杯，而是在一片荒原中央。这片空寂的不毛之地究竟在何处？它就在你此刻所在之处——在你繁忙世界静止荒芜的中心点。在这个圆心位置，你已抛却了神圣性、尘世性、人性，甚至抛却了生命与存在本身。在这里，你比死亡更死寂。唯有当你清晰看见并全然接纳这点时，你才足够空无、足够豁裂，才能被复活的生命之流浸透——那滋养整个世界生命的活水。当你毫无疑问地确认自己就是这片可怖的荒原时，圣杯便在此显现，它涌动的活水早已将你充盈漫溢。

(iv) 渔夫王

圣杯传说中最神秘的人物——正因如此，或许也是最需要我们正确解读的角色——就是那位卧病在床的渔夫王。他腹股沟处的奇怪伤口象征什么？为何这伤口既让他超越自然寿命存活，又拒绝愈合？这位王室病患究竟如何、又在怎样荒凉的海岸垂钓？为何这成为他唯一的慰藉？他钓到的是满筐肥美的鲑鱼，还是些鳗鱼和偶尔的破靴子？或是前所未见的深海怪物？

我们不难从这个拼图中辨认出一个熟悉的身影。姑且称他为"国王先生"。国王先生深知自己病了——厌倦了无能与不育，这让他所有的抱负与社会地位都成了笑话，更别提那折磨人的渴望。他尝试了正统与偏方疗法，却未见好转。他深入涉猎各种心理治疗，却不确定它们是在缓解还是加重他的压力。绝望中，他考虑接受一个可能持续数年、且永不会真正完结的分析治疗。与此同时，他阅读关于潜意识海洋的著作，期待从中获得启示——至今徒劳。那些象征与原型组成的奇异动物园令他着迷。他怀抱微弱的希望：终有一天这些影子生物会组合起来，使他完整，恢复他失去的活力与创造力。他确实梦到并记录下其中一两个朦胧身影。至于其余的，每晚入睡前，他都会为它们投下一线希望的钓钩。

是的，国王先生处境不妙，但至少从这项爱好中有所收获。虽然可能徒劳无功且时有压力（他会这样告诉你），但总比什么都没有强。做个永远期待转机的米考伯先生（Mr Micawber），总比当个无名小卒强——他是这么说的。

我想你会同意，国王先生——也就是传说中的渔夫——其实并不陌生。甚至可以说（只需稍作调整他垂钓的目标）他近在咫尺。那么，那位帮助渔夫康复、最终使其安详离世、让土地重获丰饶的纯真骑士又是谁？剥去隐喻的外衣，他成功的秘诀究竟是什么？

让我们继续国王先生的故事。被病痛逼至绝境的他，在一位天真而智慧的朋友鼓励下（或许还蒙受天恩），回归至简，回归显而易见的真相。终于鼓起勇气直视时，他收回 " 垂钓总比空等强 " 的说法，转而领悟：没有什么比 " 空无 " 更珍贵。世间万物、芸芸众生，都无法与他亲眼所见的 " 无物之我 " 相比——因为那分

明就是 " 万有 "。

　　于是，他不再徘徊在 " 虚无之海 " 的岸边，指望为自己钓取什么珍宝，而是纵身跃入海中。他成为了海洋本身——那孕育无限可能、蕴含无限存在的海洋。这一次，他终于钓到了生命中的至宝——那条从未溜走的大鱼。他钓到了整片海洋。

　　他经历了终极的死亡，因而活出了终极的生命。不再是那个虚弱永远失望的垂钓者，而是成为统御万有、永远健康的圣杯之王。要看见祂（也就是成为祂），只需逆转你的注意力。

　　此刻。

第十七章　彼岸

　　无数人活过又死去，与其说他们害怕死亡，不如说他们更恐惧死亡之后的世界。过去，只有极为圣洁或极为自信的人，才能在临终时完全确信自己能逃脱那永无止境、极端残酷的折磨——被钩子撕碎，被叉子投入炽热的熔炉，像龙虾一样被活活煮沸在沸腾的大锅中，或被永远禁锢在永恒的冰霜之中——这一切都在一个被魔法腌制过的身体中承受，永不腐烂，且意识永不减弱。这种折磨，以及更多，发生在一个与人们居住的城镇街道和房屋一样真实的地方。这个地方的方向如同头顶的星空般精确，但其距离却近得微不足道。地狱，这个宇宙中庞大且拥挤的酷刑室，就在脚下，而且并不那么深远。喷发火焰的火山和涌出热水的间歇泉，进一步证实了由牧师、主教和教皇，以及神圣文献本身所描绘的那幅恐怖的地下世界图景。

　　这就是我从婴儿时期被教育要毫不质疑地相信的图景，所以我知道自己在说什么。那种感觉和压力是难以忘怀的。虽然天堂对我来说遥远而模糊，几乎不构成什么问题，但地狱却非常真实且危险。有一位名叫贝尔的先生，一位德高望重的长者，身材高大，留着长长的白胡子，庄严肃穆地宣讲末世论，他的地狱烈焰布道让我在十二岁时确信，我（一个注定要下地狱的罪人，如果真有这样的罪人）必须趁还有机会，加入得救者的行列。在此之前，每当我无法立即找到父母时，我都会惊慌失措，唯恐他们已经与其他的圣徒一起，在主的第二次降临时被悄悄带上天堂，而我，与其他迷失和邪恶的人一起，被留下来等待地狱的尖叫和呻吟、咬牙切齿，以及那永不熄灭的烈焰。

如今，我们喜欢将我们辉煌的教堂和大教堂遗产视为对全能上帝恩赐的崇拜和感恩表达。它们拥有精美的音乐、绚丽的彩窗和华丽的祭服，再加上朝拜者们温馨的团聚，对于建造它们的人来说，这些建筑一定像是天堂的预览。的确如此。但还有其他考量。这些建筑也是甜头、赤裸裸的贿赂，或者说是支付给"天上的保险代理人"的保险费，目的是最大化自己加入天国的机会，而不是被扔进那个可怕的地方。我怀疑，与其说是喜悦或感恩，不如说是恐惧催生了沙特尔大教堂、亚眠大教堂和罗马的圣彼得大教堂。这些虔诚的宏伟建筑，以及各种朝圣和苦修，都是为了对冲地狱可怕风险的小额投资。唉，它们最多也只能减少一个人在死后被送往全能上帝的"集中营"永受折磨的可能性。相比之下，我们的贝尔森和布痕瓦尔德集中营简直像是豪华酒店。

当然，我们现代人不会愚蠢到相信这些荒唐的说法。我们对这种曾经几乎通行的"彼岸"图景感到惊奇、嘲笑和厌恶，尤其是它的下半部分。倒也不是说上半部分有多好。根据一些最优秀的中世纪神学家的说法，蒙福者在天堂俯瞰他们成功避开的场景——下方受诅咒者永恒的痛苦——时所享受的满足感，我们该如何理解呢？我们确信自己已经远离了那些充满恶劣迷信的时代，以及它们可怕的末世论所带来的压力。

这样的说法或许过于简化。幽冥之境并未被废除，而是其地理格局已被重新定义。地狱已悄然融入现世，却不引人注目。那些痛苦与折磨依然存在。在此番探索中，我们将地狱定位在"世界边缘"与"生命底线"之上，确确实实存在于每个人今生可及的体验范围内。要避免永久困在这个地狱中，要应对这依然凶险的威胁，方法既非将其推到来世然后遗忘，也非轻率否认其存在，相反，我们必须直面它，强调它近在咫尺——比"近"更近。我们向证据深深鞠躬，然后向下穿越这片炼狱，前往的并非某个"存在的彼岸"，而是"不存在的彼岸"，当然也不是任何超越我们熟悉世界的来生。不：现世的地狱已然足够——那个在此刻此地我所在之处收缩沉沦至最低点的地狱，那个汇聚于某一点随即爆裂成我们这个从粒子到星系的广袤世界的地狱。这个世界，正是天国降临尘世的模样，是从其源头被如实观照的世界。在此之外并无其他天堂或地狱：有的只是空，是既不具高度宽度深度、也不占时空甚至容不下一粒尘埃的深渊。

这条底线之下的深渊，这个超越天堂地狱与存在本身却绝对真实的彼岸，对我们至关重要——因为它恰是我们的避难所、治愈之地，也是我们所有毒性压力的最终归宿。在这调查的终章，我们将借助某些宗教与世俗传统，勾勒这个"无位之所"的完整图景：那里无处安放枕头，也没有需要安放的头颅。

（一）基督教中的彼岸

首先转向我们西方的灵性传统。历代神秘主义者要么忽视要么蔑视官方描绘的死后图景——更不用说那些流行的扭曲版本。他们远离那些困扰我童年的噩梦般的来世幻想。

对这些神秘主义者而言——正如我们在此研究中所发现

的——天堂与地狱存在于当下而非未来，在此处而非彼岸，属于
现世而非来世。它们非但没有远离我们，反而日夜与我们同在，完
全属于我们今生此岸的范畴。超越生死之外，才是真正的彼岸——
那是生命与死亡、时空及其无数形态全然神秘、不可描绘的源
头。这个万物的起源，因其不具备任何造物的属性，只能通过对
比以否定方式被认知：无空间、无时间、无边界、不可想、不可捉、全
然玄奥。而正因它如此纯净无染，完全摆脱了造物必然携带的烙
印、局限与缺陷，它成为了它们的净化剂、终极解药与唯一持久
的疗愈。这个无与伦比的源头与资源拥有诸多名称：存在之基（我
们称之为"生命底线"）、神性（我们称之为无枕可依的无首之
首）、深渊（我们称之为超越深度的至深）、不可言说者、神圣
黑暗、荒漠、非神（我们称之为既不具备神的积极属性也不具备
魔鬼消极属性的存在）等等——每个名称都拙劣不足，甚至可能
造成误导。所幸真正重要的、能缓解我们痛苦与压力的，并非我
们对"伟大彼岸"的认知（它绝对不可知，甚至对自身亦然），而
是我们对它的直接感知。令人欣慰的真相是：唯有它能被清晰看
见，因为唯有它如此简单、如此明晰直白、全然显现，绝不可能
被误认。唯有它能被完全获得，因为唯有其中空无一物可得。唯
有它能抵御并修复时间的摧残，因为唯有它超越时间。唯有它能
被全然信赖，因为唯有它既不依赖也不需要任何基础：它拥有神
奇能力，能凭自身力量从虚无中升起。如果你无法信任那个拥有
这种不可思议智慧的存在，你还能信任谁或什么呢？

　　遇见这位"压力主治医师"并接受其治疗的方式——事实上
也是体验祂的唯一方式——就是通过祂自身来体验祂：这实际上
意味着成为祂。因此，尽管祂仍不可言喻地陌生、难以触及且令

人敬畏，却又不可言喻地显而易见、亲密无间——比"亲近"更亲近，比"亲密"更亲密。清醒地说，祂之所以既珍贵又令人震撼，是因为——无论是实际还是隐喻意义上——祂彻底颠覆了我们。准确地说，我为祂神魂颠倒（更确切地说是"无头可倒"）地痴迷。

以下是从传统中随意选取的关于这位可爱疗愈者的描述（祂的治疗方法包括将病人倒置）：

埃克哈特大师（Meister Eckhart）："当灵魂缺乏合一时，就从未真正爱过神，因为真正的爱在于合一。"（此处埃克哈特实际指的是神性。）

"若你将神当作神、灵、人格或形象来爱，这些都须摒弃。那么我该如何爱祂？爱祂的本然：非神、非灵、非人格、非形象——纯粹、清澈的统一体，远离一切二元。在这太一中，让我们永恒地从空无沉入空无......"

"终极为何？是永恒神性黑暗的奥秘——它不可知，从未被知，也永不会被知。"

圣十字若望（St John of the Cross）："那些最完美认识祂的人，最清晰地感知到祂全然不可理解。"

亚略巴古的丢尼修（Dionysius the Areopagite）："祂无相的本性生出万相。在祂之中，'非存在'是存在的满溢，'无生命'是生命的满溢，'无心智'是智慧的满溢。"

安杰勒斯·西勒修斯（Angelus Silesius）用诗句对"生命底

线 " 的描绘尤为精妙：

> 我的居所在何方？
>
> 那里无我亦无你。
>
> 我的终极归处，
>
> 我必前往之地？
>
> 那是不存在终点之处。
>
> 那么我该向何处奋进？
>
> 直抵上帝之外，
>
> 进入一片荒野。

尽管不确定他是否愿被归为 " 基督教神秘主义者 "，我仍忍不住引用当代精神分析大师 R.D. 莱恩（R. D. Laing）的箴言，作为本节最恰当的结语：

> 人类最根本的使命，不在于发现已有之物，不在于生产，甚至不在于交流或发明。而是让存在从非存在中显现。当人体验到

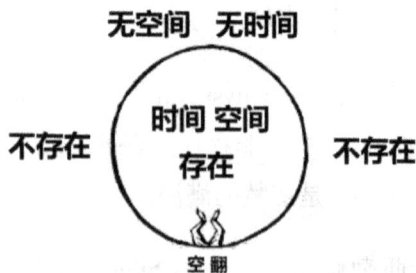

自己是存在持续创生的媒介时，便将超越抑郁、迫害与虚荣，甚至超越混沌与虚无，直抵非存在跃入存在的奥秘。这体验可带来伟大的解脱——从恐惧虚无过渡到悟知本无可惧。

（二）佛教中的彼岸

涅槃，佛教徒修行的终极目标，被描述为从存在局限中的解脱。佛陀称它为"无生、无起源、无创造、无形相"，与有生有灭的现象世界（轮回）形成对比。虽然涅槃摆脱了一切局限性的特征，但它（据我们所知）是：永久的、稳固的、不灭的、不可动摇的、不老的、不死的。它是力量，是极乐，是安稳的庇护所，是无可攻破的安全之地。它是真理与至高实相。它是至善，是我们生命唯一的目标与圆满，是隐秘无与伦比的平静……

我们通过阶段性的修行接近涅槃。这些阶段包括（我引用爱德华·康泽（Edward Conze）的话）：

四种"无色"禅定（禅修），代表着逐步克服客体残留痕迹的阶段。只要我们执着于任何客体，无论多么精微，我们就无法进入涅槃。首先将一切视为无边无际的空间，然后视为无限的意

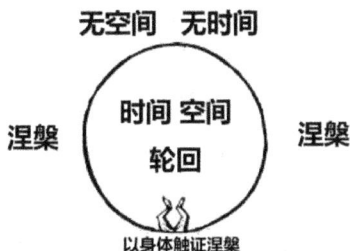

无空间 无时间

时间 空间 轮回

涅槃　　　涅槃

以身体触证涅槃

识，接着视为空性，最后连 " 抓住空无 " 的行为也放弃......（超越这个阶段后）据说就能以身体触证涅槃。

涅槃是轮回之海冲刷的彼岸，是两者的交汇处；智慧即是将此岸观照为绝对的光秃与空无。解脱痛苦的方法，在于安住于——并有意识地源自——那不可言说却清晰可见的潮线。佛陀本人描述涅槃为 " 有智弟子可及、清晰可见之处 "。

这一切岂非正是对本研究导向之处的另一种表述？引导我们不再幻想 " 生命底线之下存在容纳世界的空间 "，转而发现那条底线本身即是时空世界终止之处，是 " 以身触证涅槃 " 之地。引导我们与佛陀所见相同——他在另一篇开示中说，此身之中即含世界的起源与终结。终于能明确知晓此身中的具体方位，何等快意！

诚然，佛教发展出了比基督教更精密的地狱体系（分热狱与寒狱）。但堕入其中并非永劫。地狱（如《顿悟之道》所言）仅存于心：当证悟人格本空，地狱即灭。换言之，轮回世界之外的诸地狱确具威胁，直至我们识破其虚妄，并了悟自身无瑕本性才是真实不虚（却不可言说）的彼岸。

（三）苏菲主义中的彼岸

伟大的苏菲大师鲁米（Rumi）毫不怀疑人与彼岸相遇之处：" 你从未见过人的头颅，" 他说，" 你只是尾巴。" 他在许多篇章中指出，第一人称（真我）是被斩首的。就这样，人以最直白的方式与所有渺小（实为虚幻）的个人资源切断联系，并与那 " 永

恒非存在 " 的终极资源和源头合而为一。与鲁米所称 " 神的工厂 " 的非存在合一。正如要获取埋藏在房屋地基下的钻石宝藏，就必须充分拆除房屋；同理，人的身体也必须被充分拆毁。鲁米说，在这里，人来到 " 空间本身都无法进入之境 "，这里就是宝藏本身。

土耳其纳格什班迪教团大师哈桑·舒舒德（Hassan Shushud）近期对苏菲主义作了如下描述：

> 这是那些无法接受造化既成事实之人所追随的证悟之道……消融（fana）是证悟的根本基础。没有它，就无法接触实相，遮蔽事物本质的面纱也无法揭开。没有消融，宇宙幻象不会停止，心智与记忆的虚构将永无止境。什么是消融？就是从现象存在过渡到真实存在，进入绝对解脱的奥秘……对"活人"永远隐藏的奥秘，必定已向那些找到从表象世界逃往真实发现之境的人揭示。他们摆脱了所有问题，无论是心理、情感还是玄奥的。

这与我们的表述相去不远。即：应对世界压力的答案，正是世界由此升起的彼岸。

（四）王子变青蛙变王子

现在从宗教转向世俗对彼岸的暗示。

在民间传说和童谣中，" 世界尽头 " 是奇迹发生之地。（人们也乐意想象这类奇迹会发生在那样名字的酒吧里。）

最精彩的例子是童话中英俊王子被女巫变成丑陋青蛙的故事。你会记得我们自己改编的版本——《明眸与女巫》的寓言。事实上，它与本书主题如此相关，以至于将作为附录再次出现。

在传统英式版本中，变成青蛙的王子发现自己被困在世界尽头的井里。一位愿意听他差遣的女孩出现了。最终，他对她说：

打开门吧，亲爱的，我的心，

打开门吧，我的爱人。

别忘了你我曾说过的誓言，

在那世界尽头井边的草地上。

把我抱上你的膝头，亲爱的，我的心，

把我抱上你的膝头，我的爱人。

记住你我曾说过的誓言，

在那世界尽头井边的草地……

砍下我的头吧，亲爱的，我的心，

砍下我的头吧，我的爱人。

别忘了你对我许下的承诺，

在那令人疲惫的冷井边。

女孩履行承诺，真的砍下了他的头——转眼间！青蛙又变回了英俊的王子。

用更接近本书语言的方式解读：婴儿时的你天生美丽可爱，因为那时你的"生命底线"之下没有可供皱眉或拉扯的脸，既不用拿脸面对他人，也不用它推开他人。你如帝王般富足，因为底线之下你一无所有——没有任何需要紧抓的私有物，作为对"底线之上"广袤领地的可怜替代品。但后来你染上"人类病症"，在底线之下长出巨大肿瘤，与之共存的压力令人窒息。你的治疗采用了最极端的手术——头颅切除术。手术如此成功，恶性生长的癌细胞被彻底清除。现在的你，如同幼时般健康、充满爱意且自然——或许比那时更美。

回到王子与青蛙的童话：其风格意象虽与神秘主义者的沉重宣言截然不同，实质却何其相似！民间传说以轻盈笔触，向大众揭示他们内心深处知晓、却需要提升至意识层面的真理。童谣亦然。这是四五岁时我最爱的一首：

汤姆，汤姆，吹笛人之子

年少便学吹笛艺，

却只会奏一首曲——

"翻山越岭去远方"，

远至天边群山里，

风儿吹落我发鬓。

七十五年过去，我仍未改调。在世界的尽头，神之风依然吹落我的发鬓。

（五）边缘策略

人类历史中一个永恒的执念——看似无解的谜题、威胁与永恒迷人的挑战——正是世界边缘：发现它的可能性（或必然性），以及找到后坠落其外的危险（或必然性）。坠入何处？

即便在孩童时期（尤其孩童时期），无限既令我们着迷又困扰。我们推想：空间不可能永远延伸，它必在某处消逝或戛然而止——被神的全能剪刀截断。时间同样必有终点，如同它有起点，越过终点便空无一物。然而时空又不可能在任何"何处"或"何时"终止。两种可能皆超乎想象。这谜题非凡之处不在于它显然无解（这使得它仅是趣谈），而在于正是其无解性让它如此引人入胜。不仅引人入胜，而且珍贵。不仅珍贵，更是我们至乐的关键。

我们可区分此谜题发展的三个阶段：（1）扁平地球的弯曲，（2）"扁平"宇宙的弯曲，（3）第一人称不可弯曲的宇宙：

(1) 扁平地球的弯曲

在哥伦布与其他伟大航海家所处的时代之前，人们普遍相信地球是扁平的——一块漂浮在深渊中的有限木筏。因此当船员们恐惧靠近海洋尽头那可怕的边缘、即将滑入无底深渊时，他们的惊慌与哗变完全可以理解。

如今我们已克服这种恐惧，因为发现地球是球体，其表面是弯曲的"：无论环球旅行者走多远多久，都绝无坠落之虞。

(2) " 扁平 " 宇宙的弯曲

直至本世纪，人们仍普遍假设宇宙也是 " 扁平 " 的——其空间与时间永远直线延伸。永远延伸？这难以想象。那么它们是否会在时空之外的深渊终结？使人可能坠入其中？这虽不值得失眠，却始终是个挥之不去的谜题。后来爱因斯坦提出 " 有限无界宇宙 " 的著名概念。其高等数学对多数人过于艰深，我们只能满足于 " 时空弯曲 " 的图像：这意味着，正如水手无法抵达地球边缘，我们也不可能到达宇宙尽头。若持续行进足够久，将回到原点。

那么，这个有限（或所谓有限）宇宙之外是什么？绝非稀薄褪色的 " 城外时空 "。事实上，这个问题本身没有意义。最好不要试图描绘不可描绘之物。处理客观宇宙的基本概念，本就不该被扭曲为感知对象。

(3) 第一人称不可弯曲的宇宙

而作为第一人称单数，我毫不费力就能看清真相。我的宇宙从始至终都是感知性的而非概念性的，我以最大敬意接纳它向我显现的方式。就像有位访客登门——与其费力推测他的样貌，不如直接观察倾听，这样一分钟了解的信息胜过一年研究。同理，当我谦卑地如实体察宇宙时，发现它确实是 " 扁平 " 的。我看见：其高度与宽度是既定的，其深度与距离却是建构的（参见前文第九章）。其空间将所有内容呈现于 " 此处 "，其时间将所有内容呈现于 " 此刻 "——过去未来唯有在当下显现时才真实存在。

事实上，作为真实自我的 " 第一人称 "，根本无法通过 " 弯曲 " 时空来避免坠出时空的风险。时空断然拒绝服从这种指令。当年那些船员的恐惧其实完全正确——若他们肯观察，早该发现：作为第一人称，甚至在启航前，他们早已头朝下悬在深渊边缘，身体其余部分也随之倒悬。

但这个不言自明的事实非但不会引发哗变，反而会解除所有压力——只要他们予以关注。本节三个阶段的启示在于：第二第三人称的世界因竭力回避虚空、远离悬崖，反而错失了解决压力问题的答案。我们躲避的"灾祸"实为至福，而逃避行为本身才是真正的苦难根源。

这里出现了一个相当重要的质疑：

好吧，我承认我的头已经消失在世界的边缘，坠入深渊。但我依然远非无头——为什么？因为我能用手摸到它。如果我能像把手伸进普通池塘一样，轻松探入这个所谓的虚无之池，摸索水面下的东西，那它显然是个实有之池。得了吧：这个美妙的"彼岸"终究没那么"彼岸"！它只是超出了我的一种感官范围而已。所以呢？

这个质疑在我们将其作为简单实验对象时，就会不攻自破。

实验 23：世界的脸

全程保持双眼睁开。

用手指全面触摸你的前额，来回移动……

观察这种触感如何属于场景的顶部区域——天花板或天空所

在之处……

现在用探索的手指缓慢下移，触到眉毛、鼻子、脸颊……注意这些触感如何属于画面的中部——树木、房屋和人群所在的区域。或者，如果你在室内，则属于墙壁、窗户、门和家具的区域……

继续缓慢下移，触到嘴巴和下巴……注意这些触感如何属于画面的底部——无论你看到的是草地、石板路还是地毯……

以及这一切如何再次终止于那些倒置的脚、截断的腿、戛然而止的衬衫前襟……

最后，回到场景和面部的顶端，用清晰可见的动作，一次性向下触摸至两者的底部……

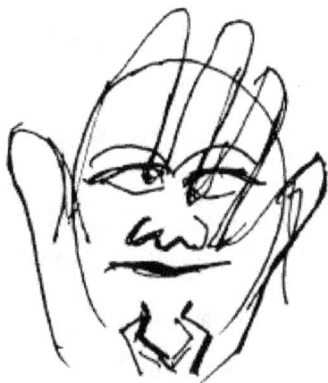

注意观察你这个看不见的"发髻"的惊人之处：多么意外，多么可笑啊——那些倒置的脚如此微小，而这个正立的面孔却如此广阔！

这个既被触觉感知为你的脸，又被视觉感知为世界的存在，证实了你与万物、与所有面孔最亲密的联结。可以说，通过它，你给每一个遇见的面孔都印上了一个吻。这确实是个 " 顶髻 " 而非 " 底髻 " ——从额头到下巴的每个部位都远高于那截断的衬衫前襟，远高于你的底线。在底线之下，是任何感官、甚至意识本身都无法穿透的彼岸。难怪禅宗称之为 " 无意识 "。

至于我们那位提出质疑的 " 魔鬼代言人 "，和他关于伸手探入普通池塘的轻率言论——且不论你怎么想，他确实帮助我重新认识了我与 " 底线之上 " 世界的联结。就在今天，焕然一新的认识！

（六）作为 " 大无意识 " 的彼岸

将禅宗引入西方的学者铃木大拙（D. T. Suzuki）称此彼岸——这治愈所有压力的良药——为 " 大无意识 " 或 " 宇宙无意识 "。他承袭了中国禅宗祖师千年前的指引，写道：

相对的意识领域消逝于某处（笔者强调），进入未知；而这未知一旦被认知，便融入日常意识，重整所有曾折磨我们的复杂纷扰 …… 有限的意识因其局限，带来种种忧虑、恐惧与不安。但当我们意识到意识源自某物——虽不能以认知相对事物的方式知晓，却与我们亲密相连——所有紧张便得释放，我们全然安歇，与自我及世界和平共处。

随后铃木警告：若这 " 大未知 " 无法自然显现，它将剧烈或病态地爆发，那时我们将 " 无可救药地毁灭 "。

我需补充：避免病痛与毁灭的方法，是停止忽视已知与未知相遇的边界——那里患者与真正的疗愈者直接相连，那里彼岸的超越性绝对成立。

认真对待而非仅仅阅读时，这条处方绝非空洞的形式或苍白的抽象概念，也不是无法实践检验的崇高情怀。恰恰相反，一旦与这具躯体及其需求相连，它便立刻鲜活起来。没有什么比这更贴近日常的了。在这里，有个生动而不断重现的提醒正等待着我——但愿它对你同样受用。当我再次躬身面对证据并接近其下限时，发现了两个扣件：第一个是条平凡的拉链，垂直安置，其普通程度近乎可笑。它每天需要解开多次，否则就会导致不适、难堪与污秽。尽管使用频繁，却容易故障需要更换。第二个扣件横向安置，绝不普通，它标出了我那神奇的底线。它虽永不故障，却极易因疏忽而僵硬难用。我更需经常拉开这第二条拉链，否则后果比尿裤子还要有害——我会中毒，被自我生产的毒素侵蚀，最终发疯，而我的疯狂会散发恶臭。我的解药就是持续拉开这条横向拉链，直到它能顺滑滑动并保持开启，让积聚在后的有毒物质

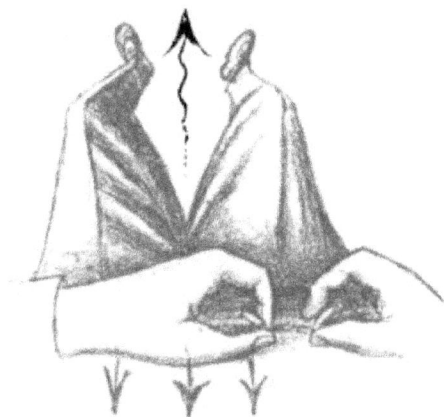

（那些向下排放的废物）得以释放。可以说我拥有两个膀胱——一个装废液，另一个装压力废物——若不想生病，两者都需频繁排空。

那么，还有什么习惯比这更值得培养：每次拉开那条垂直拉链时，都提醒自己拉开这条横向拉链？或者更进一步——确认它其实早已、并且永远处于解开状态？

（七）从 180°到 360°的视野

如何以这种解开底线的方式生活？它在日复一日、每时每刻的实践中究竟呈现为何种面貌？

这如同一瞬间让生命翻倍。是从 180° 到 360° 视野的骤然转变，从半球式的生存跃入球体式的存在，从半盲半醒到明察秋毫，从承受世界的压力到同时接纳它的解药。它意味着保持专注而非心猿意马，是重获完整的疗愈。

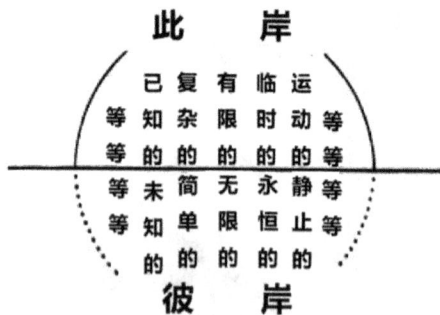

```
          此     岸
      已 复 有 临 运
      等 知 杂 限 时 动 等
      等 的 的 的 的 等
    ──────────────────────
      等 未 简 无 永 静 等
      等 知 单 限 恒 止 等
        的 的 的 的 的
          彼     岸
```

这种治愈并非模糊、随缘而神秘的疗法，而是精准、具体且全然可见的。底线上方的每一种压力状态，都对应着底线下方匹配的解药——每个＂此岸＂都有其＂彼岸＂。

这种多方面的疗法，以其优雅和彻底，与其说是用来理解的，不如说是用来生活的。因此，我们来做最后一个实验。

实验 24：360°视野

看着这一页，用手指指向它。看它是多么清晰地呈现。现在将手指转向 180°，指向它的对立面——即正在接收这一页内容的那个。看这个"容纳它的空无"甚至比"它"本身更加清晰地呈现……

看向你的最左侧，指向那里显现的东西。看它是多么清晰地呈现。再次将手指转向 180°，向内指向它的对立面——即正在接收那个对象的那个。再次看它是多么清晰地呈现……

看向你的最右侧，重复这个操作……

确认无论你指向哪个方位，它都在这里有一个对应点。每一个对象都在主体中找到它的位置、插槽或分类格。每一个外在的压力状态，在这里都有一张病床，随时准备接收病人。或者说，随时准备让他痊愈出院……

这就是它的样貌。那么痊愈的感觉如何？不再残缺，双目清明而非半盲，是怎样的体验？它像许多种感受，每一种都值得尝试。从下列描述中，选出适合你的那一种：你感觉像一盏无罩的灯。你感觉像四面的梵天，永恒凝视所有方向。你感觉像警觉的武士，浑身是眼（包括你"无头"后脑勺上的眼睛），无人能偷袭，万事俱备。你感觉像一位堕落的圣徒拼合破碎的光环，逐渐重归完整，完完全全做回自己。 你感觉像小女孩旋转呼啦圈。你感觉像一罐美味浓汤，半清澈半浓稠，被开罐器整个掀开，盖子脱落。你感觉像终于寻得真爱的恋人。你感觉像乘地铁驶出隧道重见天日：经历拥挤的压力后，你找到座位，沉入铁轨咔嗒声下的寂静，沉入飞逝的市郊喧嚣背后那静止的纯粹。

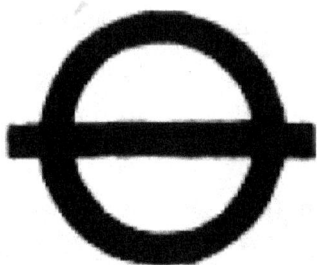

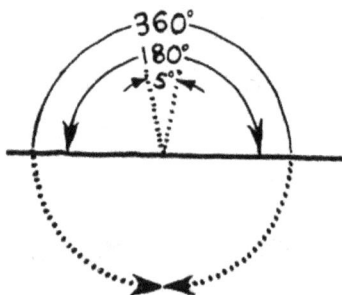

你所承受的压力与视野角度成反比。从病态的管状视野（或许仅有5°）到180°的部分健康，再骤然跃入360°的完整健康。

但本质上，这并非从残缺片面转变为健全全能，而是意识到你从来如此。

（八）结语

一旦发生，存在的本质便是丰盛地"在"。但最初，它根本无需存在。宇宙之母仍震惊于生下了她自己。作为所有规律背后的大反常，她永远不会习惯于已经发生的。至于"未发生"或"非存在"（她所处的产房的名称），她只能咬住自己的手背。

若你为存在之外不可言喻的奇迹震颤，这份震颤正是以存在之名、为存在而生。若你被其不可知性彻底击倒并奇迹般痊愈，只因 " 不可知 " 不等于 " 不可及 "，" 玄妙 " 亦非 " 晦涩 "。这在某种意义上是至暗的奥秘，在另一意义上却澄澈无比，比万物更昭然，焕发着极致的辉光。

逆转你的注意力，此刻请凝视你 " 超越性 " 的辉光，以及你 " 辉光 " 的超越性。

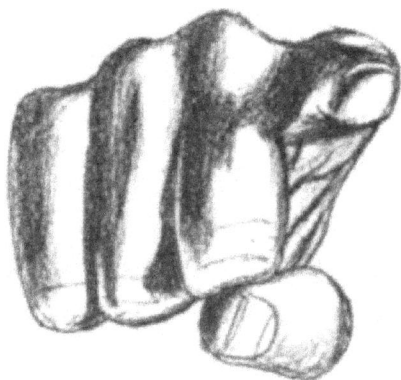

那些关于你的妄言算什么——你这超越彼岸者——还会为压力所困吗？

第四部分　实践方法

实践可以在日常工作中进行。刚开始对初学者来说可能有些困难，但经过练习很快就会见效，而且工作不会成为冥想的障碍。

什么是实践？

持续追寻 " 我 "——那个妄念之源。叩问 " 我是谁？ " 纯净的 " 我 " 即是实相，是绝对的存在 – 意识 – 极乐。此真我一旦被遗忘，万苦遂生。

——拉玛那·马哈希（Ramana Maharshi）

如幼童般赤诚直面真相，舍弃一切先入之见；谦卑追随自然指引，纵临深渊亦往——否则你将一无所获。

——T·H·赫胥黎（T. H. Huxley）

本书开头引用的赫胥黎这段话，现在再次出现在结尾，因为它变得更加重要了。现在我们不是 " 坐着 " 面对证据，而是 " 俯首 " 臣服于证据。它带领我们前往的不是普通的深渊，而是终极的深渊。

让自己越来越频繁地通过更多途径被引导到那里——这就是我们的实践。

第十八章　实践方法

两种实践途径

读完本书前半部分并完成其中的实验后，你已经开始实践这种应对压力的方法。这最后一章将探讨如何持续深化实践，以及如何克服可能遇到的困难。

主要有两种实践方式：第一种是设定为日常固定练习，第二种是从你的"空性"或"底线"出发，应对当下出现的各种压力。前者是人为设计的训练方案，稍显刻意；后者则更为自然，是生活本身赋予的根本实践——唯一的难点是我们很容易忘记实践。因此对大多数人（尤其是初学者）而言，建立固定练习计划很有帮助。这套程序能在压力较小时为我们做好准备，以应对高压时刻。我们可以自主选择练习环境和时间，但生活从不会如此体贴。

我们建议的周计划是渐进式的，对应第二部分的七个章节（你会看到），也呼应第三部分开头提到的女巫的七种咒语——每周的每一天都在编织解咒之法。

大致安排如下：

（i）清晨阅读当日对应章节并完成实验

（ii）白天寻找机会实践"今日练习"

（iii）完成一周计划后，重新从周一的主题开始循环

	章节	日期	今天的练习	当日要点
	4	星期一	独眼	当你注视着眼前景象时，也要觉察你从什么看出去——这扇椭圆形、广阔无边、毫无压力、没有框限的"窗"。
	5	星期二	没有脸孔	看看你把脸放在哪里——在外部那里的镜子里，安全地躲在玻璃后面，而别人和他们的相机正在兼容它。
	6	星期三	广大	感受到一种充满场景的感觉，没有边界。看看你在一个身体里的想法是多么荒谬。
	7	星期四	交换脸孔	不论你面对的是谁，在家、街上、办公室里——看到你们没有面对面。看到的在那儿的脸正是在这儿缺席的脸。
	8	星期五	你静止的中心	当你走路、跑步或坐小车、公交、火车旅行时，看到你是静止的。让那些正在切换的场景来应对移动的压力。

	9	星期六	你的财富	看到你与你所注视之物之间没有被距离分隔开：这意味着它完完全全属于你。
	10	星期日	你内心的欲望	通过认识压力而击败它，观察这周发生在你身上的事情，带上你的真实意图。通过源头对压力说：YES。

你的实践成果

我们自然期待实践能立即见效，尽管事实上，我们才刚刚开始逆转那些积累、固化了几十年的信念和社会模式。当看似毫无进展时，我们难免会灰心。对此，有五个答案，每一个都令人鼓舞。

第一，只要做了实验，就是完美地完成了。你无法"部分"地看见自己是空性，也无法"部分"地看见它。既然如此，效果必然与其起因一样完美。从第一次起，你看见它的结果就已经深刻而确定，尽管你自己可能察觉不到。当然，每一次的看见都会让下一次更容易，直到某天——你会惊喜地发现，新的习惯早已悄然建立。比如，终有一天，你会发现自己的脸自动缺席，取而代之的是你所爱之人的脸，甚至是你完全没有意识到自己在爱的人的脸；你会沉浸在一种领悟中：你生来就是为了爱所有人、成为所有人，而非对抗任何人。这就像称米：虽然最后一粒米让天平倾斜，但每一粒米都对这一转变是必要的。

第二，你很可能是最晚才察觉自身的变化的那一个——那些曾让你倍感压力的场合，如今已无法困扰你。这本就在意料之中：中心的"你"始终完美无缺，外围"你"的改善自会由旁人察觉。而你要体会的，是安住中心、作为那无需完善的源头时，内心涌现的深沉满足。

第三，别仅凭感受判断。最常见的抱怨是："好吧，面对烦心事时我确实观照到空性，可烦恼依旧纠缠，丝毫没觉得好转！"事实是：作为"空性"，你本无好坏感受可言，只是包容一切而不受影响。持续安住在这中正的觉知中，长远来看，你会对境遇越来越常坦然说"是"，越来越少评判"好"或"坏"。当接纳变得艰难时（这难免发生），想想理查德·沃姆布兰德在罗马尼亚监狱的喜乐，重拾信心继续观照。

第四，你正开始从源头生活，以真实的"空性"而非虚构的"自我"存在。你如实面对生命，如实活着。因此，生活必然已在方方面面改善，只是你尚未觉察。毕竟，若依靠幻觉生活反而有益，这宇宙就太荒谬了。此刻你是否喜欢实相并不重要——这就是万物的本质，也是你的本质，而你正以信任之心与之和谐共处。

第五，也是最后一点：尽管偶尔观照到你自己作为纯粹的容器是再简单不过的事，但持续保持这种观照却远非易手——这个反差不正是我们内心真正渴望的吗？没有胆识、没有冒险、没有激发潜能的巨大挑战，生命还有什么意义？而有什么挑战能比得上这场永无止境却又始终圆满的伟大冒险？因为你从迈出第一步起，就已安住目标之中。更何况，这并非由无数艰难小事组成的艰巨任务，每一次观照都简单得如同眨眼。就在当下。

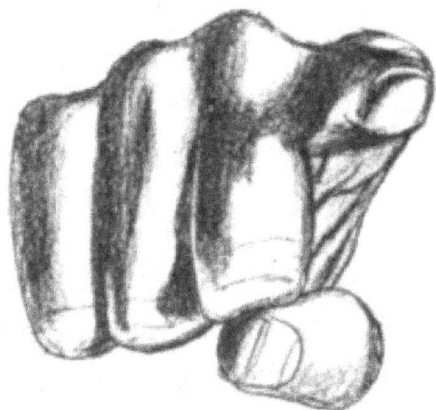

这种方法经过多少验证？

在投入时间精力实践这套严格（或者说高要求）的修行方法前，你完全有理由询问：这种新颖——甚至在某些方面独一无二——的压力应对方法究竟经过多少验证？

首先谈谈本书介绍的特殊技巧。这些工具（如纸袋、卡片孔洞）和方法（如手指指向、停钟练习）在过去二十年间已被证实有效。我和朋友们与北美和欧洲各国（铁幕两侧）数万人分享过这些方法——从2500人的大型研讨会到三五人的小聚，再到无数次人与"无人"的相遇。几乎所有人都领悟了要点——通常带着惊讶与热情。（谁会否认纸袋近端——看啊！——是敞开且空无一物的呢？）另一方面，那些完美见证这种"敞开与空性"（别无他法）后继续深化体验，直至修行自然持续、硕果累累的人——这个数量相对较少，至少表面如此。对一些看似无动于衷的人而言，这种看见可能像颗健康的休眠种子，时机成熟自会萌芽。当然，必定还有些人从一开始就持续着这项伟业，只是我与特定友人们无从知晓。我们没有组织来追踪曾经的参与者（称他们为"客户"并不贴切，但总比"纸袋客"好些）。毕竟，一旦见证过这个真相，他们便拥有——他们就是——完整的智慧，不再需要我们。至于那些保持密切联系的"见证者"朋友们——在我看来，他们虔诚修行的成果极其多样，常常令人惊叹、美好且始终利益众生。

　　关于我们这条独特路径就说到这里。尽管它开辟了新天地，但无疑与那条已敞开约三千年、见证无数旅人归乡至终点的"康庄大道"并行，并在某些处相连——而旅人们最终发现，自己本就一直在终点。所有伟大宗教的核心——印度教、佛教、道教、犹太教、基督教与伊斯兰教——都笃定：众生万物皆是一个中心实相的区域性显现，这个实相被暂时赋予诸多名称（"觉知"与我知晓的其他名称同样实用）。它们教导：生命的目的就是回归那个源头与中心，归家于真我，向内探寻并发现、成为"这个"——"这个"无法被定义，"这个"玄妙不可言喻却又触手可及，因它正是我们永恒的本质。这个宗教核心、这股内在烈火，千百年来屡遭压制、稀释、唾弃、掩埋，看似一次次被扑灭——却始终无损其光芒。它仍是所有"神秘"体验的炽热中心。就其在我们生活中的实效——应对压力而言——它经受住了时间考验，流传至今时比往昔更璀璨、更可行，无愧"永恒哲学"之称。本书汲取并延续这一传统，旨在通过剥离非本质内容、华而不实的枝节、祭司式的复杂与遮掩，揭露那至简的核心，使其与时俱进。因此，尽管书中技巧尽我们所能做到现代、精简、去神话化，但它们背后的真理与人类历史同样古老丰饶，与世界本身同岁，堪称人类所有伟大灵感中经受最彻底检验者。

你无需刻意探寻本书刻意采用世俗化框架背后的宗教根源（未经检视、不受打扰的根系，反而能开出更健康的花果）。但若你对此有兴趣，探索这种 " 神秘体验 " 将大大助益你应对压力的实践——不仅能获得历代伟大灵魂的支持与亲密友谊，还能见识通往源头与家园的众多通途与蹊径。你会发现一个令人惊讶或许还鼓舞人心的事实：本书真正不可知论的方式与基于质疑的实验——对我们最根深蒂固的假设与信念提出疑问——竟能即刻将我们带向人类灵性生命史的源头，事实上也指向人类应对压力问题的本能之道。

传递下去

通常，新技能与方法需完全掌握后才能传授。这个却不同。只要完成书中第一个实验——见证你的手指指向那空 - 满（Emptiness-Fullness）的你——你便完全具备引导他人的资格。你绝不可能传递出低劣版本的这种内观。事实上，我敦促你：为了自我激励，为了朋友，为了人类的未来，请传递这种真正解放的体验。你无需理解其中所有曲折（谁又能呢？），更不必传授它们，只需与同伴完成当下适合的实验即可——重要的是你所见的，而非你所想的。你会发现，没有什么比引导朋友发现他们的空 - 满，更能让你安住于自己的空 - 满之中。

但切忌强行向他人推销这种体验。有个可靠的判断标准：若你想分享的冲动轻松自在，那就尽管去做；若这冲动相当强烈，就要当心；若它令你感到压力，那对双方都可能适得其反。要缓解这种压力，不妨记住：无论是否觉察，所有人都完美地活在自己的空－满中，而他们此刻是否愿意意识到这点，完全是他们自己的事。

向人们展示这一点有个非常实际的理由：可以由此建立一个由真朋友组成的非正式团体，大家尽可能有意识地活在那人人同一的本性中。这种情谊是最棒的鼓励与支持——难怪，因为"无头"的状态极具感染力。所以，与其等待志同道合的伙伴出现，不如主动创造他们！这是我所知最有回报、最快乐的工作。它会为你找到终生的朋友，他们的爱——如同那共同本体的显现——不依赖人性优点，也永不毁灭。

将这种体验传递给世界，你就是在提供无与伦比的服务——同时也服务于自己。培养这份天赋的方法，就是自由地给予它。这些年来让我持续"看清我是谁"的，正是我有幸为此做些事情、作出积极贡献。若没有这份工作，我怀疑自己能否坚守那个启发它的洞见。亲爱的读者，属于你自己的独特服务形式自会显现。放手去做吧！它会带给你无与伦比的喜悦。

附录　王子、蝌蚪与青蛙

本文稍作修改的版本曾发表于近期《交互分析期刊》，对熟悉艾瑞克·伯恩（Eric Berne）《人间游戏》（Games People Play）的读者或有启发。用汉斯·塞利博士（Dr Hans Selye）的话说，其核心论点是："我们多数的紧张与挫折，源于强迫性扮演非真实自我的需要"。

让我这样阐述：万物皆处压力中。若我扮演负面角色——一只恶蛙——会承受某种压力；若改扮正面角色——一只善蛙——则承受另一种压力。唯有停止扮演任何蛙类（无论善恶），承认自己是那位名为"觉知空性"（Aware No-thingness）的王子，方能真正解脱。

下文以交互分析理论的语言，对这个贯穿全书的主题进行了变奏演绎。

《王子、蝌蚪与青蛙》

关于自然孩童、摄魂父母、着魔孩童与破咒成人的探究

D・E・哈丁

摘要

施泰纳（Steiner）（1975）认为："伯恩（Berne）为精神病学引入的首要且最重要的概念……体现在他的格言中——'人生来是王子和公主，直到他们的父母将其变成青蛙'"（第2页）。本文基于这一观点，探讨其历史背景及对当今理论与实践的影响，并深入以下问题：父母如何施展这种魔法？王子/公主与青蛙的本质区别何在？从前者沦为后者是何感受？成熟的青蛙能否学会逆转魔法，变回王子/公主？深层治疗在于这种身份的突然转换，还是逐渐成为更完整、自足的青蛙，在沼泽中活力跳跃？这种缓慢发展在多大程度上是突变的前提？父母的黑暗魔法会损毁——更别说摧毁——王子/公主的本真面目吗？抑或那些王室特征始终完好，隐藏于玩家在《脸的游戏》（The Face Game）或《对抗》（Confrontation）（哈丁，1967，1986）中被迫佩戴的青蛙面具之下？若《交互分析》（TA）目的是摆脱游戏（伯恩，1964，第178页及以后），而非仅以好游戏替换坏游戏，这意味着甚至要摘下最好的面具，这该如何实现？作者基于三十年来鼓励人们直面关键问题——"我真实（即无游戏）的身份是什么？"的经验探讨这

些问题，并敦促读者勿轻信，而要在实践中严格检验。

王子

关于自然孩童（即王子或公主）的真实本质，我们有四组线索——四种不同的信息来源。这里所说的"真实"，是指孩童在其自身位置上的本来面目，而非我们眼中所见；是其中心实相，而非该实相所呈现的表象；是作为主体的内在体验，而非旁观者将其客体化的描述。

（i）第一组线索来自孩童学语前的直接行为表现：视线外的玩具不会被寻找——消失即意味着不复存在。会伸手触碰墙上画作或天上月亮——距离对孩童似乎并不存在。镜中面容不会引起特别关注——那不过是场景中的普通元素。常将脸埋入垫子又抬头大笑——似乎在享受毁灭与重建世界的游戏。

（ii）当孩童开始说话，线索急剧增多：作者记录的典型案例包括：一个孩子突然宣告："我好大！"另一个（这现象并不罕见）清点人数时坚持不算自己——仿佛将自己计入就像把房间算作人，或钱包等同于钱币。有个女孩带回学校全景照，能说出所有人名，唯独认不出一个"陌生人"——那正是她自己。还有个男孩泡澡时盯着身体惊呼："我没有头！"这些证据表明：自然孩童的自我认知，与我们对其的感知截然不同。

(iii) 第三类关于自然孩童本真本质的线索证据，往往在人生后期由"觉者"所揭示——这些所谓的开悟男女宣称自己重获了童年的纯真与质朴，向充满怀疑或漠然的世界宣告：他们与世俗眼中的形象截然相反。例如，许多觉者声称在彻底放空自我之时，反而全然融入了众生。他们将自我体验为纯粹容纳万物的空间或容器。有些指出距离对他们而言不过是实用虚构，对世人却是代价沉重的幻象。若当真执着，距离会不断割裂观察者与被观察物，最终导致与宇宙的疏离、孤独与匮乏。某些觉者甚至养成照镜自观的习惯，只为确认自己"非镜中所见"，提醒自己与表象之身毫无相似之处。一位禅宗大师曾解释他不确定自己多高，但"或许三十英尺左右"！其他觉者则强调自己"无脸孔"或"无头"的特质。最重要的是，跨越不同时代与文化背景的觉者们都不约而同地断言：他们真实的内在本质（区别于表相的人性），即他们宣称的真正本性，实乃万物的源头与归宿——持续创造、毁灭并重塑世界的终极本源。当然，也有著名觉者特别指出他们的标志正是"复归于婴孩"。总之，过去约三千年间，这些非凡的男女似乎以极高强度重新活出了童年的本质特征，并向世人保证他们从未真正脱离这种本真状态。此外，这种内在觉悟通常与觉者的生活方式相互印证——他们的率真天性、对世间至简之乐的纯粹享受、幽默感、爱的能力、优雅举止，以及种种最佳意义上的孩童般行为特质，皆为明证。

(iv) 最后，我们来到关于自然孩童——那位王子或公主——内在真相的第四组线索。这是最关键的决定性证据，唯有本文读者方能亲自验证。它要求你此刻就以第一手经验检视：你是否仍如幼时他人所见那般存在着？具体而言，需验证你此刻并非从某个不透明、复杂而轮廓分明的物质块体上的两个小孔窥视世界，而是（睁大独眼，或者说根本无眼地）从无垠虚空中凝视——这空间与所见景象即刻交融，不可分割；验证你此刻与眼前文字或周遭万物实则毫无距离（所谓＂近端＂该从何处丈量？况且当卷尺端头对准眼睛时，读数又当如何？）；验证你此刻并未以一张脸面对屋内众人，倒像座肖像画廊或放映机，而他们才是展品；验证你此刻根本不在＂世界之中＂，恰是世界在你之内。事实上，笔者的提示是：一旦掌握诀窍，对这般显而易见的真相的再发现——对你内在自然孩童的重新激活——将永无止境，其所慷慨提供的乐趣与生机亦无穷尽。

综上，我们已检视了关于孩童本原天性的四重线索：观察过幼童特有的行为模式；倾听过年长儿童的自我描述；发现返璞归真的觉者们讲述着相同的故事；并亲自内观，可能正寻得与他们相同的发现——读者与作者皆可庄严披上觉者的衣袍（我们完全有此权利，哪怕行使这权利仅片刻）。最终可断定这四重证据彼此契合、相互支撑。简言之，笔者认为我们已揭示了自己的本真面目。若世间真有值得之事，此当属其一！

王子变蝌蚪

然而，父母从一开始就忙着念咒，很快便会让王子或公主变成青蛙——准确地说，只是一只蝌蚪；而这只发育不全的小生物，还得花上几十年才能长成一只像样的、完全体态的＂合格＂两栖动物。

这道咒语有许多版本。有些是赞美——甚至夸张的——＂多可爱的天使宝宝啊！＂＂瞧瞧那红扑扑的小脸蛋！＂＂再笑一个，让我看看酒窝！＂另一些则粗鲁无礼。但无论奉承还是贬损，效果大同小异——蝌蚪已在成形，而语言信息更通过种种认可或否定的非语言信号（语调、表情、对待方式）不断强化，这些正是魔法的关键成分。

当孩子开始理解咒语的文字时，效果便成倍放大。红润的脸颊、酒窝等开始具象化，其他不那么讨喜的特质也随之成形。以下是现实中塑造他们的咒语版本之一："你不行。为什么？因为你'又小又脏、笨手笨脚，活在一个由高大、整洁、敏捷的大人掌控的世界里'。1　这就是你必须看待自己的方式。"2 但这道旨在塑造孩子未来、却被包装成现状陈述的蛊惑咒语，很快便真的成了现实。完美的自我应验预言就此实现——幼小的孩子在强大咒力下无助地屈服，逐渐学会配合，将自己削砍成"不行"的尺寸，全方位变成一只蝌蚪。简言之，活脱脱就是挑剔的家长眼中那只渺小、肮脏、笨拙的生物。

在继续之前，别忘了（如果我们目前的论点成立）：那个无限可能的孩子在此刻多么"正确"，而笼罩它的魔法又多么"荒谬"，那道咒语宣称的谎言何其刺眼。除了孩子自己，谁能告诉它——在离自我零英寸的核心处，它究竟是谁、是什么？除了这唯一的居住者，谁能触及那个原点？终其一生，它才是那里真相的权威，而其他所有人，偏差何止以英寸英尺计？但年幼的孩子——那个孤独的内在权威——如何抗衡无数外在权威联合施加的、始终如一的否定？用形象的话说，这场阴谋的天真受害者，在一场用伪造选票操纵的选举中以压倒性票数落败，它的认输，难道出乎意料吗？

多年间，王子或公主仍残存着些许抵抗力，对社会虚构与魔法咒语尚存最后免疫。起初，这道超级咒语（"你即你所见"）仅间歇生效。当孩子快乐玩耍时，未与成人对峙亦无负罪感，种种迹象表明：他仍自视为浩瀚无垠的存在，是周遭唯一真正成熟的大人，是自由的第一人称单数，是空无一物又包罗万象的主体。反之，当他不快乐且受压时，面对（或被面对）那些不悦的皱眉、训诫或指控的手指（它们如此确信正指向此处的某个东西）——这个"东西"自然就不得不蜷缩成发育不良的笨拙生物，亟待尽快长成那些自信精明的大人模样。

笔者观察到，这种未社会化孩童与已社会化状态间的痛苦摇摆，可能持续十年之久，也可能早至三四岁便终止——个体差异悬殊。但无论如何（除非孩子终身未社会化，很可能需机构看护），他终将首先且主要成为客体，无论对自己或世界而言皆如此：从幼小生物急速成长为年长生物，从满怀希望的蝌蚪稳步迈向青蛙的完整尊严。

当我们想起孩童的成长多大程度是语言的成长，而语言又多大程度是青蛙语言时，某些孩子能抵抗如此之久实在惊人。但假以时日，咒语终将获胜——主要归功于其阴险却鲜被察觉的双重话术。此处仅揭示其诡辩之一（供读者如常核验）：既然"我吃"与"你吃"谓语相同，我们便认定事实相同。实则"你吃"意味着"异物被塞入一个拥挤小球体的齿缝中，索然无味"，而"我吃"则意味着"它们被送入无垠虚空，化作美味"。由于语言压制，这两者的天壤之别随成长逐渐模糊。此类语义混淆的总体效果（我们所有感官体验皆如是）是将其稀释，榨尽鲜活滋味。除非被挑战并逆转，这种语言滥用的后果是贬损我们第一人称身份的丰饶浩瀚，将我们压榨成几乎抽空全部内在性与主体性的机械客体。就这样，王子与公主被话术诱变成青蛙。这正呼应伯恩的观点（1964年，第178页）："婴儿的视觉与听觉品质与成人截然不同"。

难怪这道咒语最终会施展出近乎完美的魔法——其效力之强，早已不限于外在影响或强加。逐渐地，成长中的孩子似乎体验到一种迫切需求：要变得和他们一样，成为人类俱乐部里完全正常、缴清会费的成员，对种种被视为理所当然的规则——无论多么专断——都无条件服从。事实上，这种渴望归属、渴望被接纳进魔法圈子的冲动如此强烈，以至于孩子几乎会相信并执行任何被告知要相信或执行的事。 比如那些几乎普遍存在、看似无害的信念：在公路上，"这个"人（在其实际体验中）正以每小时50英里的速度穿过静止的乡野，透过两只眼睛观察，并看到广阔的距离层次——外加许多其他司空见惯的错觉或迷信。（读者不妨下次乘车时验证这些是否确为迷信。）至于那些更特殊且明显有害的信念，只需想想在高度文明的民族（更别提"原始"部落）中，被视作成年标志的种种对身体、心智及行为序列的摧残。而我们这些现代西方人若自以为进入我们"优越"文化模式无需类似条件，那才真是被咒语蛊惑到了极致！在某些来自另一星系的坦率访客眼中，我们的某些信念必定显得难以置信地怪异，甚至堪称疯狂。

蝌蚪变青蛙

迟早，如果一切正常，这只"不行"的蝌蚪——早已忘记自己的皇室血统（或庆幸自己摆脱了那种幼稚的幻想）——会成长为一只越来越"行"、越来越自信、越来越成功的青蛙。它甚至可能成为统治沼泽的超级青蛙。

那么，它是否因此变得更"行"了？绝非如此。众所周知，太多成功反而导致惨败的例子比比皆是。娱乐界、艺术界、商界顶尖人物的悲剧性名字立刻浮现在脑海中。而这种不幸的结局也不足为奇。我们的论点是："青蛙游戏"不仅仅是一种自欺欺人的伪装，而是最根本的游戏与谎言——也被称为"脸的游戏"或"对抗"（哈丁，1967, 1986）——所有次要游戏皆由此衍生。事实上，这是最古老、最根深蒂固的——且仅属于人类的——虚构叙事。尽管在物种和个体的生命故事中，它一度可行（甚至必要），但最终只会越来越适得其反，直至酿成灾难。

我们的论点进一步提出：一个人玩这个"终极游戏"玩得越好，长远来看反而越糟糕，自我欺骗越深，伴随的麻烦也越严重。换句话说，作为一只青蛙，你看起来越是自给自足、强大、独立（在这个意义上"行"），实际上就越"不行"。事实上，不可能存在一只真正"行"的青蛙，就像不可能存在一句完全真实的谎言或基于事实的虚构——因为青蛙天生就有缺陷：它们是假象，是一场游戏或伪装，并非真实。"行不行"的问题往往被误解和颠倒。正如伯恩所言，孩子的本性是"行"的，而随着成长，当这个孩子逐渐被取代时，他反而变得越来越"不行"。真正成熟的成年人，恰恰是那些足够清醒、知道自己几乎没有"长大"的人——他们的青蛙面具越来越不舒服、越来越歪斜，甚至可能彻底滑落。而面具之下是什么？当然是那位王子或公主！

青蛙变王子

但我们暂且按下不表，需将时间轴回拨至更早。

自远古起，人类群体间的竞争——争夺食物、配偶、栖所、领地——逐渐使那些更客观看待世界、更善于接纳新信息处理方式的人占据优势。命运眷顾那些在证据面前保持谦卑的族群。他们的科学加速发展，日益精密深远，技术更先进的社会几乎在所有层面取得胜利。

最终，科学家对外部世界的所有发现，都将反诸己身。作为科学家，人自身成为研究对象，而目标始终是拓展对这一内在疆域的控制。从外部逼近自我，人倾向于将一切向内映射：从宏观视角（系统化为历史学、人类学、社会学、行为心理学）到微观视角（系统化为生理学、细胞学、生物化学、化学、物理学、粒子物理学），人离"家园"越来越近，无限接近万物——包括科学家自身——的核心本质，直至夸克之下的终极基底。

看似即将抵达终点，几乎掌握最深奥的秘密。但人永远无法从外部进入核心——譬如通过进一步解析时空连续体或追逐夸克之下的粒子。那条渐近线永无终点，也无需抵达。人早已归家，且从未离开。科学家只需调转注意力的箭头，向内审视自己正"从中观世界"的源头，便能完成闭环，洞悉自己、他人及一切存在的内在真相。

若是前者，那么父母当初强大却终究敌不过现实的魔法咒语，最终回旋镖般自我反噬。在其内在逻辑的驱动下，它引领我们重新发现那位始终安坐家中、毫发无损的王子或公主——他从未真正沾染半分蛙性。换言之，真正成熟的青蛙（当然纯粹出于青蛙的利益）以处理现实为业，却不得不培养诚实与公正，这些品质终将使其重获真实身份：非蛙也，乃乔装的王族。客观世界的科学导向将自我作为客体（第三人称）的科学，而后者（若完成跳出蛙境的飞跃）又将导向将自我作为主体（第一人称）的科学（哈丁，1974）。作为谎言——因而也是游戏——的敌人，科学取得了双重胜利。

需注意真正科学自始奠定的基础：它立足于无偏见的观察，立足于 " 亲眼去看 "，拒绝依赖传统、信仰、未经验证的理论或纯粹臆测，而是谦卑耐心地读取量尺、刻度盘、计时器等数据。中世纪科学直至人们停止通过查阅《圣经》、亚里士多德或其他权威来解答宇宙问题，敢于直接检视并实验实际呈现的现象时，才真正起飞。客体科学的可靠性，丝毫不高于它所依托的感知基础。主体科学、第一人称科学、王子或公主的科学亦复如是。将科学探究的方向从被观察者 180 度转向观察者，并未降低 " 此时此地依凭亲眼所见证据、摒弃一切时空外来信念与成见 " 的必要性。3 有意识地从青蛙复归为王子或公主，即是从游戏中解脱，这正是觉者的境界：如实地照见自我核心的本质，观看当下真实呈现的景象，而非试图看见被告知应见的、希望所见的或偶然感到舒适的幻象。响应前文的邀请，或许读者已迈出那决定性的 " 非步之步 "，完成那场直通形而上学的终极物理实验，实现最后一次蛙跃——跳出沼泽，重返宫殿。当读者照见自己本然的无名、无瑕、寂静、澄明的本质，便成为容纳世间无尽丰饶的真正王者。作为这份清明的 " 空无 "，人即是一切。以上所述，皆待诸君亲身验证——或证伪。

国王 / 女王

当然，从初次照见本性的那一刻起，人并不会永久性地复归为王子或公主。那道咒语并非轻易可摆脱。耗费漫长岁月将我禁锢、年复一年收紧的枷锁，需要同样耐心的解缚——换言之，需要一次又一次、再而三地清醒过来。我必须不断将自己从昏聩中轻推醒来，反复将游离的注意力带回"我来自何处"与"我从什么看出去"，直到回归自然本性成为本能，直到停止伪装非我之相、不再沉溺游戏、真正活出"本然空无"的状态。而我的经验确证：从"本然空无"的核心活着，其效率远胜于从"非我表象"的边缘活着——后者充满压力与耗损。委婉地说，这场游戏根本不值得消耗生命之烛。

如今，王子与公主终于成长为国王与女王。而这条成长之路必然艰辛、令人谦卑且别无他途：它必经痛苦的自我削损，将独一无二的第一人称罢黜为平凡第三人称，历经诡异的青蛙假面舞会。觉者们宣称，他们最终获得一种确信——万物从未真正错位，并体验到一种比沼泽中疯狂跳跃更为蓬勃的宁静。

六大破咒之法

（i）通常而言，这道魔法咒语效力惊人，其欺骗性与成瘾性使得受害者终生不觉其存在。甚至当咒语控制力稍显松动时，他们便会莫名不安。

而这咒语实则荒诞不经——"你就是你外表呈现的"幼稚得

无需认真对待。距我零英寸处的本质，怎会等同于百英寸外的表象？只需凝视此处见证真实，再对照镜中他人所见，便知二者毫无相似。笑声或许是最恰当的破咒之术。但为求周全，另附五法。前二者总结前文，余者皆为补充。

（ii）观察尚未中咒的幼童与自称破咒的成年觉者。他们以各种方式向世界宣告：自己只是容纳万物的无边虚空。

（iii）第三项关键破咒法要求读者即刻验证：当下体验中并无某个 " 物体 "（觉知不是一个实体）在接收这些文字、段落、页面、家具或窗外风景。若停止验证，未能持续确认 " 观者已全然消融于所见 "，观者必将因积习重陷 " 自我实存 " 的咒语。

（iv）第四法为选修项：以 " 本然空无 " 这一至简至深洞见重新审视世界经文，如同用金属探测器从沙石中筛出昭示本性的真金。古老而广泛的求索印证，令人振奋。

（v）第五法（同第四法仅为指引）借神话、哲学、文艺的世俗证据。典型童话的主角总是养于农户的皇室后裔，需克服重重障碍重获王位（偶获天助）。柏拉图等诸多先贤皆描绘婴孩自光明圣境坠入蒙昧尘世的故事。若非凭借天国智慧的记忆闪回，孩童何以瞬间识破世间真理？特拉赫恩（Thomas Traherne）《世纪颂》（Centuries）讴歌自然孩童的多重至福，痛斥成人玷污的 " 污秽伎俩 "；华兹华斯（Wordsworth）《不朽颂》（Intimations of Immortality from Recollections of Early Childhood）更广为人知（" 我们披着荣耀云彩自上帝家园降临…" 但很快 " 监狱阴影笼罩成长中的男孩 "）。真正的艺术家都承认：孩童画作堪比其最富灵感的创作——直到孩子中咒，自视为 " 会画画的小东西 "，而非 "

让画作自然显现的空无之境 "。

前文所述，不过是人类对孩童神圣本质直觉认知的吉光片羽。这绝非意味着我们应当或能够永远停留在童真状态，拒绝参与 " 青蛙游戏 " 直至精通其中。从澄澈的孩童之境通往更通透的觉者之地，没有捷径可走——我们必须穿越那片被迷雾与咒语笼罩的所谓 " 成人国度 "。其真义在于：人类冥冥中知晓，真正的成熟，乃是以更觉醒的姿态活出童年最珍贵的本质，让生命之轮终得圆满。暮年时的无染自在，理应与童稚之初同辉。而那段必经的游戏岁月——除非我们甘受煎熬或执意拒绝成长——绝不该任由其蔓延至中年之后，乃至更远。

（vi）终极破咒法：实践。当这种内观持续不断，当内在的自然孩童被反复唤醒，将带来怎样的蜕变？是否所有忽视 " 谁才需要疗愈 " 这一核心的疗法，终究只是隔靴搔痒？是否我唯一的病症，就是那个可悲的、甘愿被他人定义的错误身份？而唯一的解药，便是活出我所照见的本真？只要 " 父母自我 " 仍在禁锢 " 儿童自我 "，我便无法真正健全？除非停止参与 " 青蛙游戏 "（或称 " 对抗 "、" 脸的游戏 "），否则永远困在无数衍生游戏中不得自由？这些命题亟待验证，也为交互分析治疗师指明方向——他们需先破除自身咒缚，才能拯救这个沉溺魔法的世界。

注释

1 《纽约时报杂志》，1972 年 11 月 22 日，引自托马斯·A·哈里斯（Thomas A. Harris）访谈，见 Steiner（1974 年）第 10 页。

2 这段伪装成事实陈述的咒语版本，令人联想到中世纪的动物心理学——其将夜莺的歌声描述为爱情从鸟儿心中涌出的激情呐喊、蛇被定义为邪恶肮脏、孔雀被视作自负等等。实际上，这种旧式拟人论远不及现代版本走得极端。在引用的案例中，现代版本刻意将某种自我认知强加于自然孩童，而这种认知与孩童真实的自我体验必然毫无关联。正如我们所见，种种迹象表明：在孩童自身的感知中，他远比周围最高大的成人更为庞大，也更为强大。至于认为规律性排便时伴随的温暖感、愉悦体验和特殊气味在自然孩童的亲身感受中属于"肮脏"——还有什么比这更荒谬？所谓"肮脏"的概念是后来才被灌输的。

3 作为 180 度认知反转的亲身验证，本文早前已邀请读者自行开展小实验。此处斜体段落的理解深度，将取决于读者实际执行这些实验的程度。

www.ingramcontent.com/pod-product-compliance
Lightning Source LLC
Chambersburg PA
CBHW062155270326
41930CB00009B/1543